Taschenatlas Einstelltechnik

Röntgendiagnostik, Angiographie, CT, MRT

Torsten B. Möller und Emil Reif

3., unveränderte Auflage

Unter Mitarbeit von

Dyan Attwood-Wood
Monika Braun
Beate Hoffmann
Sabine Kadel
Hans Werner Oetjen
Marcel Paarmann
und Christa Riegler

466 Abbildungen

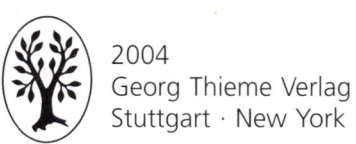

2004
Georg Thieme Verlag
Stuttgart · New York

Die Deutsche Bibliothek – CIP-Einheitsaufnahme

Möller, Torsten B.:
Taschenatlas Einstelltechnik : Röntgendiagnostik, Angiographie, CT, MRT /
Torsten B. Möller und Emil Reif. Unter Mitarb. von Dyan Attwood-Wood... –
Stuttgart ; New York : Thieme, 2004
NE: Reif, Emil

1. englische Auflage 1997   1. spanische Auflage 1998
1. japanische Auflage 1997   1. französische Auflage 1999

Wichtiger Hinweis: Wie jede Wissenschaft ist die Medizin ständigen Entwicklungen unterworfen. Forschung und klinische Erfahrung erweitern unsere Erkenntnisse, insbesondere was Behandlung und medikamentöse Therapie anbelangt. Soweit in diesem Werk eine Dosierung oder eine Applikation erwähnt wird, darf der Leser zwar darauf vertrauen, daß Autoren, Herausgeber und Verlag große Sorgfalt darauf verwandt haben, daß diese Angabe dem Wissensstand bei Fertigstellung des Werkes entspricht.

Für Angaben über Dosierungsanweisungen und Applikationsformen kann vom Verlag jedoch keine Gewähr übernommen werden. Jeder Benutzer ist angehalten, durch sorgfältige Prüfung der Beipackzettel verwendeten Präparate und gegebenenfalls nach Konsultation eines Spezialisten, festzustellen, ob die dort gegebene Empfehlung für Dosierungen oder die Beachtung von Kontraindikationen gegenüber der Angabe in diesem Buch abweicht. Eine solche Prüfung ist besonders wichtig bei selten verwendeten Präparaten oder solchen, die neu auf den Markt gebracht worden sind. Jede Dosierung oder Applikation erfolgt auf eigene Gefahr des Benutzers. Autoren und Verlag appellieren an jeden Benutzer, ihm etwa auffallende Ungenauigkeiten dem Verlag mitzuteilen.

© 1995, 2004 Georg Thieme Verlag, Rüdigerstraße 14, D-70469 Stuttgart
Printed in Germany

Satz: primustype Robert Hurler, D-73274 Notzingen,
gesetzt auf Textline mit HerculesPro
Druck: K. Grammlich, D-72124 Pliezhausen

ISBN 3-13-101783-X   1   2   3   4   5   6

Für meinen Bruder Lars
                 Torsten Möller

Für meine Schwester Cornelia
                 Emil Reif

Vorwort zur 1. Auflage

Dieses Buch befaßt sich mit der Erstellung von Bildern, der Basis für die spätere Diagnose. Kenntnisse der Anatomie, des Normalen und der Pathologie können erst dann greifen, wenn das Bildmaterial durch gute Qualität eine Interpretation erlaubt. Der „Taschenatlas der Einstelltechnik" hält sich dabei inhaltlich eng an die „Röntgennormalbefunde", den „Taschenatlas der Röntgenanatomie" sowie in Teilbereichen den „Taschenatlas der Schnittbildanatomie". Einige Rezepte wurden in Anlehnung an das „Rezeptbuch der Radiologie" erstellt. Durch diese übereinstimmende inhaltliche Gliederung ist sowohl der MTRA als auch dem radiologisch tätigen Arzt ein Quervergleich des richtig eingestellten Bildes mit der Anatomie und dem Normalen erleichtert. Röntgeneinstellbücher gibt es viele, auch gute. Was fehlte, war ein Buch für die Tasche; ein Buch, das übersichtlich und prägnant – quasi auf den ersten Blick – alle wichtigen Details zur Erstellung von Bildern darstellt; ein Buch, das trotz seiner Übersichtlichkeit umfassend auch über Varianten Auskunft gibt und Tips und Tricks aus der Praxis verrät; ein Buch, bei dem auf einen Blick auch die Kriterien eines gut eingestellten Bildes erkennbar sind.

Die Realisierung war aufwendig und beinhaltete die Erstellung von weit über 200 Tuschezeichnungen; Zeichnungen deshalb, weil sie auf das Wesentliche zu beschränken sind und somit erst den „schnellen Blick" ermöglichen. Übersichtlichkeit wurde zudem durch die zweifarbige Anlage der Bilder erreicht. So sind auch Details wie Strahlengang, Zentralstrahl oder Kassettenlage leicht ersichtlich.

Der Übersichtlichkeit dient auch die strenge Gliederung des Textes in die Absätze: 1. Aufnahmeparameter, 2. Einstellung, 3. Varianten. Tips und Tricks sind, wenn vorhanden, jeweils gesondert aufgeführt ebenso wie die Kriterien der guten Aufnahme. Sie wurden jeweils im Originalröntgenbild markiert. So wird auch der Blick des weniger Erfahrenen zielgerichtet auf das Wesentliche gelenkt.

Besonders stolz sind wir, daß wir viele der besten MTRA aus der gesamten Bundesrepublik zu einer engagierten Mitarbeit für unser Projekt gewinnen konnten. Ihr Beitrag zum Buch garantiert, daß keine Betonung auf „hauseigenen" Einstelltechniken liegt und die Techniken bzw. ihre Varianten in Deutschland überall Anwendung finden. Die vielen fruchtbaren und detaillierten Diskussionen über zahllose Einzelfragen verbesserten darüber hinaus ohne Zweifel die Qualität des Buches nicht zuletzt auch als Lehrbuch für die MTRA-Ausbildung sowie den Wert für die tägliche praktische Arbeit.

Eine solche umfangreiche Zusammenarbeit ist auf diesem Sektor bisher einmalig, und wir möchten aus diesem Grund Frau Dyan Attwood-Wood, Monika Braun, Beate Hoffmann, Sabine Kadel, Michaela Knittel, Sabine Mattil, Christa Riegler, Brigitte Schild, Claudia Zimmer sowie Herrn Hans Werner Oetjen besonders herzlich danken. Ein herzliches Dankeschön gebührt auch Dr. Markus Bach, Dr. Albert Schmitt, Dr. Pattrick Rosar, Dr. Wolfgang Theobald, Dr. Stephan Knittel, Dr. Beate Hilpert, Dr. Ute Marquardt sowie den MTRA unserer Praxis für ihre freundschaftliche und sachkundige Kritik und Beratung.
Vielen Dank auch meiner Mutter Friedel Möller für die Unterstützung und Beratung bei der künstlerischen Gestaltung.

Dillingen, im August 1995   Torsten B. Möller und Emil Reif

Vorwort

Medizin ist in stetem Fluss und deshalb ständige Weiterbildung nötig. Da ist es sicher erfreulich, wenn einige erlernte Fähigkeiten ihre Gültigkeit behalten – so auch in der Röntgen – Einstelltechnik. Hier wurde nur der Technikteil an die gültige Nomenklatur angepasst und einige Bilder ausgewechselt.
Neue Methoden jedoch bedingen auch neue Techniken. Aus diesem Grund haben wir die Kapitel über CT-Untersuchungen überarbeitet und Empfehlungen für die Spiraltechnologie aufgenommen. Als neues Kapitel ist die Magnetresonanztomographie hinzugekommen. Auch hier haben wieder mehrere Institute und MTRA zusammengearbeitet.
Wir waren sehr glücklich über die zahlreichen und – für uns sehr erfreulich – ausschließlich positiven Zuschriften mit zahlreichen Anregungen. Resultate hiervon sind in vielen Detailverbesserungen zu finden. Wir sind auch weiterhin um eine stete Verbesserung bemüht und freuen uns über jede Kritik und jeden Vorschlag.

Dillingen   Torsten B. Möller, Emil Reif

Attwood-Wood, Dyan
Von-Stauffenberg-Str. 37
48151 Münster

Braun, Monika
Am Caritas-Krankenhaus
66763 Dillingen/Saar

Hoffmann, Beate
Kufsteiner Str. 22
10825 Berlin

Kadel, Sabine
Klinikum Ludwigshafen
MTA-Lehranstalt
Bremserstr. 79
67063 Ludwigshafen

Möller, T. B., Dr. med.
Am Caritas-Krankenhaus
66763 Dillingen/Saar

Oetjen, H. W.
Am Ring 7
25917 Stadum

Paarmann, M.
Königsberger Str. 11 e
23795 Bad Segeberg

Reif, E., Dr. med.
Am Caritas-Krankenhaus
66763 Dillingen/Saar

Riegler, Christa
Am Ochsenwald 30
79565 Stuttgart

Skelettdiagnostik

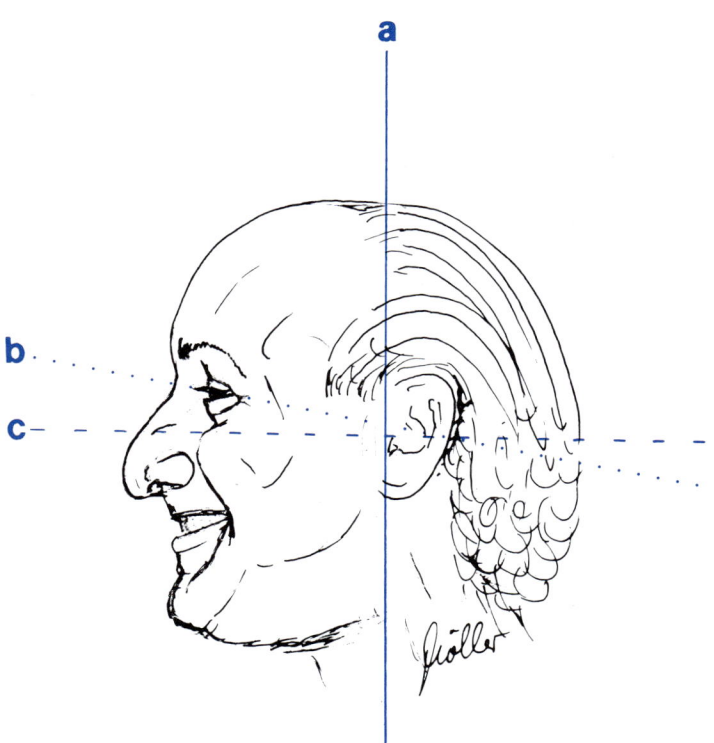

a Ohrvertikale (Aurikularlinie: Verbindung der beiden äußeren Gehörgänge, teilt Schädel in zwei Hälften)

b Augen-Ohr-Linie (Kanthomeatallinie: verläuft vom knöchernen Augenwinkel zum äußeren Gehörgang)

c Deutsche Horizontale (Infraorbitomeatallinie: verläuft vom knöchernen unteren Obritarand zum äußeren Gehörgang)

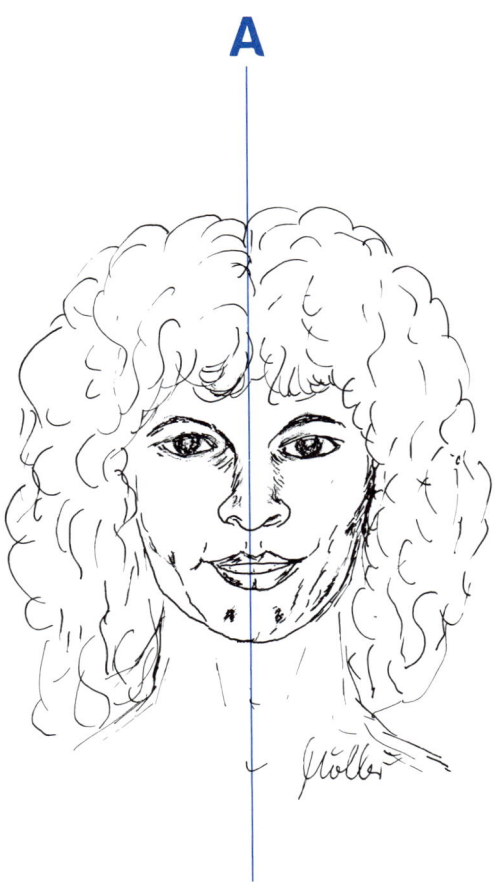

A = Medianlinie

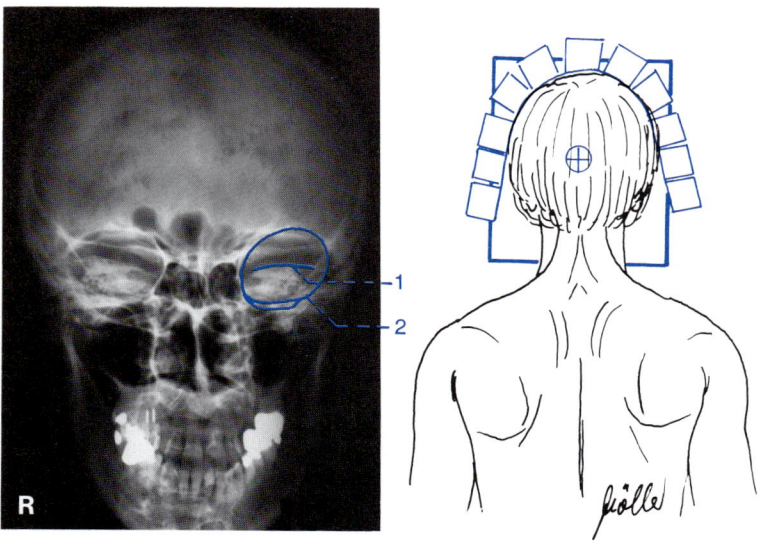

■ **Kriterium der guten Aufnahme**
   – Schädel symmetrisch und vollständig abgebildet
   – Schädel p.-a.: Darstellung der Felsenbeinoberkante (1) in Orbita-
     mitte (2)
   – Schädel a.-p.: Darstellung der Felsenbeinoberkante ins untere Or-
     bitadrittel
   – Lamina externa dargestellt

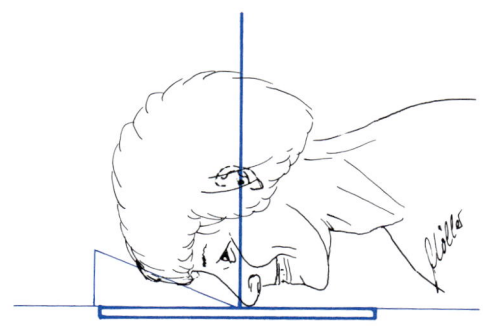

Aufnahmetechnik

Filmformat: 24×30 cm, hoch
Empfindlichkeitsklasse: 200
FFA: 115 cm
Streustrahlenraster: ja (Untertischaufnahme, r 8 [12])
Brennfleckgröße: groß (Brennflecknennwert: 0,6 [≤ 1,3])
Belichtung: 70–85 kV, Automatik, mittlere Messkammer

Patientenvorbereitung

- Zahnersatz, Brille entfernen; Haarzopf öffnen
- Schmuck (Halskette, Ohrringe, Haarnadeln, Brille, Hörgerät) abnehmen lassen
- Kleidung (Knöpfe, Reißverschluss) öffnen lassen

Lagerung

- Bauchlage, Arme längs am Körper
  Stirn mit Schaumstoffkeil unterpolstern
  Nasenspitze aufliegend, Kinn angezogen (Deutsche Horizontale [DH = Linie unterer Orbitarand – äußerer Gehörgang] senkrecht)
- Rückenlage, Kopf anziehen bis DH senkrecht, Kopf evtl. unterpolstern
  Evtl. Röhre so weit kippen, bis Zentralstrahl parallel zur DH, Medianebene in Filmmitte, Schädel gerade
- Fixierung: Gewichtsband über Kopf
- Strahlenkranz (Indianer) oder Schädelfilter (Längsteil im HWS-Bereich)
- Gonadenschutz (große Bleischürze)

Einstellung

- Strahlengang: 1. p.-a. oder 2. a.-p.,
  senkrecht zum Film auf Schädelmitte
- Zentralstrahl auf Hinterhauptshöcker in Filmmitte
- Einblenden, Seitenbezeichnung
- Aufnahme bei Atemstillstand, nicht schlucken

Tipps & Tricks

Schädel gerade, wenn beide Gehörgänge auf gleicher Höhe.

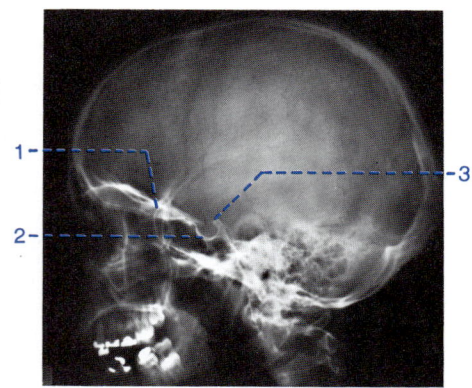

■ **Kriterium der guten Aufnahme**

– Vollständige Darstellung des gesamten Schädels
– beide Kiefergelenke projizieren sich übereinander
– Ala minor und major beidseits decken sich (1)
– Sella strichförmig (2) (keine Doppellinie)
– Klinoidfortsätze decken sich (3)

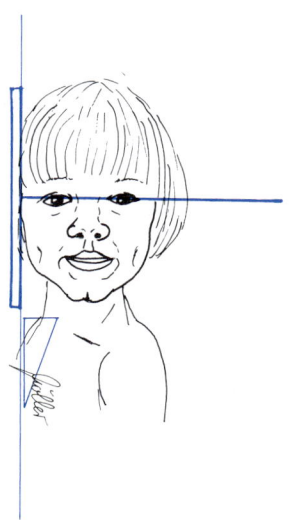

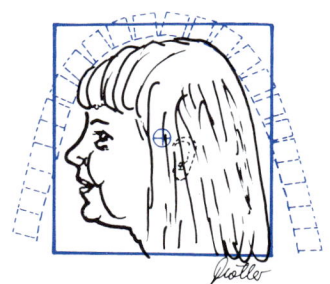

Aufnahmetechnik
Filmformat: 24×30 cm, quer
Empfindlichkeitsklasse: 200
FFA: 115 cm
Streustrahlenraster: ja (Untertischaufnahme, r 8 [12])
Brennfleckgröße: klein (Brennflecknennwert: 0,6 [≤ 1,3])
Belichtung: 70–80 kV, Automatik, mittlere Messkammer

Patientenvorbereitung
- Zahnersatz, Brille, Hörgeräte usw. entfernen
- Schmuck (Halskette, Ohrringe, Haarnadeln) abnehmen lassen
- Kleidung (Knöpfe, Reißverschluss) öffnen lassen

Lagerung

- Bauchlage (oder sitzend), zu untersuchende Schädelseite aufliegend
- hinterer Arm seitlich am Körper, vorderer Arm aufgestützt
- vordere Schulter und Kinn mit Keilkissen unterpolstern,
  bis Schädelmedianebene parallel zum Film liegt
- Oberer Kassettenrand 2 QF oberhalb der Hautgrenze
  (einfach: Kassettenmitte = Schädelmitte)
- Fixierung: Gewichtsband über Kopf
- Strahlenkranz (oder Schädelfilter)
- Gonadenschutz (lange Bleischürze)

Einstellung
- Strahlengang: seitlich, senkrecht zum Film
- Zentralstrahl auf Schädelmitte (etwa 1 cm über und vor dem äuße-
  ren Gehörgang in Filmmitte)
- Einblenden, Seitenbezeichnung
- Aufnahme bei Atemstillstand, nicht schlucken

Tipps & Tricks
Bei schlanken Patienten und Kindern ein Keilkissen unter den
Brustkorb legen, damit die Mediosagittale des Schädels parallel zum
Tisch liegen kann.

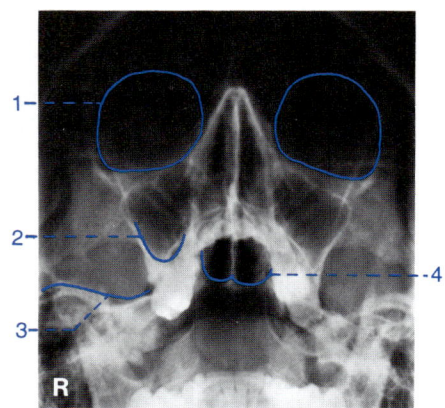

■ **Kriterium der guten Aufnahme**
- Beide Orbitae sind symmetrisch dargestellt (1)
- Felsenbeinoberkanten (3) unterhalb des Oberkieferhöhlenbodens (2)
- Keilbeinhöhle (4) durch geöffneten Mund dargestellt

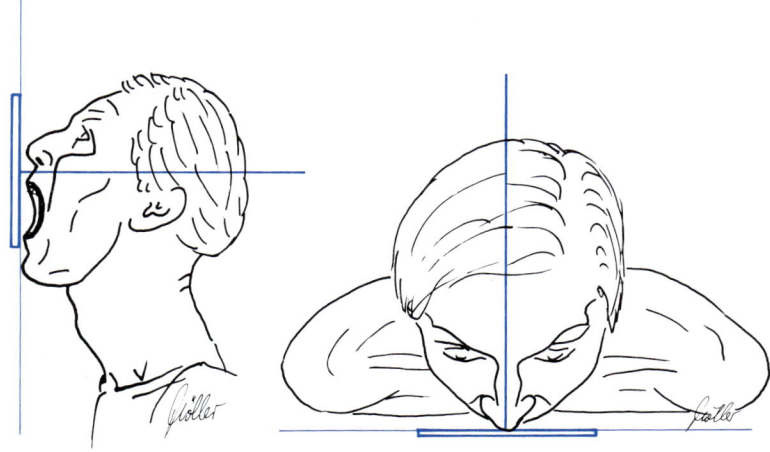

Aufnahmetechnik
Filmformat: 13×18 cm (oder 18×24 cm), hoch
Empfindlichkeitsklasse: 200
FFA: 115 cm
Streustrahlenraster: ja (Untertischaufnahme, r 8 [12])
Brennfleckgröße: klein/groß (Brennflecknennwert: 0,6 [≤ 1,3])
Freie Belichtung: 70–85 kV, Automatik, mittlere Messkammer

Patientenvorbereitung
– Zahnersatz, Brille entfernen; Haarzopf öffnen
– Schmuck (Halskette, Ohrringe, Haarnadeln) abnehmen lassen
– Kleidung (Knöpfe, Reißverschluss) öffnen lassen

Lagerung

– Gesicht zum Film (sitzend)
– Kopf gerade (Mediosagittalebene steht senkrecht zum Tisch)
– Kopf so weit reklinieren, dass Kinn aufliegt und Nasenspitze etwa
  1 QF vom Stativ entfernt ist
– Mund weit offen
– Gonadenschutz (Bleischürze)

Einstellung
– Strahlengang: okzipitonasal
– Zentralstrahl: Eintrittspunkt 2 QF oberhalb Hinterhauptshöcker,
  Austrittspunkt in Höhe Oberlippe (auf Oberkieferhöhle bzw. unte-
  ren Orbitarand zielend) in Filmmitte
– Einblenden, Seitenbezeichnung
– Aufnahme bei Atemstillstand, nicht schlucken

Tipps & Tricks
– Vor der Aufnahme Papiertuch am Stativ befestigen, zur Auflage
  von Kinn und Mund (Hygiene).
– Kann der Patient den Kopf nicht ausreichend reklinieren, Kinn
  und Nase auflegen lassen, Röhre nach kranial verschieben und
  Zentralstrahl entsprechend kraniokaudal (meist 12°, bis zu 30°
  sind möglich) neigen.
– Man kann das Kreuz des Rasterstativs als Zentrierhilfe verwenden: Kreuzmitte direkt unter der Nase.

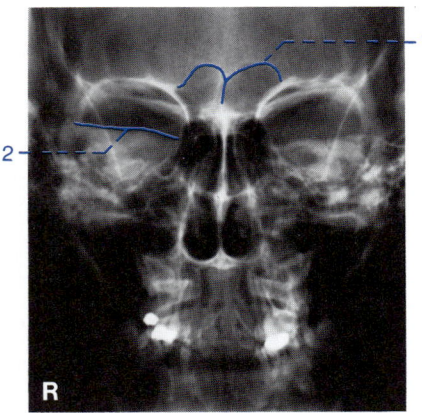

Kriterium der guten Aufnahme
- Stirnhöhlen vollständig abgebildet (1)
- beide Felsenbeinoberkanten (2) projizieren sich in das obere Orbitadrittel

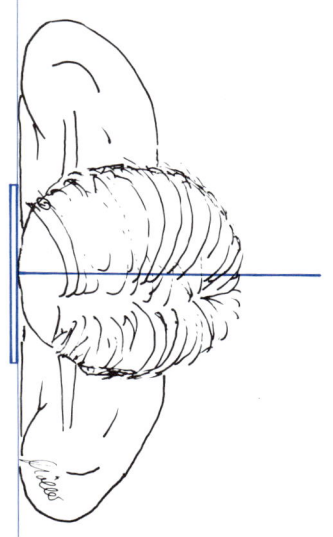

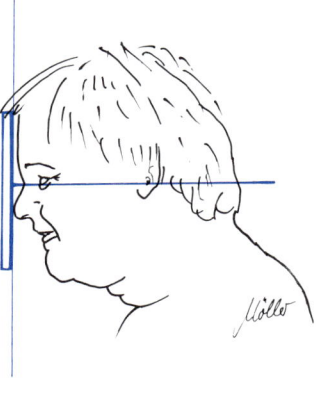

Aufnahmetechnik

Filmformat: 13×18 cm oder 18×24 cm, hoch
Empfindlichkeitsklasse: 200
FFA: 115 cm
Streustrahlenraster: ja (Untertischaufnahme, r 8 [12])
Brennfleckgröße: groß (Brennflecknennwert: 0,6 [$\leq$ 1,3])
Belichtung: 77 kV, Automatik, mittlere Messkammer

Patientenvorbereitung

- Zahnersatz, Brille entfernen; Haarzopf öffnen
- Schmuck (Halskette, Ohrringe, Haarnadeln) abnehmen lassen
- Kleidung (Knöpfe, Reißverschluss) öffnen lassen

Lagerung

- Gesicht zum Film (sitzend, mit Händen abstützen)
- Kopf gerade (Mediosagittalebene des Schädels senkrecht zum Film)
- Stirn und Nasenspitze liegen voll auf
- Evtl. Tubus verwenden
- Gonadenschutz (lange Bleischürze)

Einstellung

- Strahlengang: okzipitonasal, senkrecht zum Film
- Zentralstrahl auf Nasenwurzel in Filmmitte
- Einblenden, Seitenbezeichnung
- Aufnahme bei Atemstillstand, nicht schlucken

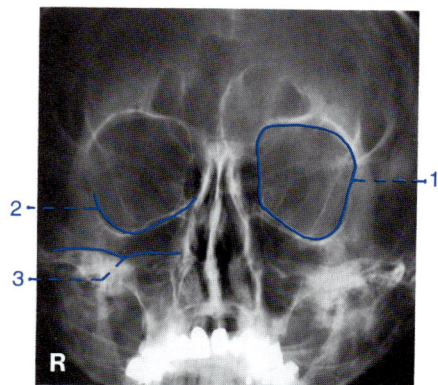

■ **Kriterium der guten Aufnahme**
- Symmetrische und überlagerungfreie Darstellung beider Orbitae (1)
- beide Felsenbeinoberkanten (3) projizieren sich unter den Orbitaboden (2)

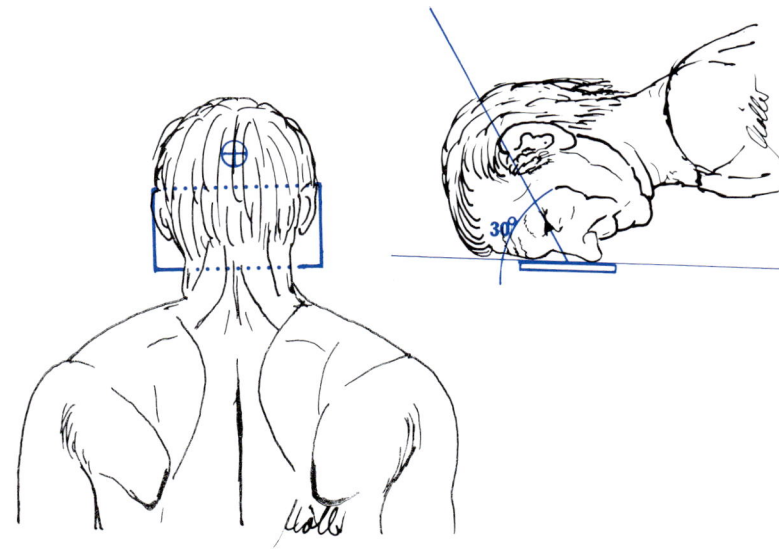

Aufnahmetechnik

Filmformat: 18×24 cm (13×18 cm), quer
Empfindlichkeitsklasse: 200
FFA: 115 cm
Streustrahlenraster: ja (Untertischaufnahme, r 8 [12])
Brennfleckgröße: klein (Brennflecknennwert: 0,6 [≤ 1,3])
Belichtung: 70–85 kV, Automatik, mittlere Messkammer

Patientenvorbereitung

- Zahnersatz, Brille entfernen; Haarzopf öffnen
- Schmuck (Halskette, Ohrringe, Haarnadeln) abnehmen lassen
- Kleidung (Knöpfe, Reißverschluss) öffnen lassen

Lagerung

- Gesicht zum Film, Bauchlage, Arme am Körper entlang
- Kopf gerade (exakt median), Stirn und Nasenspitze liegen voll auf
- Gonadenschutz (Bleischürze)

Einstellung

- Strahlengang: okzipitonasal, 30° kraniokaudal
- Zentralstrahl durch die Medianebene auf Hinterhaupt und Nasen-
  wurzel in Filmmitte
- Einblenden, Seitenbezeichnung
- Aufnahme bei Atemstillstand, nicht schlucken

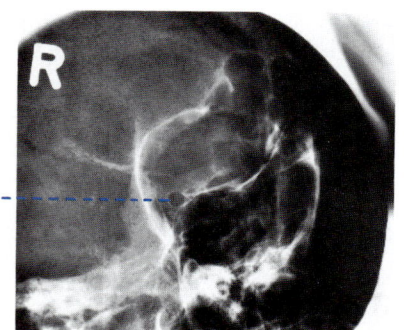

Kriterium der guten Aufnahme
Freie Projektion des Foramen opticum (1) im unteren äußeren Orbitaviertel

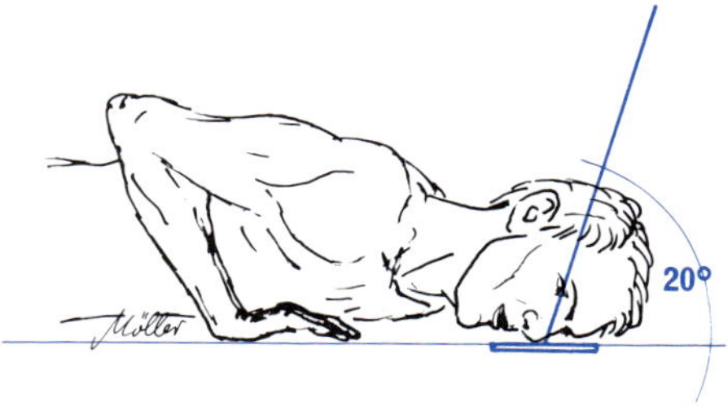

20°

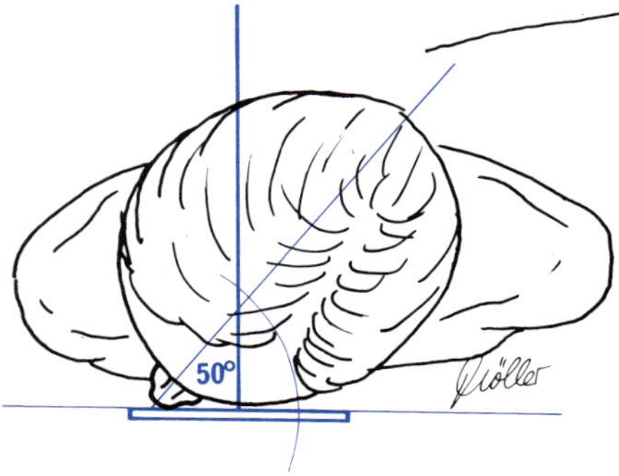

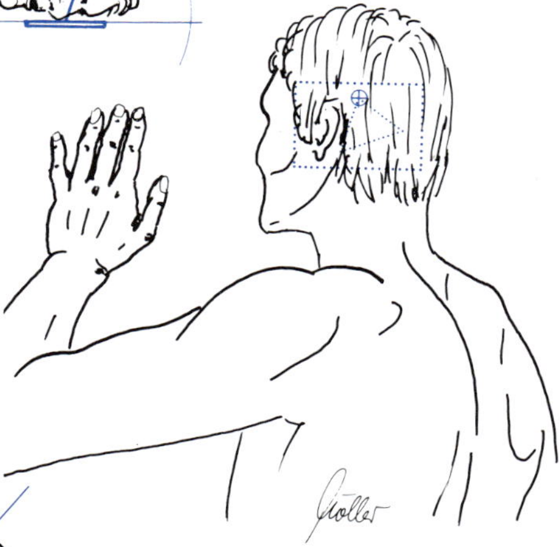

50°

Aufnahmetechnik

Filmformat: 13×18 cm, quer
Empfindlichkeitsklasse: 200
FFA: 115 cm
Streustrahlenraster: ja (Untertischaufnahme, r 8 [12])
Brennfleckgröße: klein/groß (Brennflecknennwert: 0,6 [≤ 1,3])
Freie Belichtung: 70–80 kV, Automatik, mittlere Messkammer

Patientenvorbereitung

- Zahnersatz, Brille entfernen; Haarzopf öffnen
- Schmuck (Halskette, Ohrringe, Haarnadeln) abnehmen lassen
- Kleidung (Knöpfe, Reißverschluss) öffnen lassen

Lagerung

- Gesicht zum Film (sitzend oder Bauchlage)
- Nasenspitze und Jochbogen der aufzunehmenden Seite liegen der Platte an (Gesicht 50° zur aufnehmenden Seite drehen)
- Orbita in Filmmitte
- Gonadenschutz (Bleischürze)

Einstellung

- Strahlengang: okzipitoorbital, 5–15° kraniokaudal
- Zentralstrahleintritt auf Spitze eines gleichschenkligen Dreiecks, dessen Basis die Verbindungslinie Kieferwinkel (Processus mastoideus)-Hinterhauptshöcker bildet
- Zentralstrahlaustritt in Orbitamitte
- Einblenden, Seitenbezeichnung
- Aufnahme bei Atemstillstand, nicht schlucken

Tipps & Tricks

Immer beide Seiten zum Vergleich.

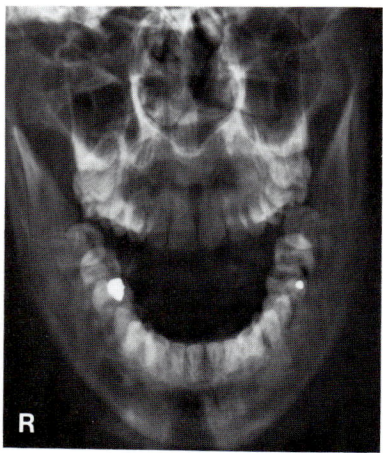

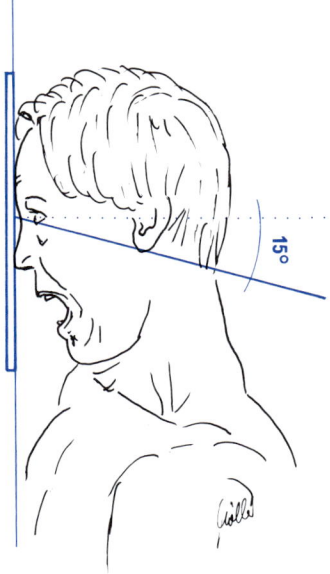

■ **Kriterium der guten Aufnahme**
- Vollständige Darstellung des Unterkiefers
- symmetrische Abbildung der Kiefergelenke

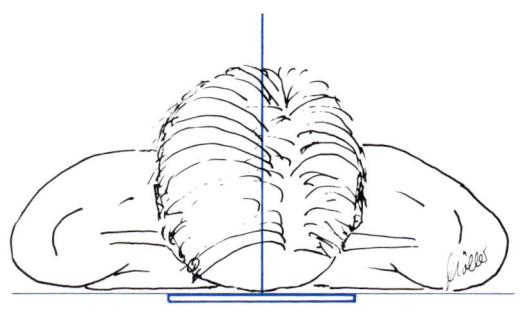

Aufnahmetechnik

Filmformat: 18×24 cm, hoch
Empfindlichkeitsklasse: 200
FFA: 115 cm
Streustrahlenraster: ja (Untertischaufnahme, r 8 [12])
Brennfleckgröße: klein (Brennflecknennwert: 0,6 [≤ 1,3])
Belichtung: 70–80 kV, Automatik, mittlere Messkammer

Patientenvorbereitung

- Zahnersatz, Brille entfernen
- Schmuck (Halskette, Ohrringe, Haarnadeln) abnehmen lassen
- Kleidung (Knöpfe, Reißverschluss) öffnen lassen

Lagerung

- A. Patient sitzt aufrecht (HWS und BWS gestreckt) vor Stativ
  Kopf gerade, Kinn anziehen, Stirn und Nase liegen der Platte auf,
  Mund maximal öffnen
- B. Bauchlage, Stirn und Nase (bei geschlossenem Mund) auflegen,
  zur Aufnahme Mund weit öffnen lassen
- Gonadenschutz (Bleischürze)

Einstellung

- Strahlengang: okzipitomental, 15° kaudokranial
- Zentralstrahl: auf Nasenwurzel zielend
- Einblenden, Seitenbezeichnung
- Aufnahme bei Atemstillstand, nicht schlucken

Tipps & Tricks

- Evtl. Korken als Hilfsmittel bei Mundöffnung.
- Bei Aufnahme in Bauchlage evtl. flaches Keilkissen
  unter Brustkorb legen.

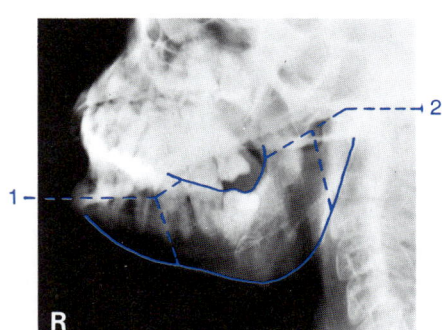

Kriterium der guten Aufnahme
- Horizontaler (1) und vertikaler (2) Unterkieferast frei dargestellt
- Filmferner UK und HWS überlagern nicht

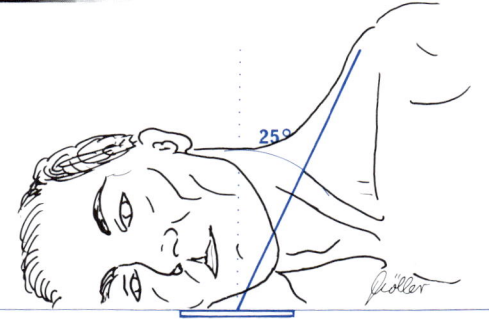

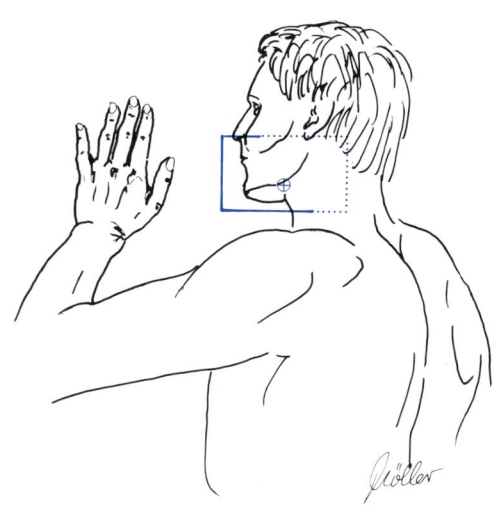

Aufnahmetechnik

Filmformat: 18×24 cm, quer
Empfindlichkeitsklasse: 200
FFA: 105 (115) cm
Streustrahlenraster: nein (ja)
Brennfleckgröße: klein (Brennflecknennwert: 0,6)
Freie Belichtung: 57 kV; 25 mAs, . . . mAs, . . . mAs, . . . mAs
  (mit Raster 65–70 kV, Automatik, mittlere Messkammer)

Patientenvorbereitung

– Zahnersatz, Brille entfernen
– Schmuck (Halskette, Ohrringe, Haarnadeln) abnehmen lassen
– Kleidung (Knöpfe, Reißverschluss) öffnen lassen

Lagerung

– Bauchlage oder Patient sitzt schräg vor Stativ
– Kopf seitwärts, Schläfe der aufzunehmenden Seite auf Platte auflegen (Medianebene des Kopfes in spitzem Winkel zum Stativ = filmferner Unterkieferast wird nach kranial wegprojiziert)
– Kinn nach vorne schieben (um Unterkiefer von Wirbelsäule
  freizuprojizieren)
– Gonadenschutz (große Bleischürze)

Einstellung

– Strahlengang: seitlich 25° kaudokranial
– Zentralstrahl 1 QF kaudal des filmfernen UK-Winkels auf Mitte
  des aufzunehmenden Unterkieferastes
– Einblenden, Seitenbezeichnung
– Aufnahme bei Atemstillstand, nicht schlucken

Varianten

1. Kieferköpfchen nach Schüller: S. 33
2. Kieferköpfchen nach Parma:
   – Kopf streng seitlich, Medianebene parallel zur Kassette,
     kranke Seite anliegend
   – Strahlengang: seitlich, 5° kaudokranial
   – Zentralstrahl: 2–3 QF vor dem äußeren Gehörgang in Richtung
     Oberlippe auf filmnahes Kiefergelenk zielend, Mund maximal öffnen
3. – Patient sitzt seitlich mit kranker Seite am Rasterwandstativ
   – Kopf zum Stativ gekippt, Schläfe und Jochbein liegen an
   – Zentralstrahl durch die Mitte des filmnahen UK-Astes
     (5 cm unter filmfernen Kieferwinkel)
   – Strahlengang: senkrecht oder 10° kaudokranial

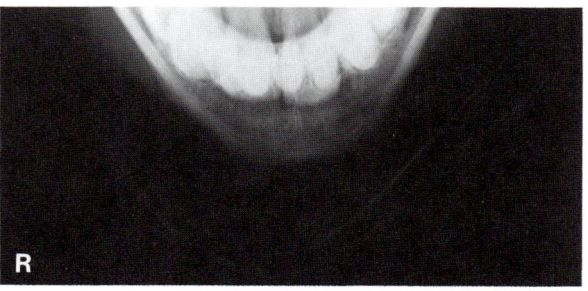

R

■ **Kriterium der guten Aufnahme**
Kinn und Schneidezähne symmetrisch abgebildet

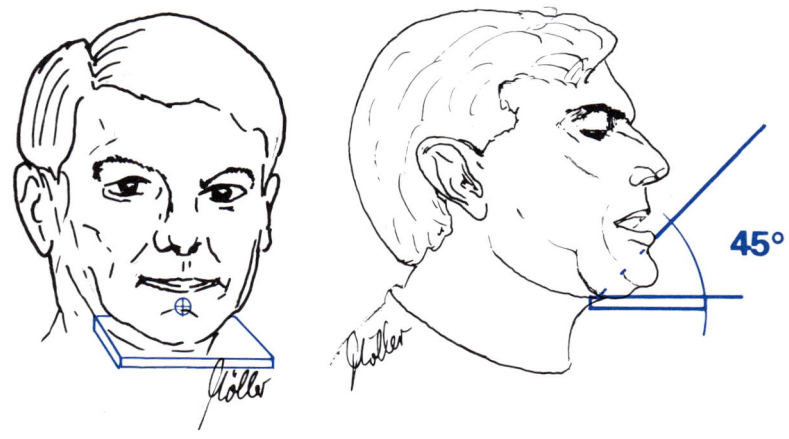

45°

Aufnahmtechnik

Filmformat: 18×24 cm, quer
Empfindlichkeitsklasse: 200
FFA: 105 cm
Streustrahlenraster: nein
Brennfleckgröße: klein (Brennflecknennwert: 0,6)
Freie Belichtung: 50–55 kV; 20–25 mAs, …mAs, …mAs, …mAs

Patientenvorbereitung

– Zahnersatz entfernen

Lagerung

– Patient sitzt vor dem Untersuchungstisch
– Kassette bis auf Kinnebene anheben (Holzkasten unterlegen, Patientenstuhl, z. B. Drehstuhl, absenken)
– Patient streckt Kinn so weit wie möglich nach vorne vor und legt es mittig und filmparallel auf die Kassette (Mediosagittale des Kopfes rechtwinklig zum Film)
– Gonadenschutz (große Bleischürze)

Einstellung

– Strahlengang: schräg 45° von kranioventral nach kaudodorsal
– Zentralstrahl in der Medianebene durch die Unterlippe
– Einblenden, Seitenbezeichnung
– Aufnahme bei Atemstillstand, nicht schlucken

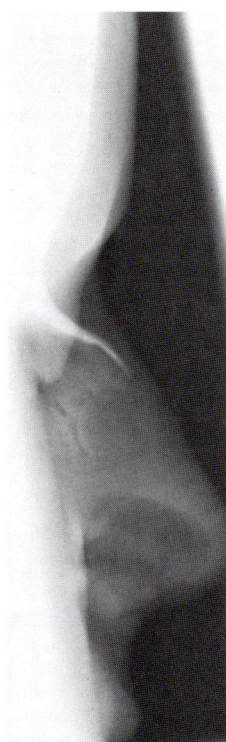

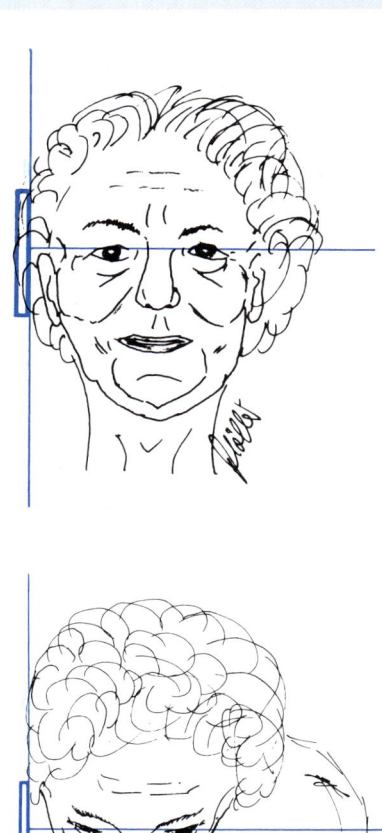

■ **Kriterium der guten Aufnahme**

Nasenbein einschließlich Spina nasalis anterior streng seitlich abgebildet

Aufnahmetechnik

Filmformat: 13×18 cm, quer
Empfindlichkeitsklasse: 200
FFA: 105 cm
Streustrahlenraster: nein (Übertischaufnahme)
Brennfleckgröße: klein (Brennflecknennwert: 0,6)
Freie Belichtung: 44 kV; 12 mAs, …mAs, …mAs, …mAs

Patientenvorbereitung

– Brille, evtl. Schmuck abnehmen lassen

Lagerung

– Patient sitzt seitlich am Stativ oder liegt in Bauch- oder Rückenlage
– Kopf exakt seitlich an Kassette angelegt (Schädelmediosagittale parallel zum Film)
– Gonadenschutz (lange Bleischürze)

Einstellung

– Strahlengang: seitlich, senkrecht zum Film
– Zentralstrahl auf Nasenwurzel
– Einblenden bis zur Nasenspitze

Variante

Aufnahme in Rückenlage, Kopf gerade, Kassette angestellt

Tipps & Tricks

Bei Aufnahme im Sitzen evtl. Pelotte zur Fixierung am Hinterhaupt.

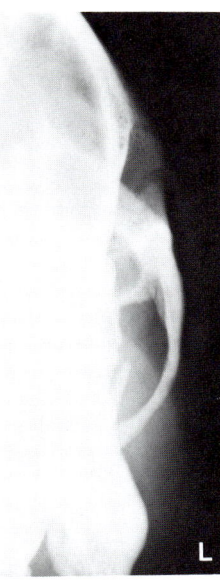

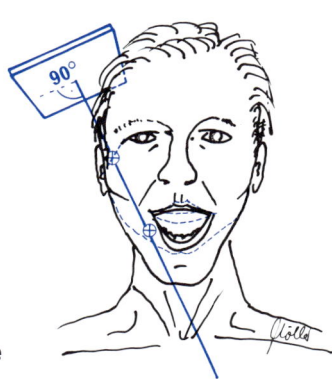

Jochbogen schräg

- **Kriterium der guten Aufnahme**
  Jochbogen frei projiziert

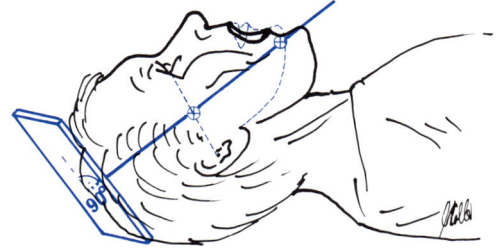

Aufnahmetechnik
Filmformat: 13×18 cm, hoch
Empfindlichkeitsklasse: 200
FFA: 90 cm
Streustrahlenraster: nein (Übertischaufnahme)
Brennfleckgröße: klein (Brennflecknennwert: 0,6 [$\leq$ 1,3])
Freie Belichtung: 70 kV; 25 mAs, …mAs, …mAs, …mAs

Patientenvorbereitung
– Zahnersatz, Brille entfernen
– Schmuck (Halskette, Ohrringe, Haarnadeln) abnehmen lassen
– Kleidung (Knöpfe, Reißverschluss) öffnen lassen

Lagerung

– Rückenlage, Arme längs am Körper
– Kopf gerade, Kinn leicht nach vorne vorgestreckt
– Mund zur Bestimmung der Zentralstrahllinie geschlossen,
  zur Aufnahme dann weit offen
– Fixierung: Gewichtsband über Kopf
– Gonadenschutz (große Bleischürze)
– Kassette (nach Einstellen des Strahlenganges) hinter dem Kopf
  senkrecht zum Zentralstrahl aufstellen und abstützen (z. B. Sand-
  sack, Keilkissen)

Einstellung
– Strahlengang: schräg, von vorne-unten-innen nach hinten-oben-
  außen (von ventral-kaudal-medial nach dorsal-kranial-lateral)
– Zentralstrahl entlang der Linie Jochbogenmitte – vorderer Unter-
  kieferrand (in Höhe 2. Eckzahn der aufzunehmenden Seite)
– Einblenden, Seitenbezeichnung
– Aufnahme bei Atemstillstand, nicht schlucken, Mund weit öffnen

Tipps & Tricks
Jochbogenmitte = Mitte zwischen äußerem Augenwinkel
und äußerem Gehörgang.

Jochbogen (Fortsetzung von S. 25)

Variante

„Henkeltopfaufnahme" (zum Jochbogenvergleich).
– Rückenlage, Kopf nach hinten überstrecken (evtl. Schultern unterpol-
  stern)
– Strahlengang: submentobregmatikal (ventrookzipital), 45° zur Deut-
  schen Horizontale
– Zentralstrahl: 4 cm unter Kinnspitze (bei geschlossenem Mund, zur
  Aufnahme den Mund dann weit offen), Querzentrierung durch Joch-
  bogenmitte
– Kassette parallel zur Röhre und senkrecht zur Medianebene am Kopf-
  ende (s. oben)
  Tipps und Tricks: Bei Schwellungen im Jochbogenbereich Kopf leicht in
  Richtung Schwellung drehen.

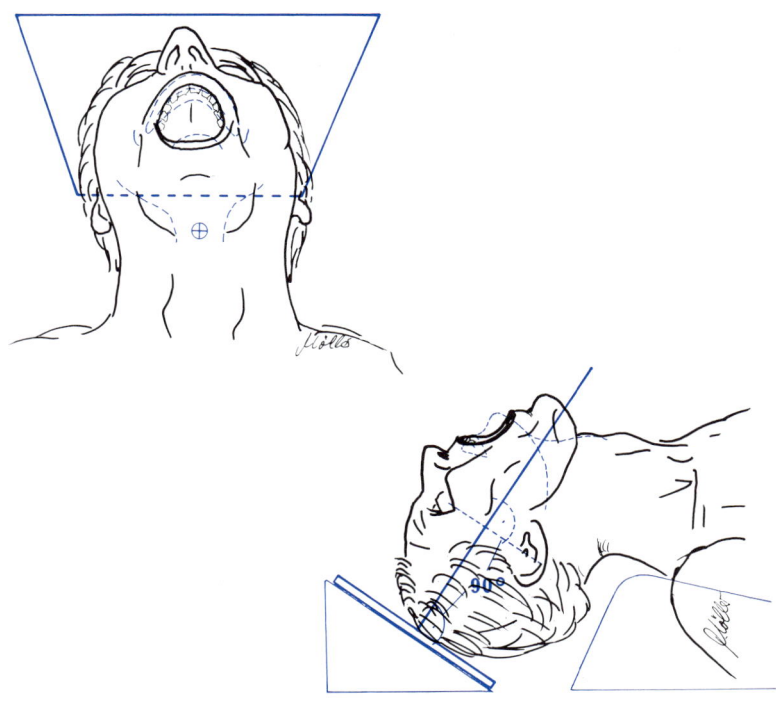

Jochbogenvergleichsaufnahme („Henkeltopfaufnahme")

Aufnahmetechnik
Filmformat: 24×30 cm (18×24 cm), hoch
Empfindlichkeitsklasse: 200–400
FFA: 115 cm
Streustrahlenraster: ja (Untertischaufnahme, r 8 [12])
Brennfleckgröße: groß (Brennflecknennwert: 0,6 [≤ 1,3])
Belichtung: 70–85 kV, Automatik, mittlere Messkammer

Patientenvorbereitung
– Zahnersatz, Brille entfernen; Haarzopf öffnen
– Schmuck (Halskette, Ohrringe, Haarnadeln) abnehmen lassen
– Kleidung (Knöpfe, Reißverschluss) öffnen lassen

Lagerung

– Rückenlage, Arme längs am Körper
– Kopf gerade, Kinn maximal angezogen, Kopf mit kleinem Keilkissen unterpolstern (Augen-Ohr-Linie senkrecht zum Tisch)
– Mund geschlossen
– Fixierung: Gewichtsband über Kopf
– Gonadenschutz (Bleischürze)
– Kassette entsprechend dem Zentralstrahl verschieben (oberer Kassettenrand: 3 cm unter der Hautgrenze)

Einstellung
– Strahlengang: a.-p. (bregmatikookzipital)
– Towne: 30° kraniokaudal
– Altschul-Uffenforde: 35° kraniokaudal
– Zentralstrahl auf Haaransatz (verläuft durch äußeren Gehörgang) und auf das Foramen magnum bzw. etwas höher zielend
– Einblenden (insbesondere bei Altschul), Seitenbezeichnung
– Aufnahme bei Atemstillstand, nicht schlucken

Variante
Hinterhaupt in bregmatikookzipitalem Strahlengang: wie Towne, aber 45° kraniokaudal

(Fortsetzung auf S. 28, 29)

Towne-Einstellung

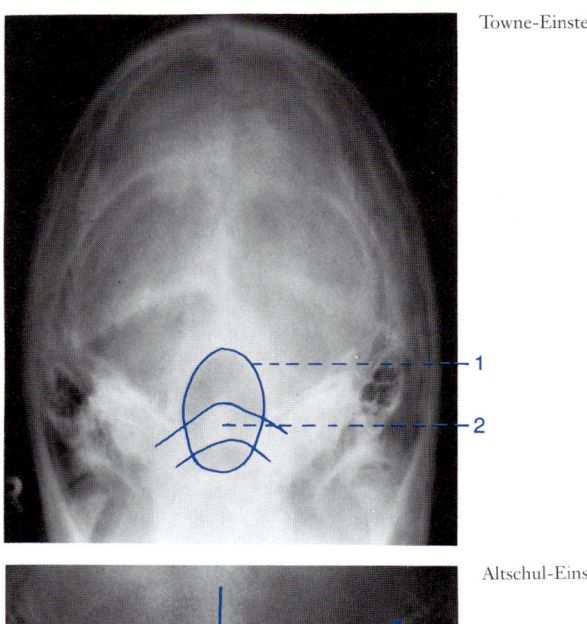

— 1

— 2

Altschul-Einstellung

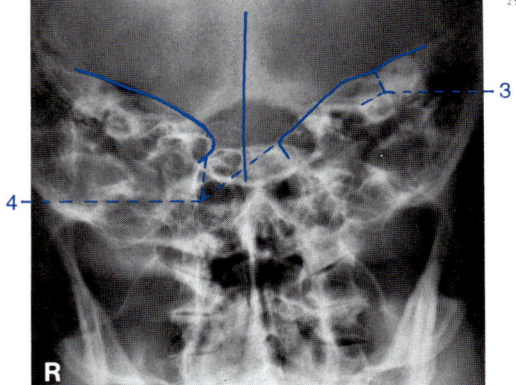

— 3

4 —

R

■ **Kriterium der guten Aufnahme**
Towne
- symmetrische, freie Hinterhauptsdarstellung (1)
- hinterer Atlasbogen (2) projiziert sich in das Foramen magnum
Altschul-Uffenforde
- Felsenbeine liegen mit inneren Gehörgängen (3) über Orbita
- symmetrische Darstellung, d. h. Abstände der Felsenbeinspitzen (4) zur lateralen Schädelkalotte sind gleich

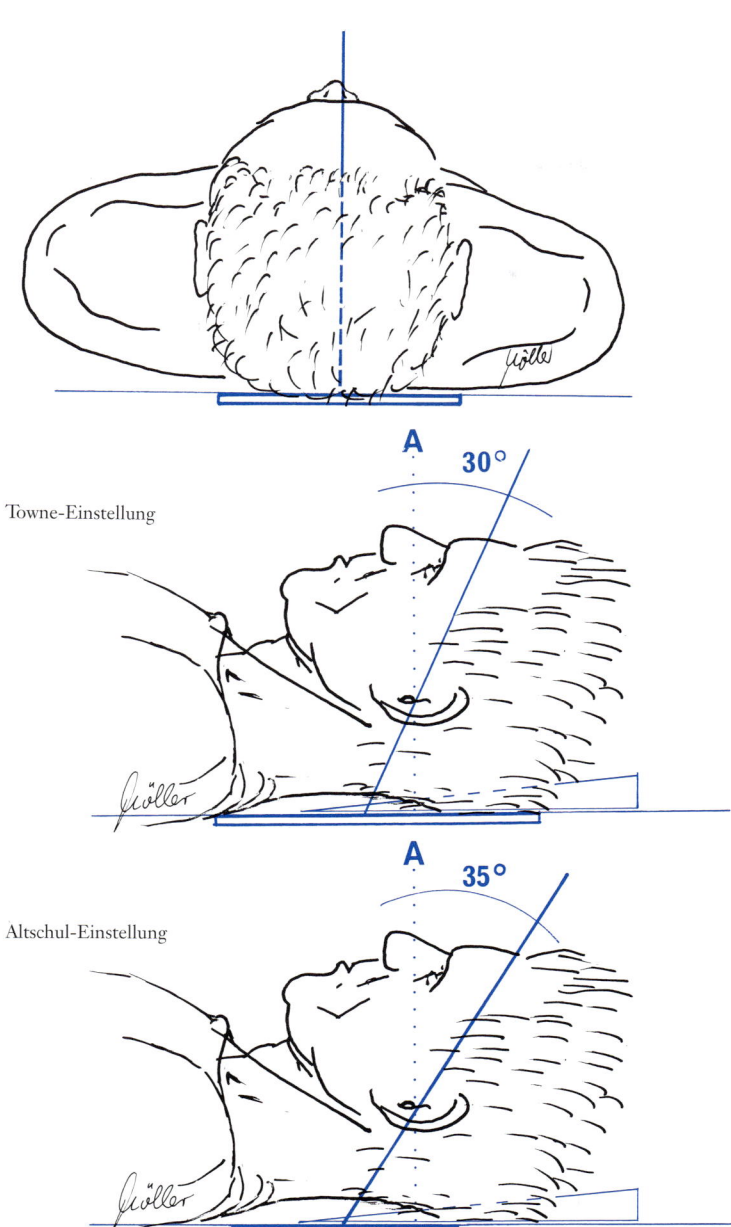

Towne-Einstellung

A 30°

Altschul-Einstellung

A 35°

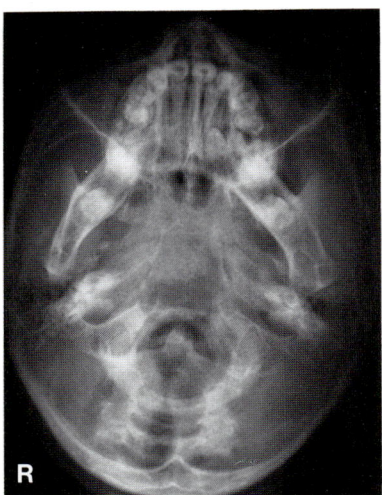

Kriterium der guten Aufnahme
- Schädelbasis symmetrisch
- Unterkiefer projizieren sich über den Sinus frontalis
- symmetrische Darstellung der Kieferköpfchen
- Foramen ovale und spinosum sind dargestellt

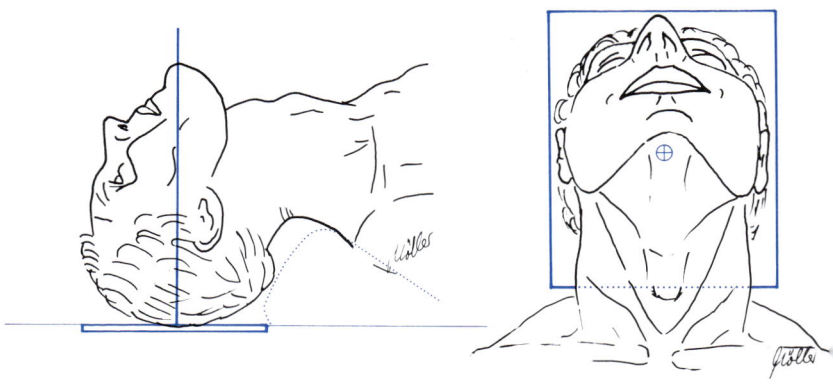

Aufnahmetechnik
Filmformat: 24×30 cm, hoch
Empfindlichkeitsklasse: 200–400
FFA: 115 cm (90–150 cm)
Streustrahlenraster: ja (nein)
Brennfleckgröße: groß (Brennflecknennwert: 0,6 [≤ 1,3])
Belichtung: 70–85 kV, Automatik, mittlere Messkammer

Patientenvorbereitung
– Zahnersatz, Brille entfernen; Haarzopf öffnen
– Schmuck (Halskette, Ohrringe, Haarnadeln) abnehmen lassen
– Kleidung (Knöpfe, Reißverschluss) öffnen lassen

Lagerung

– Rückenlage, entweder Schultern und Rücken unterpolstern
  (anheben) oder Patient an das Ende des Bucky-Tisches legen
– Kopf weit nach hinten überstrecken, so dass der Scheitel dem Film
  aufliegt
– Gonadenschutz (Bleischürze)

Einstellung
– Strahlengang: axial, submentobregmatikal
– Zentralstrahl auf Mundboden in Höhe der äußeren Gehörgänge
  rechtwinklig zur Augen-Ohr-Linie (Deutsche Horizontale =
  unterer Orbitarand – oberer Rand des äußeren Gehörganges)
– Bei ungenügender Reklination des Kopfes mit Röhrenkippung aus-
  gleichen
– Einblenden, Seitenbezeichnung
– Aufnahme bei Atemstillstand, nicht schlucken

Tipps & Tricks
– Alle Vorbereitungen inkl. Geräteeinstellung, Kassettenlage usw.
  vor endgültiger Patientenlagerung fertigstellen, da Überstrecken
  des Kopfes sehr unangenehm; nach Auslösen der Aufnahme Kopf
  sofort mit beiden Händen anheben und bequem lagern.
– Den Kopf so weit reklinieren, dass sich die Nasenspitze als Schat-
  ten auf die Kassette projiziert.

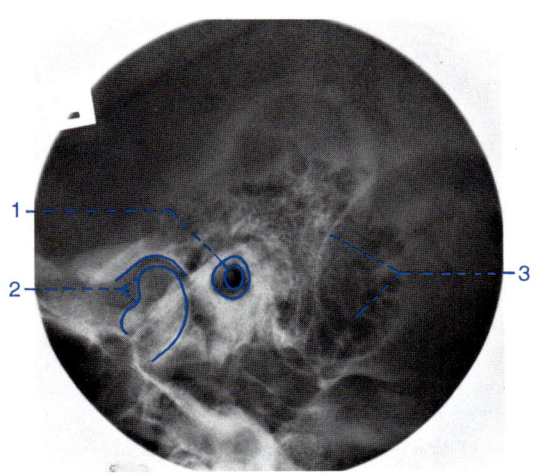

Kriterium der guten Aufnahme
- Äußerer und innerer Gehörgang (1) müssen sich als kreisrundes Loch ineinander projizieren
- Kieferköpfchen und Kiefergelenkpfanne frei dargestellt (2)
- vollständige Abbildung des Mastoidzellsystems (3)

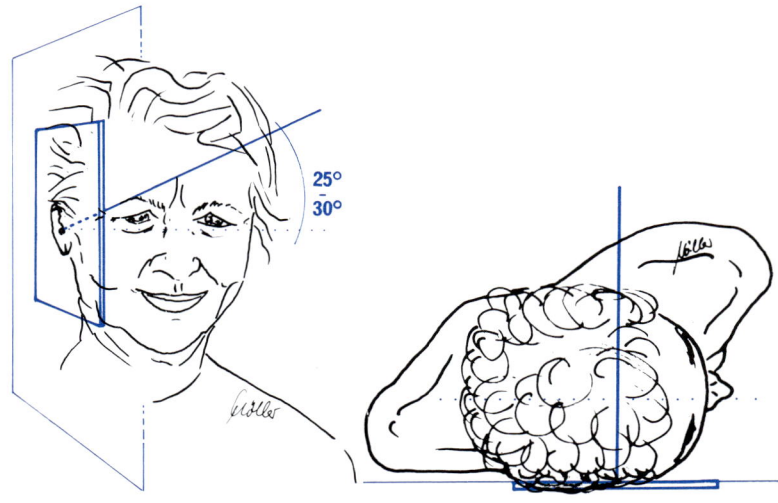

Aufnahmetechnik
Filmformat: 13×18 cm, hoch/quer
Empfindlichkeitsklasse: 200–400
FFA: 115 cm
Streustrahlenraster: ja (r 8 [12])
Brennfleckgröße: klein (Brennflecknennwert: 0,6 [≤ 1,3])
Belichtung: 70–80 kV, Automatik, mittlere Messkammer

Patientenvorbereitung
- Zahnersatz, Brille entfernen
- Schmuck (Halskette, Ohrringe, Haarnadeln) abnehmen lassen

Lagerung

- Bauchlage (bzw. Bauchschräglage), zu untersuchende Schädelseite aufliegend; hinterer Arm seitlich am Körper; vorderer Arm aufgestützt; Kinn angezogen, bis DH senkrecht zur Tischlängsachse steht; vordere Schulter und Kinn mit Keilkissen unterpolstern, bis Schädelmediosagittale parallel zu Film liegt
- Ohrmuschel der aufliegenden Seite nach vorne umlegen (zur Darstellung des Mastoidzellsystems)
- Mund weit offen (zur Darstellung der Pyramidenspitzen)
- Kassettenmitte entsprechend Schrägprojektion auf äußerem Gehörgang der aufliegenden Seite
- Fixierung: Gewichtsband über Kopf
- evtl. Tubus verwenden
- Gonadenschutz (große Bleischürze)

Einstellung
- Strahlengang: seitlich, 30° kraniokaudal
- Zentralstrahl auf Gehörgang der aufzunehmenden Seite gerichtet (4 QF oberhalb Ohröffnung der gesunden Seite) auf Filmmitte
- Einblenden, Seitenbezeichnung (Buchstabe Rückenlage)
- Aufnahme bei Atemstillstand, nicht schlucken

Variante
- Aufnahme auch zur Kiefergelenkdarstellung („großer Schüller")
- Schüller-Varianten:
  Rundström-Aufnahme I = 15°-Kippung statt 30°
  Rundström-Aufnahme II = 35°-Kippung statt 30°

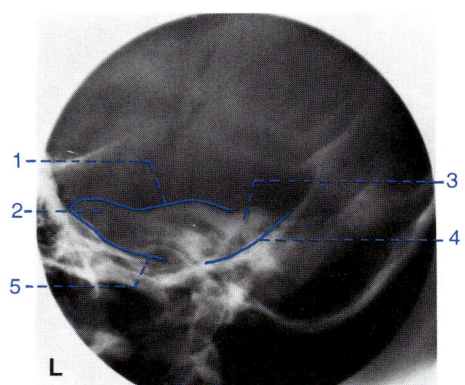

L

Kriterium der guten Aufnahme
- Felsenbeinspitzen (2) frei projiziert
- Crista occipitalis interna (4) verläuft lateral des oberen Bogen-ganges (3)
- Felsenbeinoberkante horizontal (1)
- Felsenbeinunterrand abgrenzbar (5)

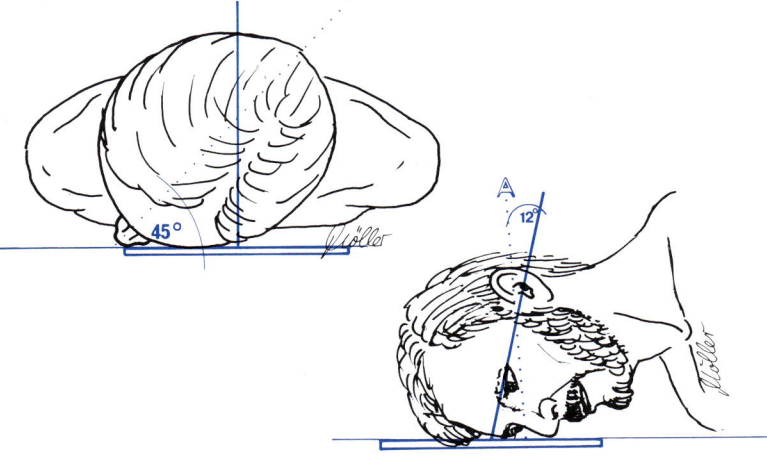

Tipps & Tricks
Bei der Lagerung darauf achten, die Medianebene nicht zu verkippen. Deshalb den Kopf des Patienten am besten aus streng seitlicher Lagerung in 45°-Lage bringen.

Aufnahmetechnik

Filmformat: 13×18 cm, quer
Empfindlichkeitsklasse: 200–400
FFA: 115 cm
Streustrahlenraster: ja (r 8 [12])
Brennfleckgröße: klein (Brennflecknennwert: 0,6 [≤ 1,3])
Belichtung: 70–80 kV, Automatik, mittlere Kammer
(oder freie Belichtung: 65–70 kV; 80 mAs, …mAs, …mAs)

Patientenvorbereitung

– Zahnersatz, Brille entfernen; Haarzopf öffnen
– Schmuck (Halskette, Ohrringe, Haarnadeln) abnehmen lassen
– Kleidung (Knöpfe, Reißverschluss) öffnen lassen

Lagerung

Bauchlage
– Arme längs am Körper
– Wirbelsäule und HWS gerade, Kinn anziehen
(Augen-Ohr-Linie steht senkrecht zum Film)
– Kopf 45° zur gesunden Seite drehen (mit Schaumstoffkeil unter-
stützen) = Jochbogen und evtl. Nasenspitze
Rückenlage
– Kopf 45° zur gesunden Seite drehen; Kinn anziehen, bis Deutsche
Horizontale (Linie A) senkrecht zur Tischplatte
– Fixierung: Gewichtsband über Kopf (evtl. Lagerungskissen)
– Gonadenschutz

Einstellung

Bauchlage
– Strahlengang: schräg, 12° kaudokranial
– Zentralstrahl auf die Mitte der Verbindungslinie Protuberantia oc-
cipitalis externa und Processus mastoideus (entspricht etwa 2 QF
medial und 2 QF kaudal der Protuberantia), Querzentrierung ver-
läuft durch Meatus acusticus externus der aufliegenden Seite
Rückenlage
– Strahlengang: schräg, 12° kraniokaudal
– Zentralstrahl 1 QF augenwärts der Linienmitte Gehörgang-
Augenwinkel
– Einblenden, Seitenbezeichnung (aufzunehmende Seite, spiegel-
verkehrt)
– Aufnahme bei Atemstillstand, nicht schlucken

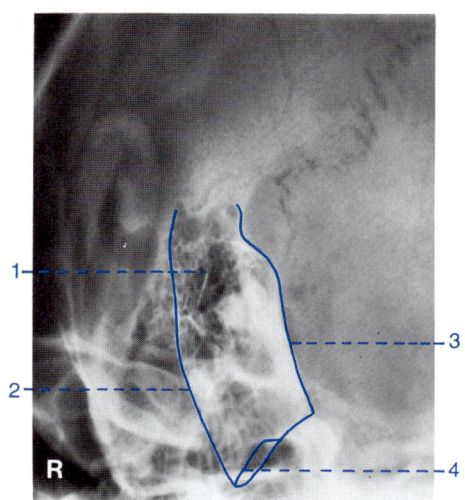

■ **Kriterium der guten Aufnahme**
- Vollständige Darstellung des (langgestrecken) Felsenbeins von den Mastoidzellen (1) bis zur Spitze (4)
- langgestreckte Darstellung der Facies anterior (2) und posterior (3)
- Innenohrstrukturen sind gut belichtet

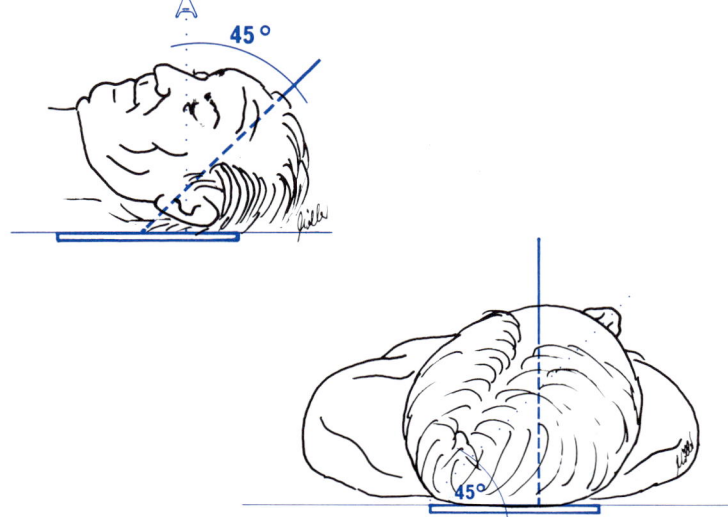

Aufnahmetechnik

Filmformat: 13×18 cm, hoch
Empfindlichkeitsklasse: 200–400
FFA: 115 cm
Streustrahlenraster: ja (Untertischaufnahme, r 8 [12])
Brennfleckgröße: groß (Brennflecknennwert: 0,6 [≤ 1,3])
Belichtung: 70–85 kV, Automatik, mittlere Messkammer

Patientenvorbereitung

– Zahnersatz, Brille entfernen
– Schmuck (Halskette, Ohrringe, Haarnadeln) abnehmen lassen
– Kleidung (Knöpfe, Reißverschluss) öffnen lassen

Lagerung

– Rückenlage, Arme längs am Körper
– Kinn stark anziehen lassen
– Kopf 45° zur zu untersuchenden Seite drehen (mit Schaumstoffkeil
  unterstützen)
– Fixierung: Gewichtsband über Kopf
– Gonadenschutz (Bleischürze)

Einstellung

– Strahlengang: schräg, 45° kraniokaudal zur Deutschen Horizonta-
  len (A)
– Zentralstrahl auf Haaransatz in Höhe des äußeren Augenrandes
  (filmferne Stirnhöcker zielen auf filmnahen Processus mastoideus)
– Einblenden, Seitenbezeichnung
– Aufnahme bei Atemstillstand, nicht schlucken

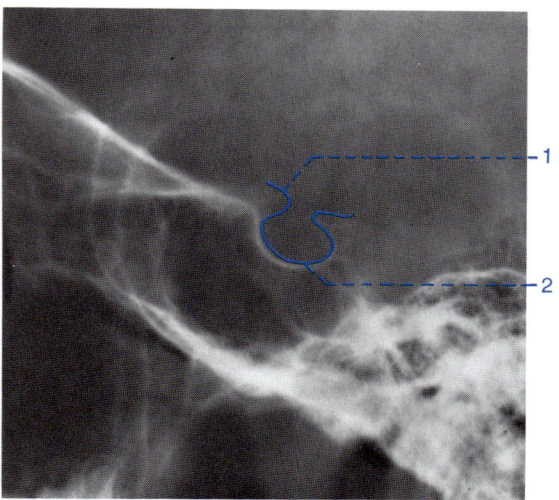

■ **Kriterium der guten Aufnahme**
– Sella strichförmig (keine Doppellinie (2)
– Klinoidfortsätze überdecken sich (1)

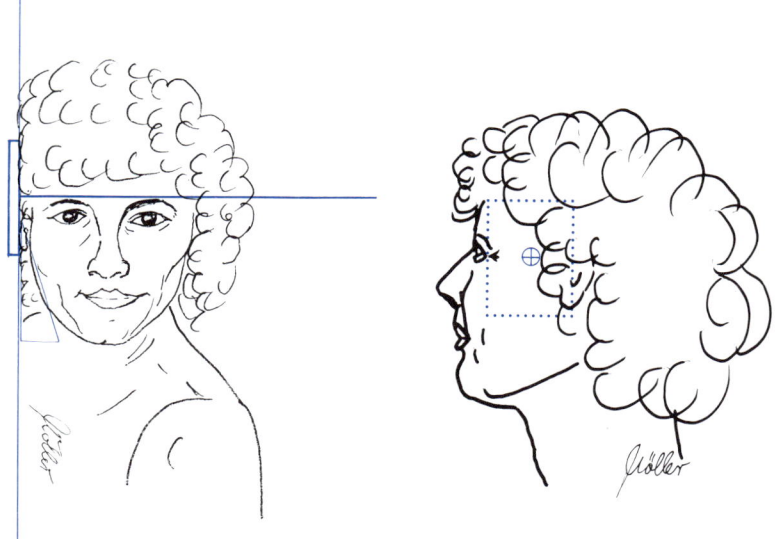

Aufnahmetechnik
Filmformat: 13×18 cm, quer
Empfindlichkeitsklasse: 200–400
FFA: 115 cm
Streustrahlenraster: ja (Untertischaufnahme, r 8 [12])
Brennfleckgröße: klein (Brennflecknennwert: 0,6 [≤ 1,3])
Belichtung: 70–80 kV, Automatik, mittlere Messkammer

Patientenvorbereitung
– Schmuck (Ketten, Ohrringe, Haarnadeln), Brille abnehmen lassen

Lagerung

– Bauchlage (oder sitzend), Kopf streng seitlich aufliegend
– hinterer Arm seitlich am Körper, vorderer Arm aufgestützt
– vordere Schulter und Kinn mit Keilkissen unterpolstern, bis Mediosagittalebene des Schädels parallel zum Film liegt (evtl. kaudale Schädelhälfte unterpolstern)
– Fixierung: Gewichtsband über Kopf
– evtl. Tubus verwenden
– Gonadenschutz (lange Bleischürze)

Einstellung
– Strahlengang: seitlich, senkrecht zum Film
– Zentralstrahl auf Mitte der Verbindungslinie oberer Ohrmuschelansatz – äußerer Augenwinkel (2,5 cm über und vor dem äußeren Gehörgang) in Filmmitte
– Einblenden (nicht kleiner als Messfeld), Seitenbezeichnung

Variante
Sella p.-a.
– 13×18 cm, hoch; 77 kV; sonst wie oben
– Bauchlage, Kopf liegt mit Stirn auf, Kinn leicht angezogen, Nasenspitze berührt den Tisch nur knapp
– Strahlengang senkrecht okzipitofrontal
– Zentralstrahl auf Hinterhaupt, Austritt in Höhe der Nasenwurzel auf Kassettenmitte
– stark einblenden

Tipps & Tricks
Liegt eine laterale Schädelaufnahme vor, dann Sella seitlich mit umgekehrter Strahlenrichtung durchführen.

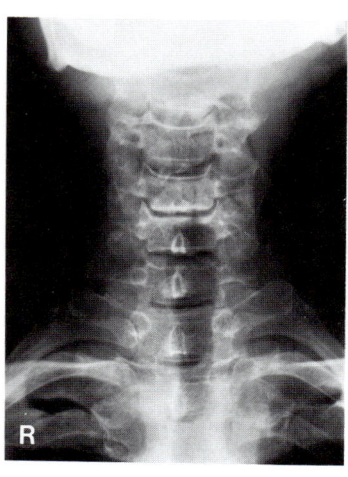
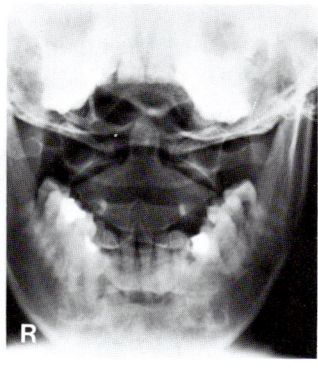

■ Kriterium der guten Aufnahme

– Dens, Axis und Atlas durch offenen Mund frei abgebildet
Hinterhaupt überdeckt Dens nicht
Atlantoaxialgelenk und Atlantookzipitalgelenk frei
– HWK 3–7 frei abgebildet, mittlere Deck- und Grundplatten
strichförmig

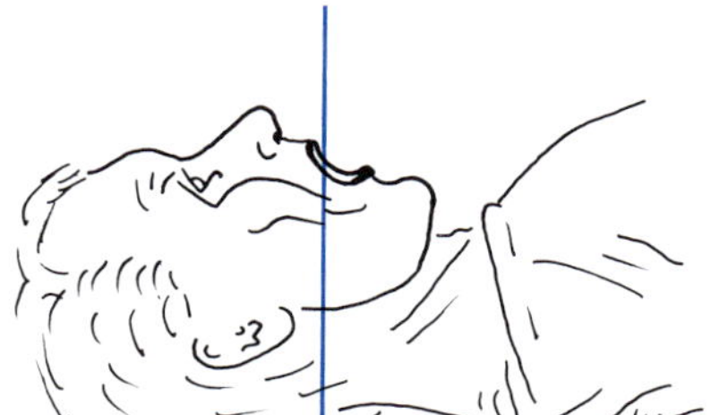

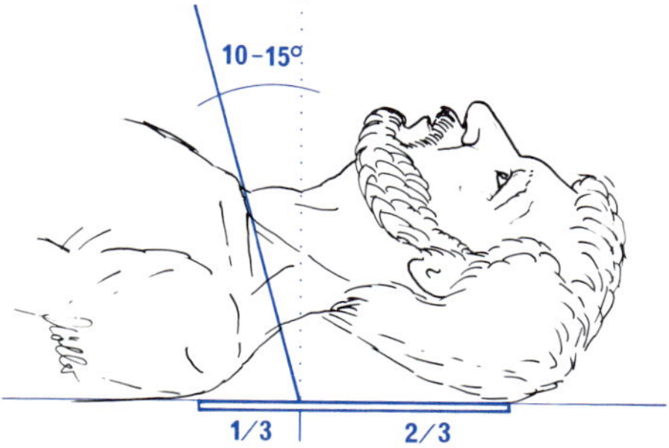

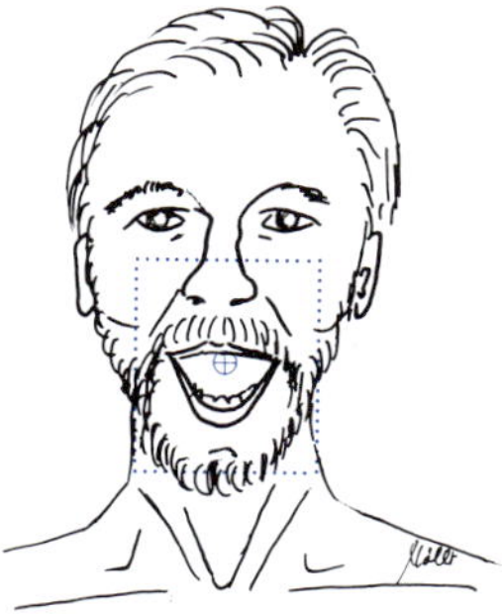

10–15°

1/3   2/3

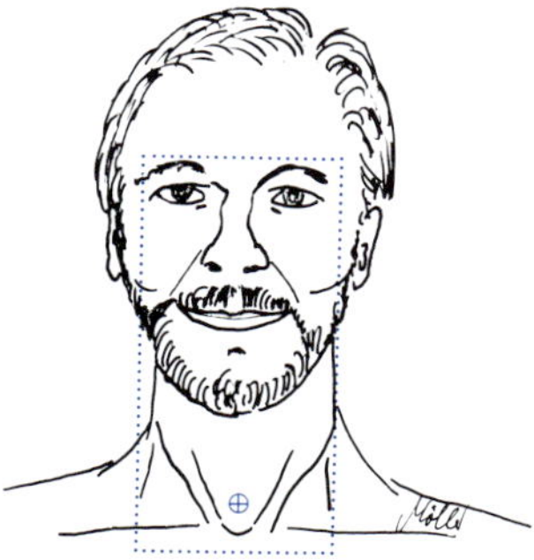

Aufnahmetechnik
Filmformat: 13×18 cm (Dens) und 18×24 cm (HWS), hoch
Empfindlichkeitsklasse: 200–400
FFA: 115 cm (150 cm)
Streustrahlenraster: ja (r 12 [8])
Brennfleckgröße: klein (Brennflecknennwert: ≤ 1,3)
Belichtung: 65–75 kV, Automatik, mittlere Messkammer

Patientenvorbereitung
- Zahnersatz, Brille entfernen
- Schmuck (Halskette, Ohrringe, Haarnadeln) abnehmen lassen
- Kleidung (Knöpfe, Reißverschluss) öffnen lassen

Lagerung

- Rückenlage
Atlas und Dens axis a.-p.
- Kopf zur Brust anziehen, bis sich obere Schneidezähne (Bissebene) und Os occipitale überlagern (Kopf 15° durch Keilkissen anheben)
- Mund weit geöffnet
HWS a.-p.
- Kopf reklinieren, so dass die Linie Kinnspitze – Unterkante-Os occipitale (gedachte Linie: Mundwinkel – Gehörgang) senkrecht auf der Filmebene steht
- Mund geschlossen
- Gonadenschutz (Bleischürze)

Einstellung
Atlas und Dens axis a.-p.
- Strahlengang: ventrodorsal, senkrecht zum Film
- Zentralstrahl: in Höhe der Mundwinkel auf Mittellinie
HWS a.-p.
- Strahlengang: 10°–15° kaudokranial
- Zentralstrahl: auf Jugulum und Kassettenmitte
- Einblenden, Seitenbezeichnung

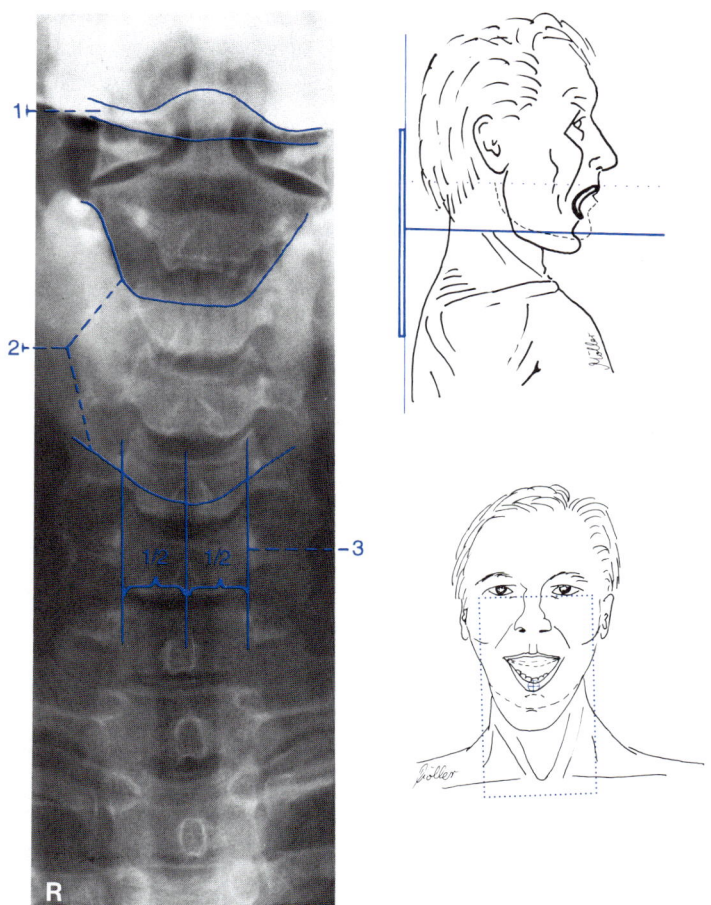

Kriterium der guten Aufnahme
- Symmetrische Darstellung aller 7 HWK
- Okziput und Maxilla projizieren sich übereinander (1)
- gute Unterkieferverwischung (2)
- Dornfortsätze mittelständig (3)

Aufnahmetechnik
Filmformat: 18×24 cm (24×30 cm), hoch
Empfindlichkeitsklasse: 200–400
FFA: 115 cm (150 cm)
Streustrahlenraster: ja (Untertischaufnahme, r 12 [8])
Brennfleckgröße: klein (Brennflecknennwert: ≤ 1,3)
Belichtung: 55 kV Automatik, mittlere Messkammer
  Belichtungszeit muss mindestens 3 Sekunden betragen!

Patientenvorbereitung
- Zahnersatz, Brille entfernen
- Schmuck (Halskette, Ohrringe, Haarnadeln) abnehmen lassen
- Kleidung (Knöpfe, Reißverschluss) öffnen lassen

Lagerung
- Patient sitzt mit Rücken zum Stativ
- Kinn angezogen (Verbindungslinie Protuberantia occipitalis – Oberkieferbissebene horizontal)
- Auf Zuruf „Mund auf-zu, auf-zu" Bewegung nur mit dem Unterkiefer ausführen lassen
- Kopf trotzdem ruhig halten (Kompressorium über Stirn)
- Oberer Kassettenrand 1 QF unter Augenwinkeln
- Gonadenschutz

Einstellung
- Strahlengang: ventrodorsal, senkrecht zum Film
- Zentralstrahl auf Kinnspitze (bei geschlossenem Mund)
- Einblenden, Seitenbezeichnung
- Aufnahme bei Öffnen und Schließen des Unterkiefers, kein Atemstillstand

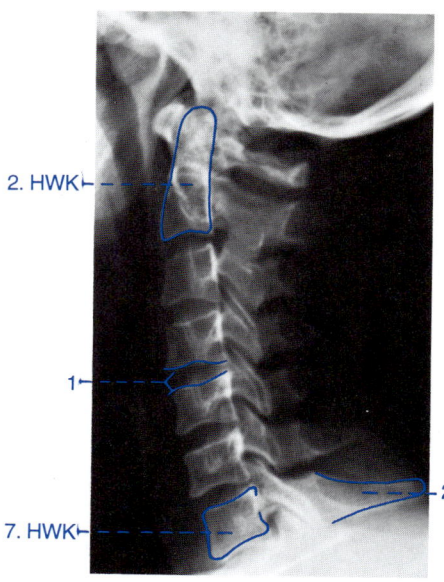

- **2. HWK**
- **1**
- **2**
- **7. HWK**

- **Kriterium der guten Aufnahme**
  - Alle 7 HWK streng seitlich abgebildet
  - orthograde Abbildung der Grund- und Deckplatten (vor allem des 4. HWK) (1)
  - Processus spinosus des 7. HWK komplett mit abgebildet (2)

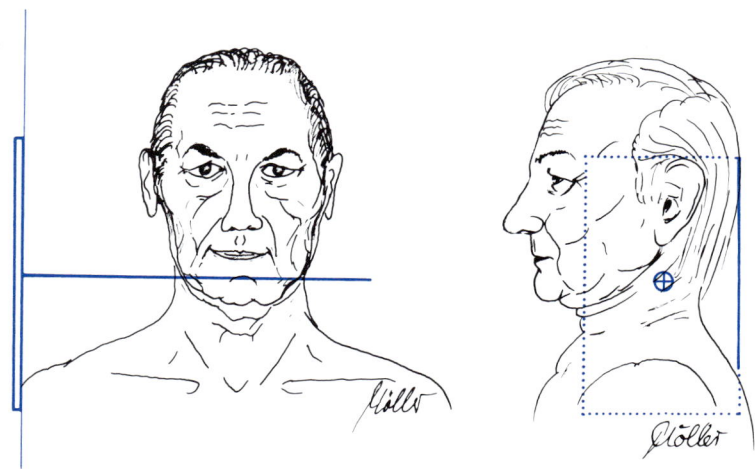

Aufnahmetechnik
Filmformat: 24×30 cm (18×24 cm), hoch
Empfindlichkeitsklasse: 200–400
FFA: 115 cm (150 cm)
Streustrahlenraster: ja (Untertischaufnahme, r 12 [8])
Brennfleckgröße: klein (Brennflecknennwert: ≤ 1,3)
Belichtung: 65–75 kV, Automatik, mittlere Messkammer

Patientenvorbereitung
- Zahnersatz entfernen, evtl. Brille absetzen lassen
- Schmuck (Halskette, Ohrringe, Haarnadeln) abnehmen lassen
- Kleidung (Knöpfe, Reißverschluss) öffnen lassen

Lagerung

- Patient sitzt aufrecht, Schulter zum Stativ
- Kopf und Hals streng seitlich (die Medianebene ist filmparallel)
- Gewichte in beide Hände, um Schultern herabzuziehen
- Kinn leicht anheben (damit sich der Unterkiefer nicht auf die HWS projiziert)
- Oberer Kassettenrand 3 cm oberhalb Augenwinkel (bei 18×24 cm Kassette in Höhe der Augenwinkel)
- Gonadenschutz

Einstellung
- Strahlengang: seitlich, senkrecht zum Film
- Zentralstrahl auf Halsmitte (4. HWK) und Kassettenmitte
- Einblenden (so dass Orbita außerhalb des Nutzstrahlenfeldes liegt), Seitenbezeichnung
- Atemstillstand nach Exspiration

Variante
- HWS in Vergrößerungstechnik: wie HWS nur FFA 80 cm
- Medianebene (Nase) in Mitte zwischen Film und Fokus (bei 40 cm)

Tipps & Tricks
Die Längszentrierung verläuft durch die Mitte des Halsschattens (auch die Messkammer in die Mitte des Halsschattens legen).

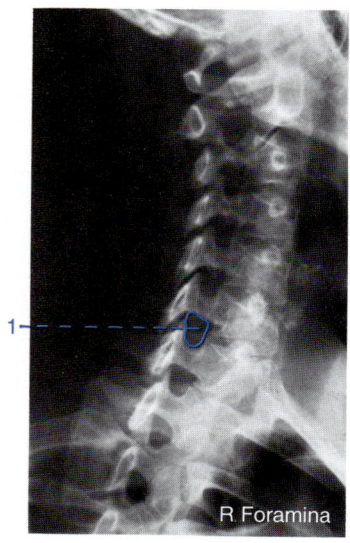

R. Foramina

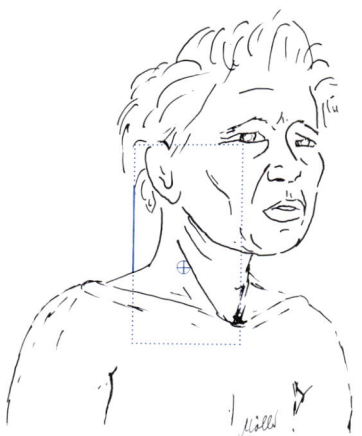

■ **Kriterium der guten Aufnahme**
Zwischenwirbellöcher (Foramina)
frei einsehbar (1)

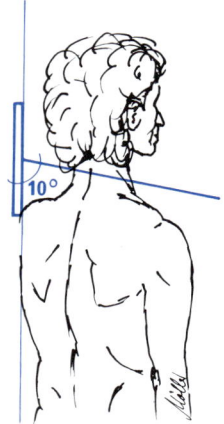

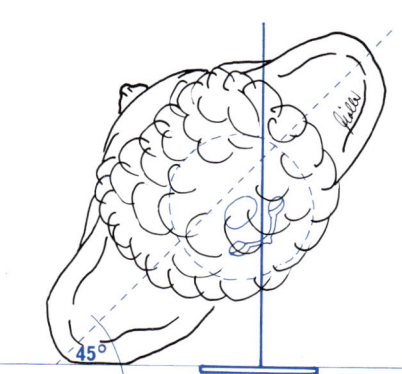

Aufnahmetechnik

Filmformat: 24×30 cm (18×24 cm), hoch
Empfindlichkeitsklasse: 200–400
FFA: 115 cm (150 cm)
Streustrahlenraster: ja (Untertischaufnahme, r 12 [8])
Brennfleckgröße: klein (Brennflecknennwert: $\leq$ 1,3)
Belichtung: 65–75 kV, Automatik, mittlere Messkammer

Patientenvorbereitung

– Zahnersatz entfernen
– Schmuck (Halskette, Ohrringe, Haarnadeln) abnehmen lassen
– Kleidung (Knöpfe, Reißverschluss) öffnen lassen
– Haare (Zopf) nach oben oder zur Seite

Lagerung

– Patient sitzt aufrecht, Rücken zum Stativ
– 45° mit einer Seite des Rückens vom Stativ wegdrehen
– Gewichte (Sandsäcke) in beide Hände, um Schultern herabzuziehen
– Kinn leicht anheben (evtl. Kopf leicht zur Filmebene drehen, um Unterkieferast aus der Projektion zu bringen)
– Oberer Kassettenrand = 3 cm über oberen Ohrrand
– Gonadenschutz (kleine Bleischürze)

Einstellung

– Strahlengang: ventrodorsal, 10° kaudokranial
– Zentralstrahl auf Halsmitte (4. HWK) und Kassettenmitte
– Einblenden, Seitenbezeichnung
– Atemstillstand nach Exspiration

Tipps & Tricks

HWS in Vergrößerungstechnik: wie HWS schräg, nur
– FFA 80 cm,
– Medianebene (Nase) in der Mitte zwischen Film und Fokus (also bei 40 cm).
Seitenbezeichnung: linke Schulter zum Stativ = rechte Foramina, rechte Schulter zum Stativ = linke Foramina.

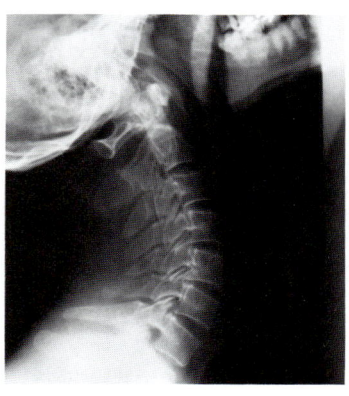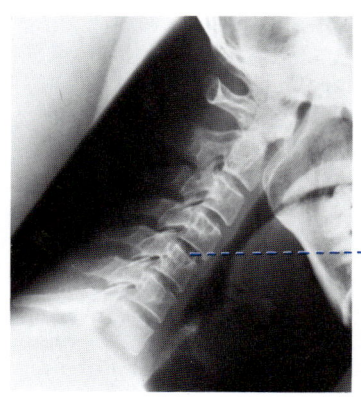

Kriterium der guten Aufnahme

- Orthograde streng seitliche Abbildung der Grund- und Deckplatten des 4. HWK (1)
- alle 7 HWK in maximaler Ante- und Retroflexion dargestellt

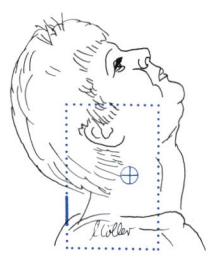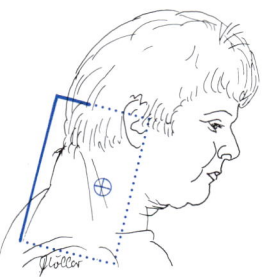

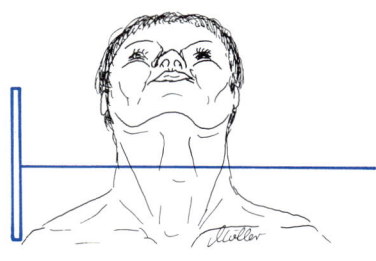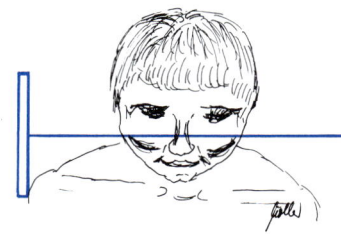

Aufnahmetechnik

Filmformat: 24×30 cm, hoch (Rückneigung) bzw. quer (Beugung)
Empfindlichkeitsklasse: 200–400
FFA: 115 cm (150 cm)
Streustrahlenraster: ja (Untertischaufnahme, r 12 [8])
Brennfleckgröße: klein (Brennflecknennwert: $\leq$ 1,3)
Belichtung: 65–75 kV, Automatik, mittlere Messkammer

Patientenvorbereitung

- Zahnersatz entfernen
- Schmuck (Halskette, Ohrringe, Haarnadeln) abnehmen lassen
- Kleidung (Knöpfe, Reißverschluss) öffnen lassen

Lagerung

- Patient sitzt aufrecht, Schulter streng seitlich zum Stativ
- Kopf und Hals streng seitlich (Medianebene filmparallel)
- Gewichte (Sandsäcke) in beide Hände, um Schultern herabzuziehen (evtl. Patient im Schulterbereich fixieren)
- Kopf maximal nach vorne (Anteflexion) und nach hinten (Retroflexion) beugen lassen
- Längszentrierung (und Kammer) entsprechend korrigieren
- Unterer Kassettenrand 3 QF unter Vertebra prominens
- Gonadenschutz

Einstellung

- Strahlengang: seitlich, senkrecht zum Film
- Zentralstrahl auf Halsmitte (4. HWK) und Kassettenmitte
- Einblenden, Seitenbezeichnung der anliegenden Seite
- Atemstillstand nach Exspiration
- Je eine Aufnahme in maximaler Beugung und Rückneigung

Tipps & Tricks

- Zentrierung (und Messkammer) auf Mitte des Halsschattens.
- Aufnahmen immer beschriften.
- Zur Fixierung des Kopfes bei Anteflexion Pelotte an die Stirn und zur Retroflexion Pelotte an das Hinterhaupt.

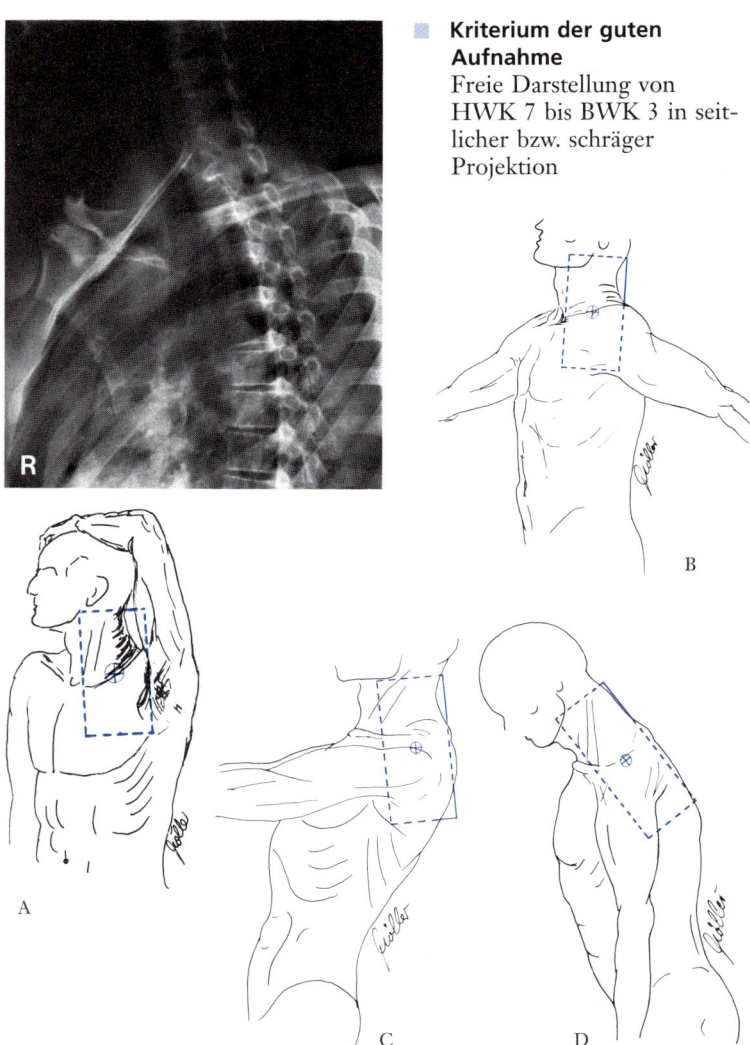

■ **Kriterium der guten Aufnahme**

Freie Darstellung von HWK 7 bis BWK 3 in seitlicher bzw. schräger Projektion

Einstellung
- Strahlengang: seitlich bzw. schräg, senkrecht zum Film
- Zentralstrahl auf Kassettenmitte
- Einblenden, Seitenbezeichnung
- Atemstillstand nach Exspiration

Aufnahmetechnik

Filmformat: 18×24 cm, hoch
Empfindlichkeitsklasse: 400 (200) –/+ (+ zeigt zur BWS)
FFA: 115 cm (150 cm)
Streustrahlenraster: ja (Untertischaufnahme, r 12 [8])
Brennfleckgröße: klein (Brennflecknennwert: ≤ 1,3)
Belichtung: 65–75 kV, Automatik, mittlere Messkammer

Patientenvorbereitung

– Zahnersatz entfernen
– Schmuck (Halskette, Ohrringe, Haarnadeln) abnehmen lassen
– Kleidung (Knöpfe, Reißverschluss) öffnen lassen

Lagerung

A. Schräg
– Patient steht aufrecht mit Rücken zum Film, filmferne Seite
  um 20° vom Stativ weggedreht
– Filmferner Arm angehoben, filmnaher Arm hängt locker herunter
B. Schräg
– Patient steht aufrecht mit einer Seite am Stativ
– Filmnahen Arm nach vorne, anderen nach hinten nehmen lassen
– Körper des Patienten so weit mit der filmfernen Seite nach hinten
  drehen lassen, bis sich die Oberarmköpfe nicht mehr überlagern
  (ca. 20°)
C. Seitlich („Wasserskifahrerhaltung")
– Patient steht streng seitlich vor dem Rasterwandstativ
– Er lässt Oberkörper zurückfallen (Rückwärtsbeugung der LWS)
– Arme werden nach vorne gestreckt (halten sich evtl. vorne fest)
– (Aufnahme auch im Sitzen möglich: beide Hände umklammern
  die angezogenen Knie und ziehen Schultern nach vorne)
D. Seitlich (Vorwärtsbeugung)
– Patient steht streng seitlich vor dem Rasterwandstativ
– Mit gestrecktem Rücken beugt er sich nach vorne, bis sein ebenfalls
  nach vorn gebeugter Kopf an der Stirnstütze Halt findet
– Beide Schultern und Arme werden nach unten und vorne fallen ge-
  lassen, Arme dabei gestreckt und innenrotiert (beide Hände evtl.
  zwischen den Oberschenkeln einklemmen)
– Oberer Kassettenrand 2 QF oberhalb des HWK 7
– Längszentrierung: B–D 3 QF ventral der Dornfortsätze,
  A durch die vordere Axillarlinie der filmfernen Seite
– Gonadenschutz

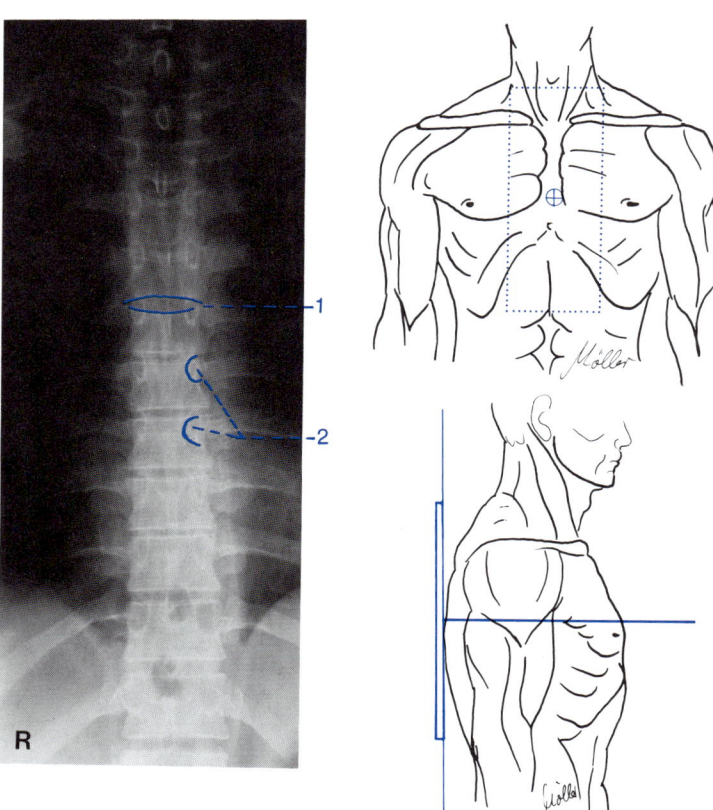

■ **Kriterium der guten Aufnahme**
- Gut belichtete Abbildung aller BWK einschließlich zervikothorakaler und thorakolumbaler Übergang, Zwischenwirbelräume frei
- Deck- und Grundflächen der Wirbelkörper strichförmig
- Rippenansatzstellen gut beurteilbar

Tipps & Tricks
- Ausgleichsfilter statt Ausgleichsfolie.
- Zentrierungshilfe: Jugulum und Sola plexus mit beiden Händen abgreifen: Mitte = Zentrierung.
- Bei Aufnahme im Liegen evtl. Reismehlsäckchen auf HWS-BWS-Übergang.
- Bei starker Kyphose FFA verringern (durch Strahlendivergenz kommt es zu einer mehr planparallelen Darstellung).

Aufnahmetechnik

Filmformat: 18×43 cm (20×40 cm), hoch
Empfindlichkeitsklasse: 400, Ausgleichsfolie –/+
FFA: 115 cm (150 cm)
Streustrahlenraster: ja (Untertischaufnahme, r 12 [8])
Brennfleckgröße: groß (Brennflecknennwert: ≤ 1,3)
Freie Belichtung: 70–85 kV, Automatik, mittlere Messkammer

Patientenvorbereitung

- Schmuck (Halskette) abnehmen lassen
- Haarzopf nach oben binden
- Oberkörper freimachen
- Schuhe ablegen

Lagerung

- Patient steht mit Rücken zum Stativ, Arme hängen seitlich herab
- Beine parallel nebeneinader, Kinn anheben
- Kompressorium über unteren Thoraxanteil
- Oberer Kassettenrand in Höhe 6. HWK (2 QF oberhalb Vertebra prominens, 1 QF über Schulter-Haut-Grenze)
- Gonadenschutz

Einstellung

- Strahlengang: senkrecht (ventrodorsal)
- Zentralstrahl auf Sternummitte und Kassettenmitte
- Einblenden, Seitenbezeichnung
- Atemstillstand nach Exspiration

Varianten

Aufnahme in Rückenlage
- Beine aufstellen, sonst wie oben

Thorakolumbaler Übergang
- Filmformat: 18×24 cm, hoch
- Empfindlichkeitsklasse: 200 (400)
- Zentralstrahl 1–2 QF unterhalb des Xyphoids in Medianlinie
- Aufnahme in Rückenlage (Beine aufgestellt)
- sonst wie oben

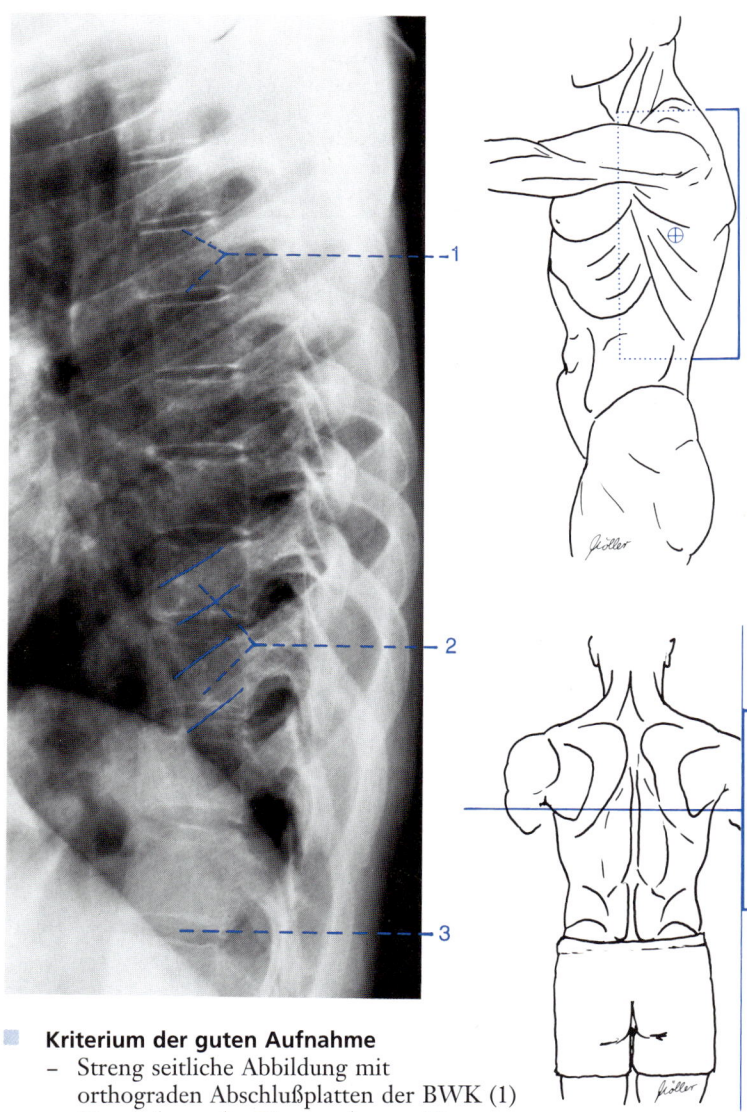

Kriterium der guten Aufnahme
- Streng seitliche Abbildung mit orthograden Abschlußplatten der BWK (1)
- Verwischung der Rippenschatten (2)
- alle 12 BWK dargestellt
- thorakolumbaler Übergang (3) mit abgebildet

Aufnahmetechnik

Filmformat: 18×43 cm (20×40 cm), hoch
Empfindlichkeitsklasse: 400, Ausgleichsfolie + – +
FFA: 115 cm (150 cm)
Streustrahlenraster: ja (Untertischaufnahme, r 12 [8])
Brennfleckgröße: groß (Brennflecknennwert: ≤ 1,3)
Belichtung: 85 kV, Automatik, mittlere Messkammer

Patientenvorbereitung

– Schmuck (Halskette) abnehmen lassen
– Oberkörper freimachen, Schuhe ablegen

Lagerung

– Patient steht mit Schulter zum Stativ
– Beine parallel nebeninader
– Arme nach vorne (Halterung) oder nach vorne-oben über den Kopf
  (umfasst seine Ellenbogen)
– Oberer Kassettenrand in Höhe 6. HWK (2 QF oberhalb Vertebra
  prominens) oder 7. HWK (Vertebra prominens)
– Gonadenschutz

Einstellung

– Strahlengang: seitlich
– Zentralstrahl a) handbreit ventral der hinteren Hautgrenze und
  b) in Höhe Skapulaspitze auf Kassettenmitte
– Einblenden, Seitenbezeichnung der anliegenden Seite
– Kein Atemstillstand, sondern Patienten während der Aufnahme
  „ruhig weiteratmen" lassen (Rippen werden unscharf)

Variante

Aufnahme im Liegen
– Aufnahme in Atemstillstand (sonst verwackelt)
– Knie anwinkeln, sonst wie oben
Thorakolumbaler Übergang seitlich
wie Aufnahme im Liegen, nur:
– Filmformat: 18×24 cm, hoch
– Zentralstrahl 1–2 QF unterhalb des Xyphoids und 4 QF ventral
  der Dornfortsätze

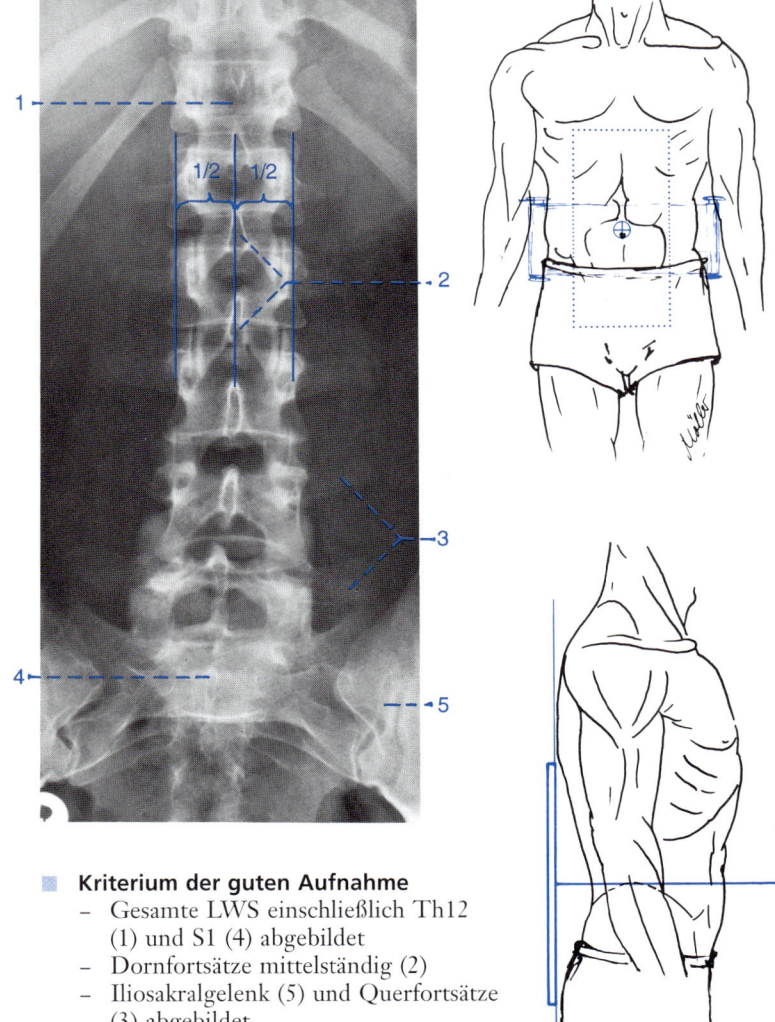

1

1/2 1/2

2

3

4

5

■ **Kriterium der guten Aufnahme**
- Gesamte LWS einschließlich Th12
  (1) und S1 (4) abgebildet
- Dornfortsätze mittelständig (2)
- Iliosakralgelenk (5) und Querfortsätze
  (3) abgebildet
- bei Aufnahme im Liegen: orthograde
  Abbildung der Abschlussplatten der
  LWK

Aufnahmetechnik

Filmformat: 18×43 cm (20×40 cm), hoch
Empfindlichkeitsklasse: 400
FFA: 115 cm (– 150 cm)
Streustrahlenraster: ja (Untertischaufnahme, r 12 [8])
Brennfleckgröße: groß (Brennflecknennwert: ≤ 1,3)
Belichtung: 75–85 kV, Automatik, mittlere Messkammer

Patientenvorbereitung
– Entkleiden bis auf Unterhose
– Schuhe ablegen

Lagerung

– Patient steht mit Rücken zum Stativ, Arme hängen herab
– Beine gestreckt und parallel nebeneinander (evtl. Beinverkürzungen ausgleichen und auf Film notieren)
– Kompressorium um Bauch
– Kassettenmitte 2 QF über Beckenkammhöhe (L4)
– Gonadenschutz (bei Männern Hodenkapsel, bei Frauen kleine Bleischürze mit Ring nach unten, die von der Patientin selbst festgehalten wird)

Einstellung
– Strahlengang: ventrodorsal, senkrecht zum Film
– Zentralstrahl auf Kassettenmitte
– Einblenden (nicht zu stark wegen Iliosakralgelenk), Seitenbezeichnung
– Atemstillstand nach Exspiration

Variante
LWS a.-p. im Liegen
– Rückenlage, Beine zum Lordoseausgleich leicht angezogen, Füße aufgestellt, sonst wie oben
Lumbosakraler Übergang a.-p.
– Rückenlage, Beine in Hüfte und Knie stark gebeugt, Füße aufgestellt, Oberschenkel leicht abgespreizt
– Filmformat 18×24 cm, hoch
– Zentralstrahl: 3–4 QF unterhalb des Beckenkammes auf Medianlinie
– Evtl. mit Röhrenkippung um 20° kaudokranial (nach Barsony)

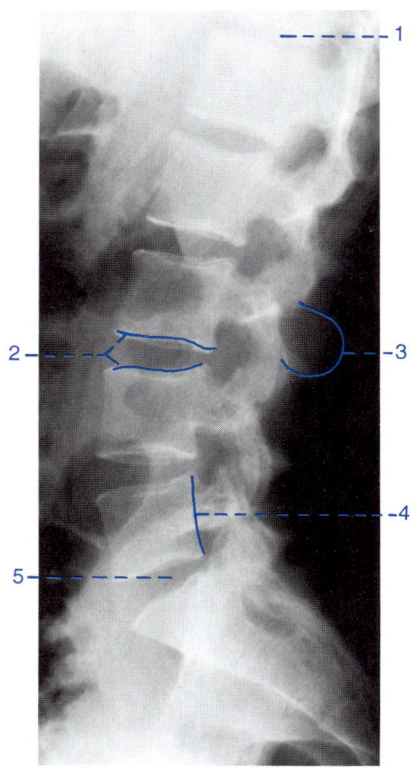

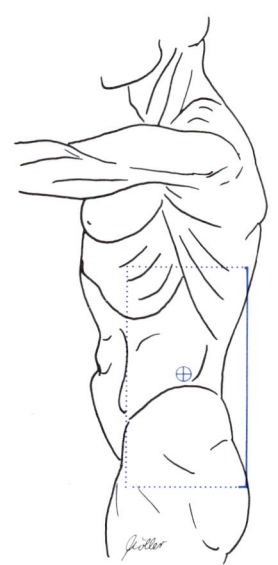

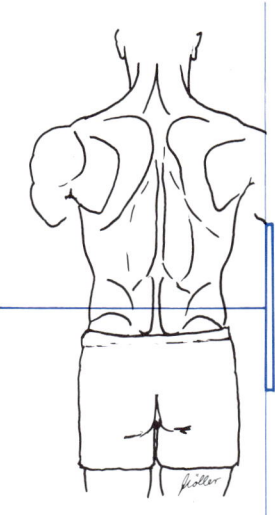

■ **Kriterium der guten Aufnahme**
- Streng seitliche Abbildung mit orthograden Abschlussplatten der LWK (im Zentralstrahlbereich um L3/L4) (2)
- thorakolumbaler (1) und lumbosakraler (5) Übergang dargestellt
- Dornfortsätze gut sichtbar (3)
- hintere Wirbelkörperkante einfach konturiert (4)

Aufnahmetechnik

Filmformat: 18×43 cm (20×40 cm) hoch
Empfindlichkeitsklasse: 400 (800), –/+ Ausgleichsfolie
FFA: 115 cm (150 cm)
Streustrahlenraster: ja (Untertischaufnahme, r 12 [8])
Brennfleckgröße: groß (Brennflecknennwert: ≤ 1,3)
Belichtung: 85–95 kV, Automatik, mittlere Messkammer

Patientenvorbereitung

– Entkleiden bis auf Unterhose (Schuhe ablegen)

Lagerung

– Patient steht mit der rechten Schulter (seitlich) zum Stativ
– Beine gestreckt und parallel nebeneinander, Füße etwas gespreizt
– Arme nach vorne (Halterung) oder nach vorne-oben über den Kopf
– Kassettenmitte 2–3 QF über Beckenkammhöhe (L3/L4)
– Gonadenschutz bei Männern

Einstellung

– Strahlengang: seitlich, senkrecht zum Film
– Zentralstrahl a) 2–3 QF über Beckenkamm, b) handbreit ventral
  der hinteren Hautgrenze (etwa Mitte Verbindungslinie Spina iliaca
  ant. sup.-Hinterkante Os sacrum auf Kassettenmitte
– Einblenden, Seitenbezeichnung der anliegenden Seite
– Atemstillstand nach Exspiration

Varianten

Aufnahme im Liegen
– Beine angezogen (Lordoseausgleich), Pat. unterpolstern, um „Durch-
  hängen" der LWS zu verhindern (LWS-Längsachse), parallel zum
  Tisch Schaumstoff zwischen Knie, um ein Verkippen zu verhindern
– Strahlenkranz („Indianer") an den Rücken legen, sonst wie oben
Lumbosakraler Übergang seitlich
– Querzentrierung ca. 3 QF unter Beckenkamm, sonst wie oben

Tipps & Tricks

Bei starker linkskonvexer Skoliose: linke Schulter zum Stativ.

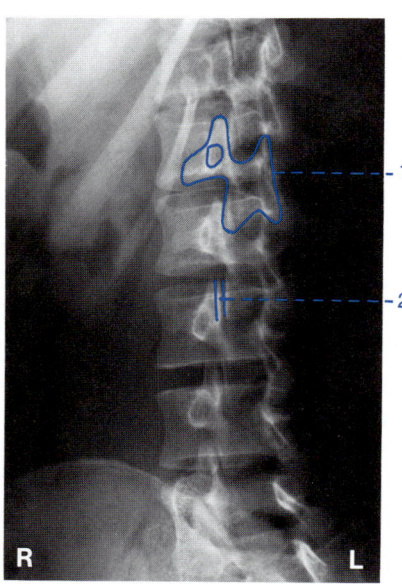

R **L**

■ **Kriterium der guten Aufnahme**
- Darstellung der „Hunde-figur" aller 5 LWK (1)
- Intervertebralgelenke frei einsehbar (2)

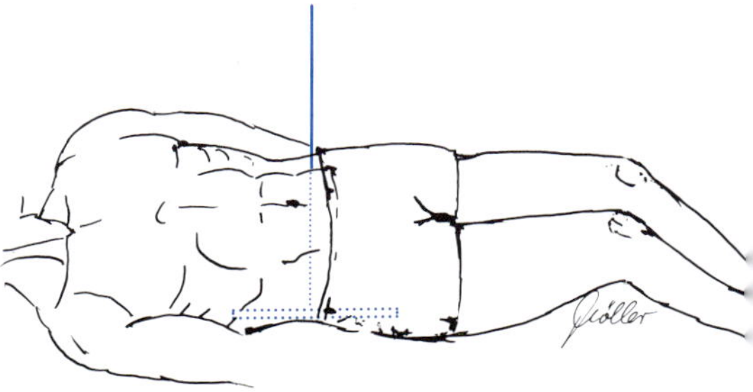

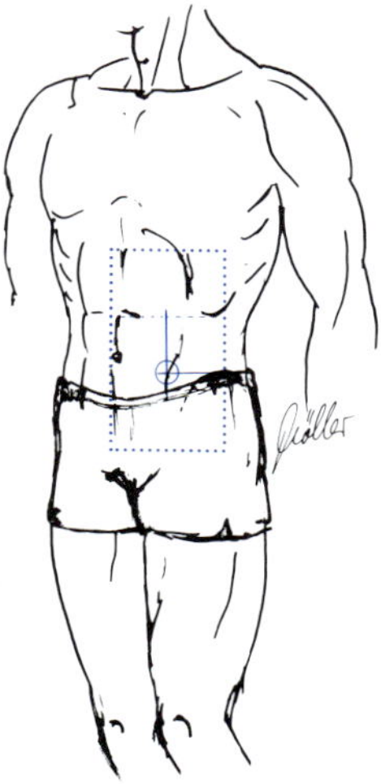

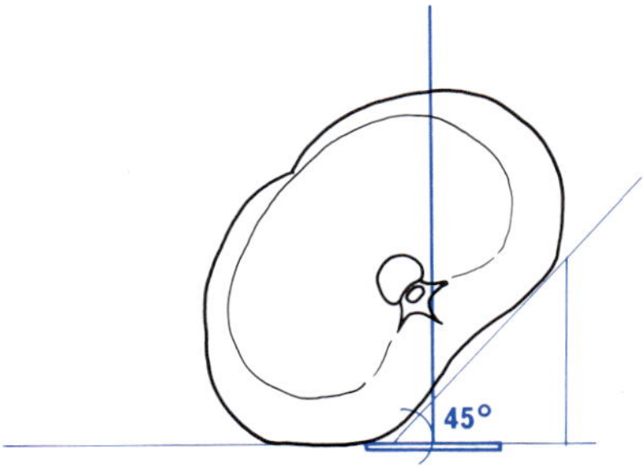

— 1

— 2

45°

Aufnahmetechnik
Filmformat: 20×40 cm, hoch
Empfindlichkeitsklasse: 400 (800) (evtl. Ausgleichsfolie +/–)
FFA: 115 cm
Streustrahlenraster: ja (Untertischaufnahme, r 12 [8])
Brennfleckgröße: groß (Brennflecknennwert: ≤ 1,3)
Belichtung: 85–95 kV, Automatik, mittlere Messkammer

Patientenvorbereitung
– Entkleiden bis auf Unterhose

Lagerung

– Rückenschräglage ca. 45° (mehr als 35°, nicht ganz 45°)
– Abstützen mit Schaumstoffkeilen (je 1 unter Schulterblätter und Kreuzbein, um den gesamten Rumpf schräg zu lagern)
– Wirbelsäule gestreckt, Beine zur Entlordosierung angezogen (Knie unterpolstern)
– Angehobene Körperhälfte in einer Linie (Medianebene parallel zur Körperlängsachse)
– Arme nach vorne oder über den Kopf
– Kassettenmitte 2 QF über Beckenkammhöhe (knapp oberhalb Nabel)
– Gonadenschutz bei Männern

Einstellung
– Strahlengang: schräg ventrodorsal, senkrecht auf Kassette
– Zentralstrahl: a) 2 QF über Beckenkammhöhe und b) 2 cm medial (nabelwärts) der Spina iliaca anterior superior der angehobenen Seite (auf Mitte der Linie letzte Rippe-Sternumspitze)
– Einblenden, Seitenbezeichnung (mit R und L anliegende Körperseite und Zwischenwirbelgelenke bezeichnen)
– Atemstillstand nach Exspiration

Tipps & Tricks
Bei starker Lordose Strahlengang 15° kaudokranial.

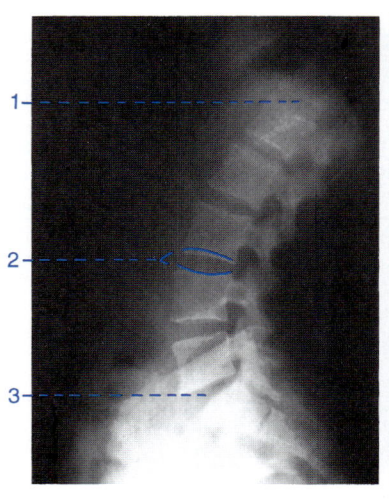
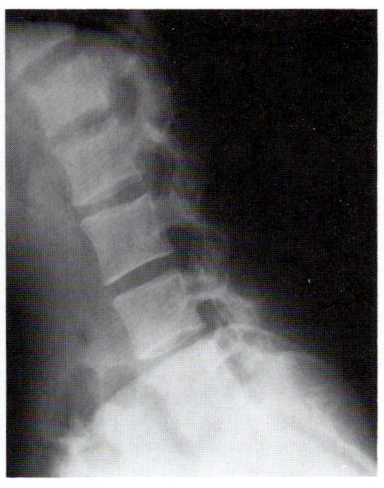

Kriterium der guten Aufnahme
- Exakt seitliche Abbildung mit orthograden Wirbelkörperabschlußplatten (2)
- Abbildung aller 5 LWK, des thorakolumbalen (1) und lumbosakralen (3) Übergangs

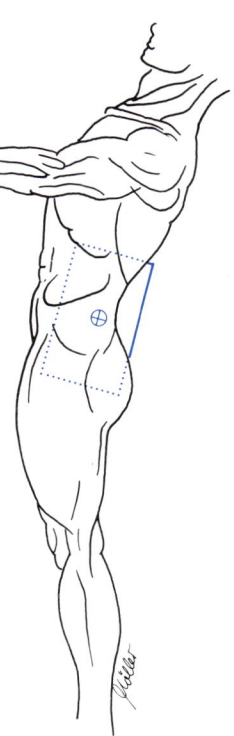

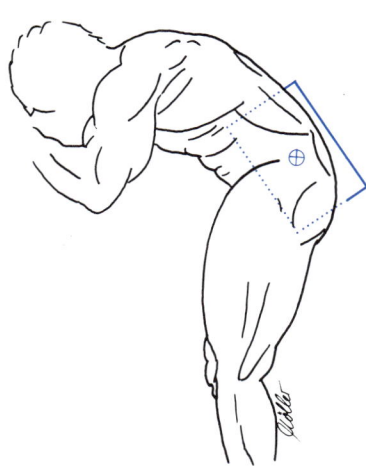

Aufnahmetechnik
Filmformat: 18×43 cm (20×40 cm), hoch
Empfindlichkeitsklasse: 400 (800), Ausgleichsfolie +/–
FFA: 115 cm
Streustrahlenraster: ja (Untertischaufnahme, r 12 [8])
Brennfleckgröße: groß (Brennflecknennwert: ≤ 1,3)
Belichtung: 85–95 kV, Automatik, mittlere Messkammer

Patientenvorbereitung
– Entkleiden bis auf Unterhose
– Schuhe ablegen

Lagerung

– Patient steht streng seitlich zum Stativ
– Beine gestreckt und parallel nebeneinander, Füße etwas gespreizt
– Arme nach vorne (Halterung) oder nach vorne-oben über den Kopf
– Maximale In- und Reklination
– Kassettenmitte 2 QF über Beckenkammhöhe
– Gonadenschutz bei Männern

Einstellung
– Strahlengang: seitlich, senkrecht zum Film
– Zentralstrahl: a) 2 QF über Beckenkammhöhe und b) handbreit
  ventral der hinteren Hautgrenze auf Kassettenmittte
– Einblenden, Seitenbezeichnung der filmnahen Seite
– Atemstillstand nach Exspiration
– Je eine Aufnahme in maximaler Vor- und Rückneigung

Variante
Funktionsaufnahmen in Seitwärtsbeugung rechts und links
(Empfindlichkeitsklasse 400, sonst wie LWS a.-p.)

Tipps & Tricks
Bei starker linkskonvexer Skoliose linke Schulter zum Stativ.

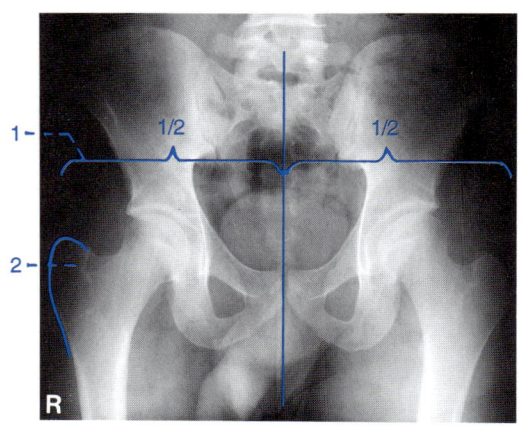

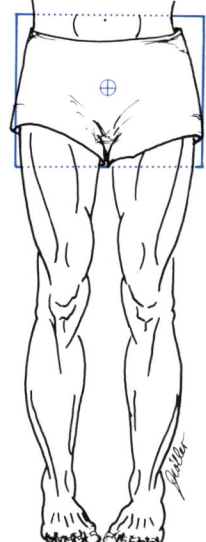

■ **Kriterium der guten Aufnahme**
- Vollständige und symmetrische Abbildung des Beckens mit Hüftgelenken, Trochanteren und Beckenschaufeln (1)
- Trochanter major beidseits randständig (2)

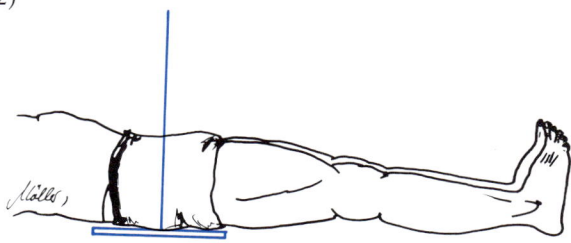

Becken nach Martius
- Lagerung: Patientin lehnt in halbsitzender/halbliegender Stellung auf Untersuchungstisch und stützt sich mit beiden Händen seitlich ab, Hohlkreuz machen und evtl. durch Rollen unterstützen
- Röntgenmaßstab quer über beide Oberschenkel halten
- Strahlengang: ventrodorsal, senkrecht zum Film
- Zentralstrahl: auf Mitte der Symphyse und Kassettenmitte

Becken nach Guttmann
- Lagerung: strenge Rechtsseitenlage, Hüft- und Kniegelenk gebeugt
- Röntgenmaßstab in Medianebene zwischen Gesäßfalte
- Strahlengang: seitlich, senkrecht zum Film
- Zentralstrahl: 2 QF unter Beckenkamm, 3 QF vor Dornfortsatzlinie
- Belichtung: 115 kV

Aufnahmetechnik

Filmformat: 35×43 cm, quer
Empfindlichkeitsklasse: 400
FFA: 115 cm
Streustrahlenraster: ja (Untertischaufnahme, r 12 [8])
Brennfleckgröße: groß (Brennflecknennwert: ≤ 1,3)
Belichtung: 75–90 kV, Automatik, beide äußeren oder alle drei Mess-
  kammern

Patientenvorbereitung
– Entkleiden bis auf Unterwäsche, Schuhe ablegen

Lagerung

Im Stand
– Patient steht mit dem Rücken zum Stativ, Arme hängen herab
– Beine gestreckt, Füße leicht einwärts gestellt (Großzehen berühren
  sich, Abstand zwischen den Fersen ca. 4 cm)
– Beinverkürzungen ausgleichen und auf Film notieren
– Evtl. Kompressorium um Bauch (cave: Bauchaortenaneurysma)
Im Liegen
– Rückenlage, Beine innenrotiert, beide Knie auf gleicher Höhe
  (bei einseitiger Streckhemmung Gegenseite unterpolstern)
– Oberer Kassettenrand 4 cm oberhalb Beckenkammhöhe
– Gonadenschutz bei Männern

Einstellung
– Strahlengang: a.-p., senkrecht zum Film
– Zentralstrahl auf Kassettenmitte
– Einblenden, Seitenbezeichnung
– Atemstillstand nach Exspiration

Varianten

Tief eingestelltes Becken
– Oberer Kassettenrand in Höhe Spina iliaca ant. sup., sonst wie oben
Becken nach Pennal I
– Strahlengang kraniokaudal 40°
– Zentralstrahl in Höhe Spina iliaca anterior superior auf Kassettenmitte
Becken nach Pennal II
– Strahlengang kaudokranial 40°
– Zentralstrahl 4 cm unter Symphysenoberrand auf Kassettenmitte

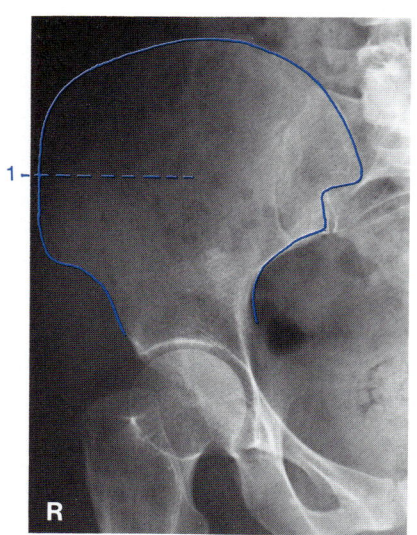

Kriterium der guten Aufnahme
Vollständige Abbildung der Darmbeinschaufel (1)

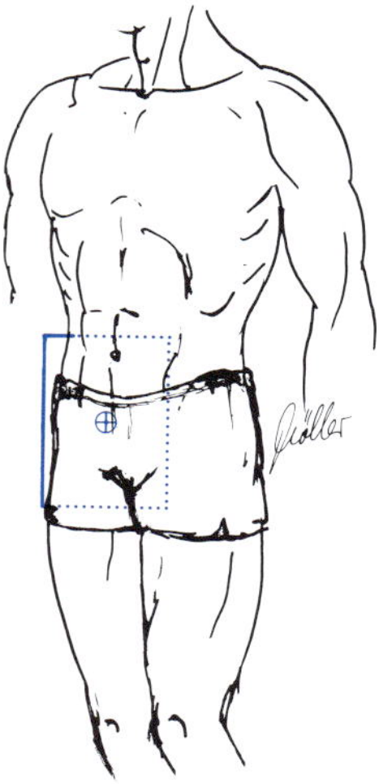

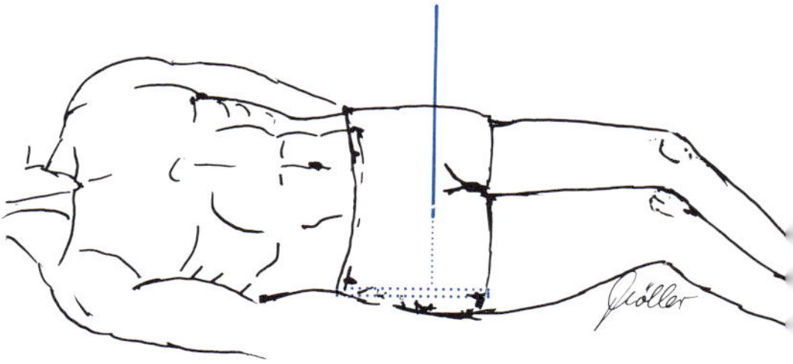

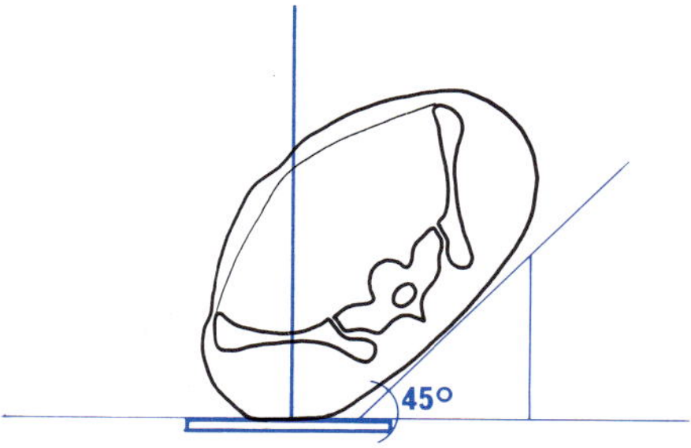

45°

Aufnahmetechnik
Filmformat: 24×30 cm, hoch
Empfindlichkeitsklasse: 400
FFA: 115 cm
Streustrahlenraster: ja (Untertischaufnahme, r 12 [8])
Brennfleckgröße: groß (Brennflecknennwert: ≤ 1,3)
Belichtung: 75–90 kV, Automatik, mittlere Messkammer

Patientenvorbereitung
– Entkleiden bis auf Unterwäsche

Lagerung
– Rückenlage
– Gegenüberliegende Körperseite um 45° anheben und unterpolstern (Schaumstoffkeil, Gesäß freilassen)
– Gleichseitig gestrecktes und gegenseitig (zur Stabilisierung) gebeugtes Bein
– Oberer Kassettenrand 2–4 cm oberhalb Beckenkammhöhe
– Gonadenschutz bei Männern

Einstellung
– Strahlengang: schräg ventrodorsal, senkrecht zum Film
– Zentralstrahl auf Kassettenmitte
– Einblenden, Seitenbezeichnung

Varianten
Tiefe Alaaufnahme (für vorderen Pfannenrand)
– Wie oben, aber Zentralstrahl auf Hüftmitte
Faux-profil-Aufnahme
– Gegenüberliegende Körperseite um 65° statt um 45° angehoben (als 2. Ebene des Hüftgelenkes)
– Zentralstrahl auf Hüftgelenk

Tipps & Tricks
Ala = die *a*ndere Seite aufnehmen

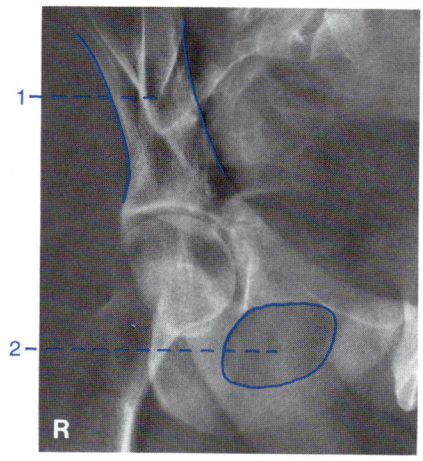

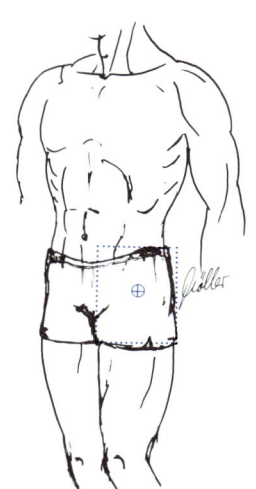

■ **Kriterium der guten Aufnahme**
- Foramen obturatum queroval (2)
- Beckenschaufel verkürzt (1)

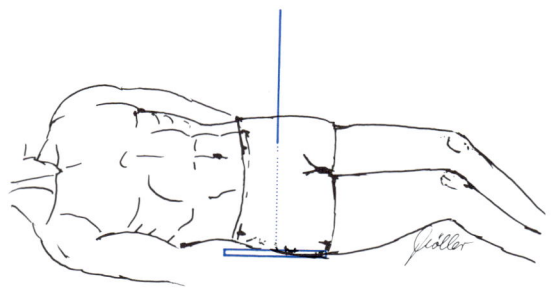

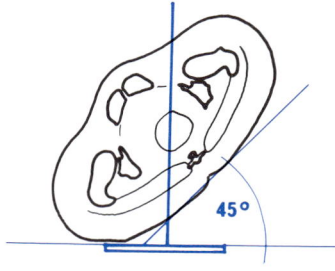

45°

Aufnahmetechnik

Filmformat: 24×30 cm, hoch
Empfindlichkeitsklasse: 400
FFA: 115 cm
Streustrahlenraster: ja (Untertischaufnahme, r 8 [12])
Brennfleckgröße: groß (Brennflecknennwert: ≤ 1,3)
Belichtung: 70–80 kV, Automatik, mittlere Messkammer

Patientenvorbereitung

– Entkleiden bis auf Unterwäsche

Lagerung

– Rückenlage
– Aufzunehmende Körperseite um 45° anheben und unterpolstern
  (Schaumstoffkeil unter den Rücken, nicht unter Gesäß)
– Gleichseitig gestrecktes und gegenseitig (zur Stabilisierung)
  gebeugtes Bein
– Gonadenschutz bei Männern, bei Frauen evtl. nicht aufzuneh-
  mende Seite abdecken

Einstellung

– Strahlengang: schräg ventrodorsal, senkrecht zum Film
– Zentralstrahl auf Schenkelhalsmitte = Leistenmitte
– Einblenden, Seitenbezeichnung
– Atemstillstand nach Exspiration

Variante

Hohe Obturatoraufnahme (zur 2. Ebene der Darmbeinschaufel = Ala-
Aufnahme): Zentralstrahl in Beckenschaufelmitte, sonst wie oben.

Tipps & Tricks

– Obturatoraufnahme: aufzunehmende Seite *o*ben.
– Durch Wahl eines größeren Formats und Zentrierung auf
  Beckenmitte hat man von der gegenüberliegenden Seite gleich-
  zeitig eine Alaaufnahme (z. B. Frage nach Beckenringfraktur)

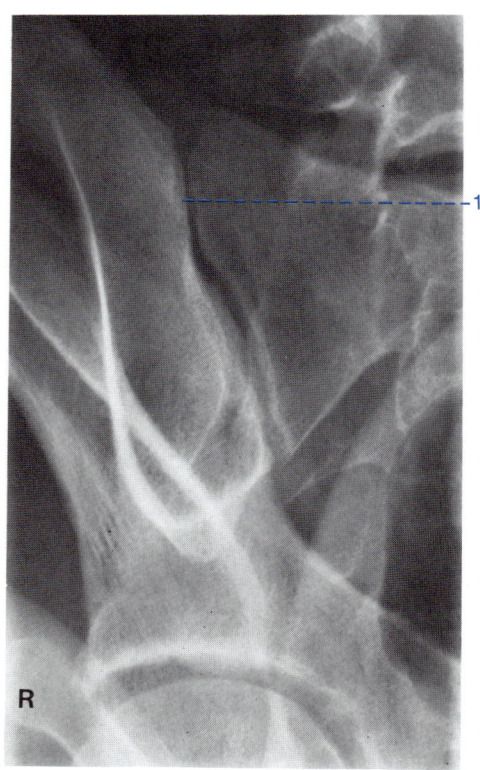

R

- **Kriterium der guten Aufnahme**
  Freie Darstellung der Iliosakralgelenke (1)

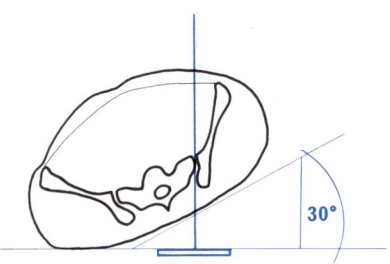

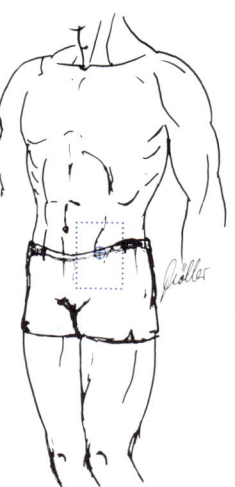

30°

Aufnahmetechnik

Filmformat: 18×24 cm, hoch
Empfindlichkeitsklasse: 400
FFA: 115 cm
Streustrahlenraster: ja (r 12 [8])
Brennfleckgröße: groß (Brennflecknennwert: ≤ 1,3)
Freie Belichtung: 75–90 kV, Automatik, mittlere Messkammer

Patientenvorbereitung

– Entkleiden bis auf Unterwäsche
– Evtl. Darmentleerung (Einlauf)

Lagerung

– Rückenlage
– Die aufzunehmende Seite 30–45° anheben
– Gonadenschutz bei Männern
– Kassettenmitte 2–3 QF unterhalb des Beckenkammes

Einstellung

– Strahlengang: schräg ventrodorsal, senkrecht auf Kassettenmitte
– Zentralstrahl 3 QF medial der Spina iliaca anterior superior
– Einblenden, Seitenbezeichnung
– Atemstillstand nach Exspiration

Tipps & Tricks

Aufnahme erfolgt im Seitenvergleich.

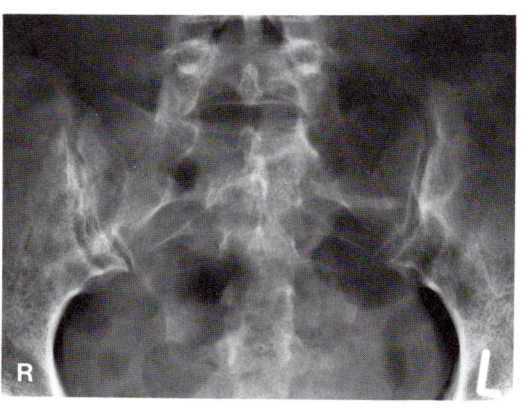

■ **Kriterium der guten Aufnahme**
Vollständige Darstellung der
Iliosakralgelenke

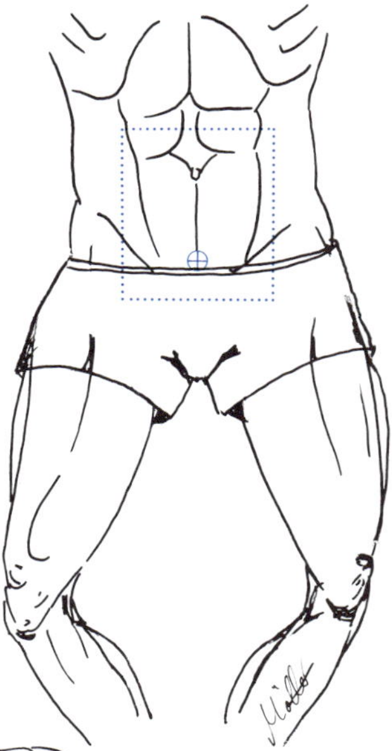

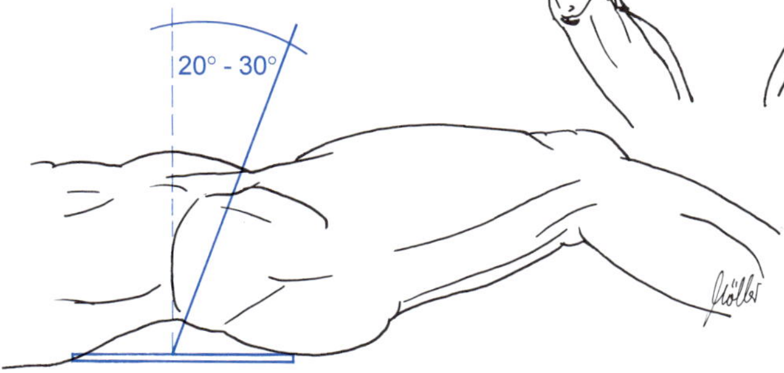

20° - 30°

Aufnahmetechnik

Filmformat: 24×30 cm, hoch (oder 18×24 cm, quer)
Empfindlichkeitsklasse: 400
FFA: 115 cm
Streustrahlenraster: ja (r 12 [8])
Brennfleckgröße: groß (Brennflecknennwert: ≤ 1,3)
Freie Belichtung: 75–90 kV; …mAs, …mAs, …mAs

Patientenvorbereitung

- Entkleiden bis auf Unterwäsche
- Evtl. Darmentleerung (Einlauf)

Lagerung

- Rückenlage, Arme am Körper entlang
- Hüft- und Kniegelenke gebeugt, abduziert
- Gonadenschutz bei Männern
- Kassettenmitte 2–3 QF unterhalb des Beckenkammes

Einstellung

- Strahlengang: ventrodorsal, 20°–30° kaudokranial (oder senkrecht)
- Zentralstrahl 2 QF oberhalb Symphysenrand
- Einblenden, Seitenbezeichnung
- Atemstillstand nach Exspiration

Variante

Steinschnittlage
- Patient zieht beide Beine an (zum Lordoseausgleich) und spreizt die angewinkelten Beine nach außen ab
- Zentralstrahl senkrecht

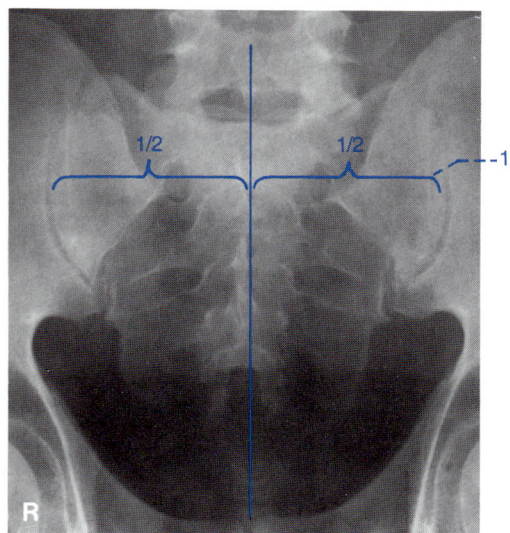

■ **Kriterium der guten Aufnahme**
Überlagerungsfreie, unverkürzte und
symmetrische (1) Darstellung des
Os sacrum mit Iliosakralgelenken
und 5. LWK

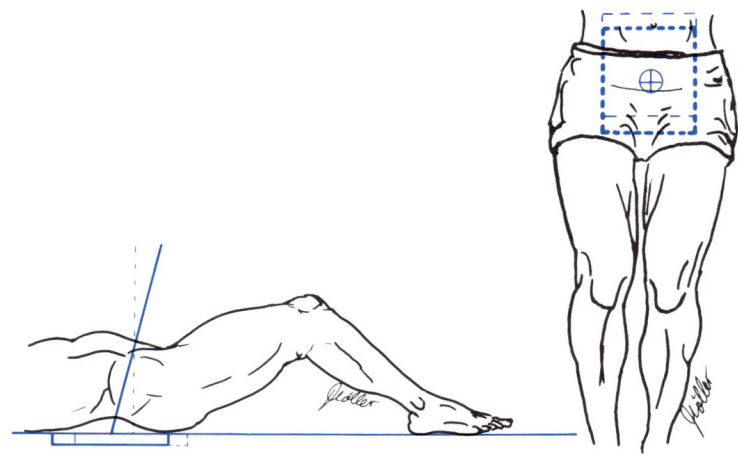

Aufnahmetechnik

Filmformat: 24×30 cm, hoch
Empfindlichkeitsklasse: 400
FFA: 115 cm
Streustrahlenraster: ja (Untertischaufnahme, r 12 [8])
Brennfleckgröße: groß (Brennflecknennwert: $\leq$ 1,3)
Belichtung: 75–90 kV, Automatik, mittlere Messkammer

Patientenvorbereitung

– Entkleiden bis auf Unterwäsche
– Evtl. Darmentleerung (Einlauf)

Lagerung

– Rückenlage, Arme am Körper entlang
– Hüft- und Kniegelenke gebeugt (Rolle unter Knie)
– Gonadenschutz bei Männern
– Kassettenmitte in Höhe Spina iliaca anterior superior auf Median-
  ebene (unterer Kassettenrand in Höhe Symphyse, oberer Kasset-
  tenrand in Höhe Beckenkamm)

Einstellung

– Strahlengang: ventrodorsal, 20° kaudokranial (oder senkrecht)
– Zentralstrahl 2 QF oberhalb Symphysenrand (oder bei senkrech-
  tem Strahlengang in Höhe Spina iliaca anterior superior in Me-
  dianebene) auf Kassettenmitte
– Einblenden, Seitenbezeichnung
– Atemstillstand nach Exspiration

Variante

Steißbein ventrodorsal
– Strahlengang 20° kraniokaudal
– Zentralstrahl handbreit oberhalb der Symphyse auf Kassettenmitte
– Belichtung: 76 kV, Automatik, mittlere Messkammer
– Sonst wie oben

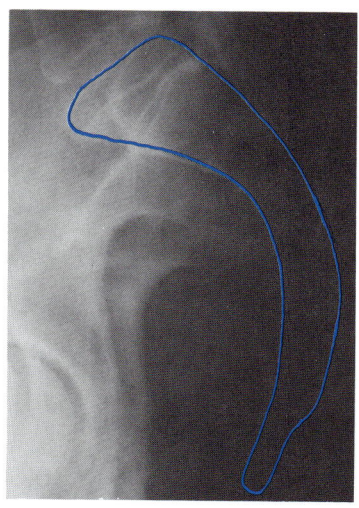

■ **Kriterium der guten Aufnahme**
Streng seitliche Abbildung mit orthograder und vollständiger Abbildung von Kreuz- bzw. Steißbein

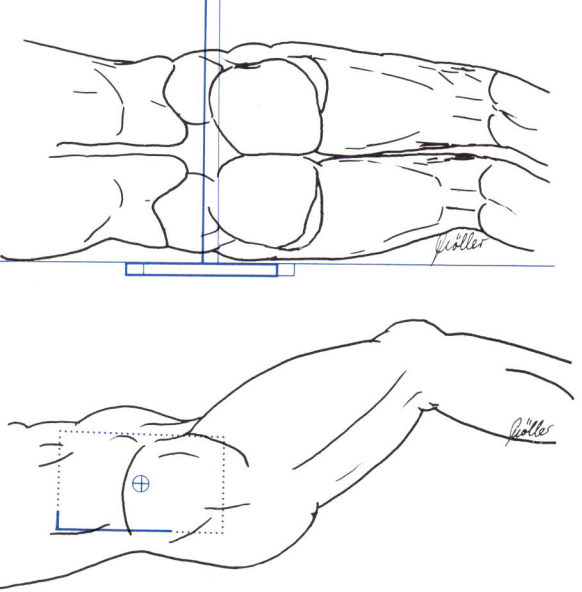

Aufnahmetechnik

Filmformat: 20×40 cm (24×30 cm), hoch
Empfindlichkeitsklasse: 400 (800)
FFA: 115 cm
Streustrahlenraster: ja (Untertischaufnahme, r 12)
Brennfleckgröße: groß (Brennflecknennwert: ≤ 1,3)
Belichtung: 80–90 kV, Automatik, mittlere Messkammer
   (Schwärzungsausgleich +1)

Patientenvorbereitung
– Entkleiden bis auf Unterhose

Lagerung

– Strenge Seitenlage mit Beugung der Beine im Hüft- und Kniegelenk
– Strahlenkranz ans Gesäß legen
– Taille und Knie unterpolstern
Kassettenmitte:
– Kreuzbein: Mitte zwischen Beckenkamm und Steißbeinspitze
– Steißbein: im unteren Drittel zwischen Beckenkamm und Steißbeinspitze
– Kreuz- und Steißbein: handbreit unterhalb des Beckenkammes und handbreit ventral der hinteren Hautgrenze (bei adipösen Patienten noch weiter ventral)
– Gonadenschutz bei Männern

Einstellung
– Strahlengang: seitlich, senkrecht zum Film
– Zentralstrahl auf Kassettenmitte (knapp [Kreuzbein] bzw. gut [Steißbein] handbreit unterhalb Beckenkamm)
– Einblenden (evtl. Seitenbezeichnung der anliegenden Seite)
– Atemstillstand nach Exspiration

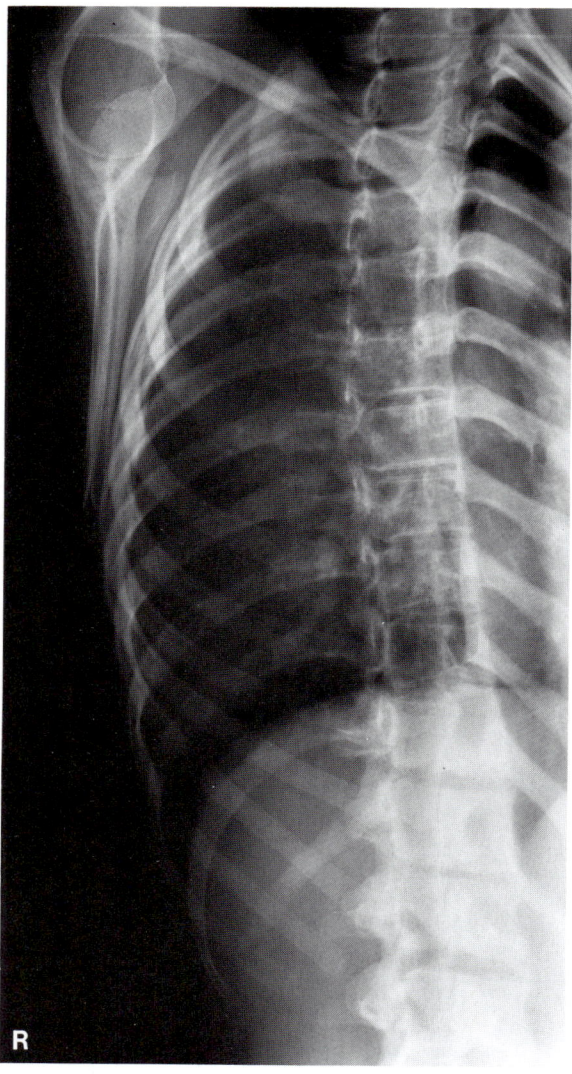

R

■ **Kriterium der guten Aufnahme**
Rippen gut belichtet und komplett abgebildet

Aufnahmetechnik

Filmformat: 35×43 cm (oder 20×40 cm für schräg), hoch
Empfindlichkeitsklasse: 200 (400), Ausgleichsfolie –/+
FFA: 115 cm
Streustrahlenraster: ja (Untertischaufnahme, r 8 [12])
Brennfleckgröße: groß (Brennflecknennwert: ≤ 1,3)
Belichtung: 60–65 kV bzw. 70–75 kV (untere Rippen)
  Automatik, mittlere Messkammer

Patientenvorbereitung
– Oberkörper freimachen
– Schmuck (Halskette, Ohrringe) abnehmen lassen
– Haar nach oben binden lassen

Lagerung

Der verletzte Rippenanteil wird jeweils filmnah gelagert:
– A. Patient steht/liegt mit dem Rücken (oder je nach Fragestellung
  mit der Brust) gerade zum Stativ
– Kopf zur gesunden Seite gedreht
– Arme entlang des Körpers unter leichter Innenrotation,
  etwas abspreizen (Hand in Hüfte aufsetzen)
– oberer Kassettenrand in Höhe 6. HWK (oberhalb Vertebra promi-
  nens) (bzw. unterer Kassettenrand 2 cm oberhalb Beckenkamm)
– B. gesunde Seite um 30–40° anheben, kranke Seite plattennah
  (Bauch- oder Rückenlage)
– Gonadenschutz (Bleihalbschürze)

Einstellung
– Strahlengang: senkrecht (ventrodorsal oder dorsoventral)
  zum Film
– Zentralstrahl auf Filmmitte
– Einblenden, Seitenbezeichnung
– Atemstillstand nach Inspiration

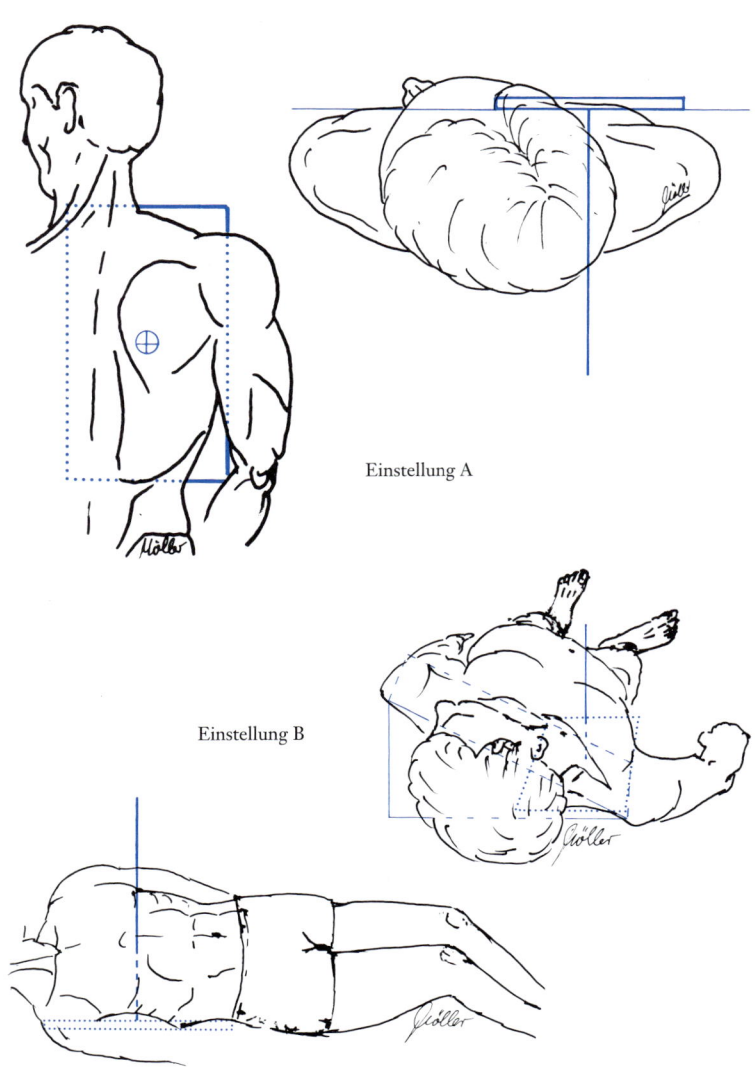

Einstellung A

Einstellung B

Variante

Zusatzaufnahmen der unteren Rippen:
- Filmformat: 24×30 cm, hoch
- Rückenlage, gesunde Seite um 45° anheben, Arme nach oben
- Unterer Kassettenrand 2 QF über Beckenkamm
- Atemstillstand in Exspiration (Zwerchfellhochstand: Belichtungskammer liegt im Bereich der Oberbauchorgane = gute Belichtung der unteren Rippen)

Tipps & Tricks

Schmerzende Stelle markieren.

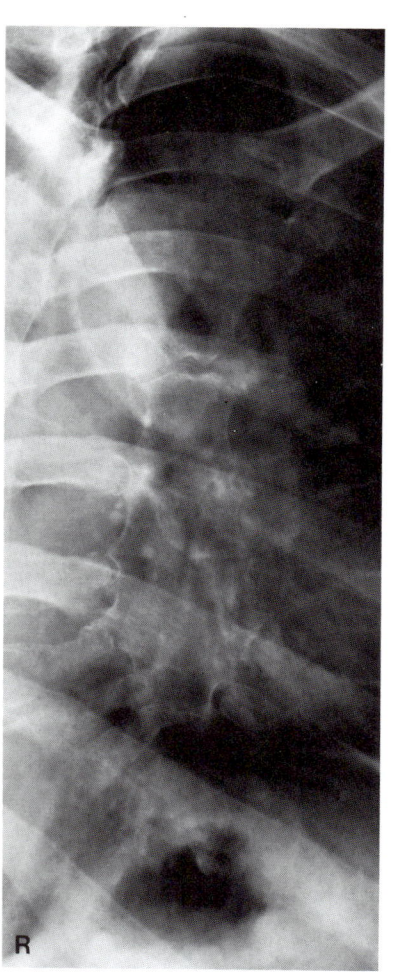

Kriterium der guten Aufnahme
Sternum ist frei projiziert (nicht von BWS oder Skapula überlagert)

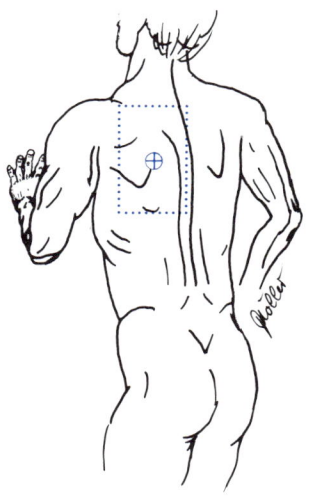

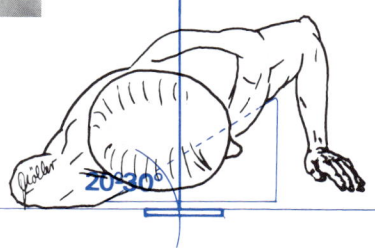

Aufnahmetechnik

Filmformat: 24×30 cm, hoch
Empfindlichkeitsklasse: 400 (200)
FFA: 115 cm
Streustrahlenraster: ja (Untertischaufnahme, r 8 [12])
Brennfleckgröße: groß (Brennflecknennwert: ≤ 1,3)
Freie Belichtung: 60–75 kV, Automatik, mittlere Messkammer

Patientenvorbereitung

- Oberkörper freimachen
- Schmuck (Halskette, Ohrringe) abnehmen lassen
- Haar nach oben binden lassen

Lagerung

- Bauchlage, rechte (linke) Seite ca. 15–30° anheben, bis Sternum aus dem BWS-Schatten, und mit der rechten (linken) Hand abstützen
- Mit Keilkissen unterpolstern
- Anderer Arm entlang des Körpers
- Oberer Kassettenrand 2 QF oberhalb der Fossa jugularis
- Gonadenschutz (Bleihalbschürze)

Einstellung

- Strahlengang: dorsoventral, senkrecht zum Film
- Zentralstrahl 3 QF rechts (links) der BWS (etwa in Höhe des medialen Skapularandes der angehobenen Seite) auf Filmmitte
- Einblenden, Seitenbezeichnung
- Atemstillstand nach Exspiration

Tipps & Tricks

Schmaler Patient = viel anheben.
Kräftiger Patient = wenig anheben.

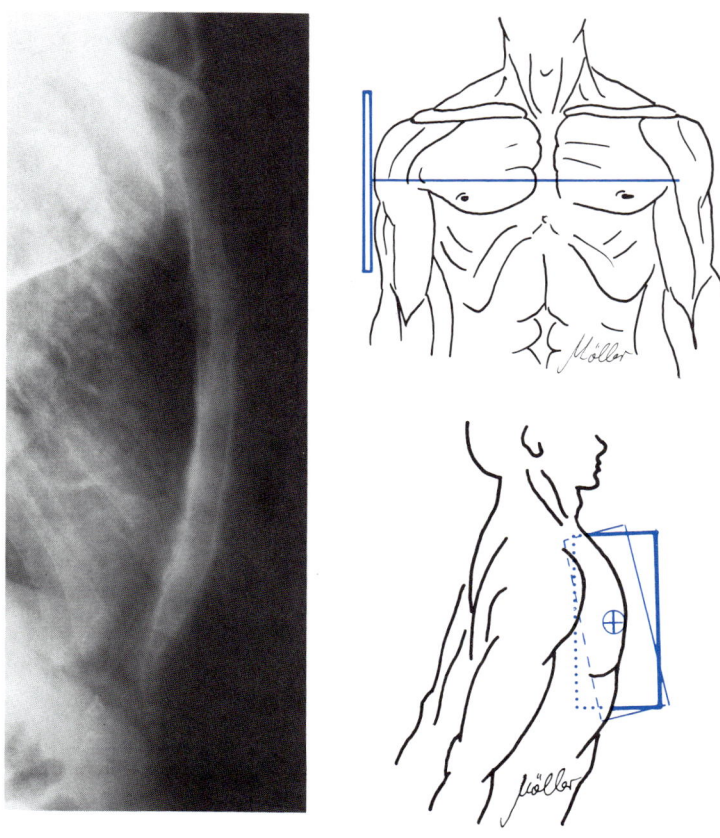

■ **Kriterium der guten Aufnahme**
Vollständige Abbildung des Sternums

Aufnahmetechnik

Filmformat: 24×30 cm (30×40 cm), hoch
Empfindlichkeitsklasse: 200 (400)
FFA: 115 cm
Streustrahlenraster: ja (Untertischaufnahme, r 8 [12])
Brennfleckgröße: klein (Brennflecknennwert: ≤ 1,3)
Belichtung: 60–75 kV, Automatik, mittlere Messkammer

Patientenvorbereitung

– Schmuck (Halskette) abnehmen lassen
– Oberkörper freimachen

Lagerung

– Patient steht streng seitlich mit der Schulter zum Stativ
– Arme nach hinten
– Brust vorstrecken
– Oberer Kassettenrand 3 cm oberhalb vom Jugulum
– Gonadenschutz

Einstellung

– Strahlengang: seitlich
– Zentralstrahl auf Brustbeinmitte und Kassettenmitte
  (ca. 3 cm dorsal der vorderen Hautgrenze)
– Einblenden (wenn möglich Kassette schrägstellen,
  um enger einzublenden)
– Atemstillstand in Inspiration

Variante

– Sternum seitlich im Liegen: Rückenlage, entweder Arme nach oben
  oder Körper im Rücken durch Kissen unterpolstern und Arme seitlich
  herunterhängen lassen
– Strahlenkranz auf Sternum legen, Kassetten seitlich anstellen

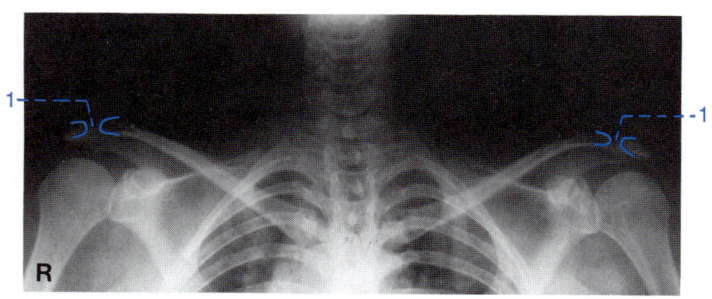

■ **Kriterium der guten Aufnahme**
Vollständige Abbildung beider Akromioklavikulargelenke (1)

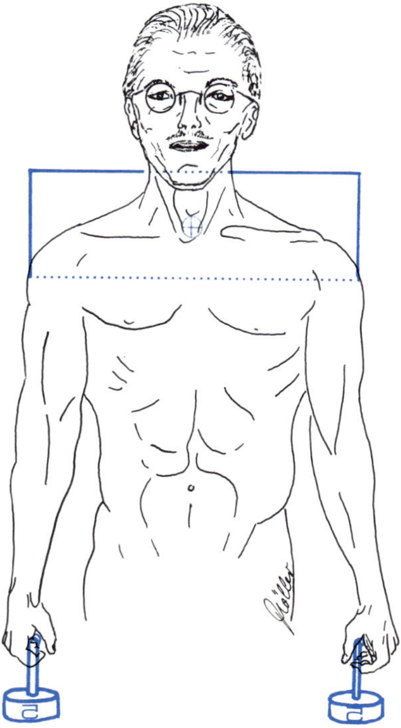

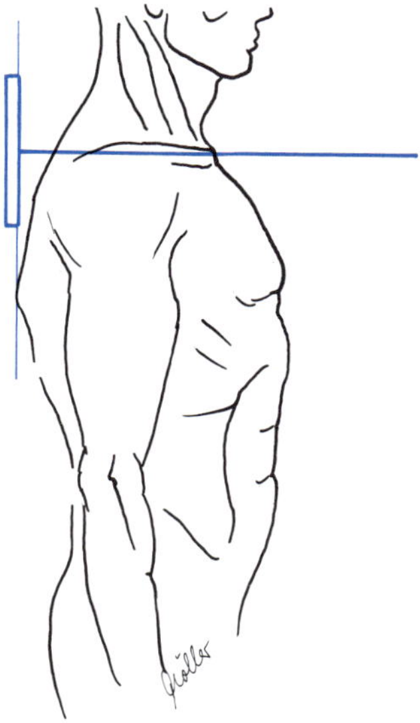

Aufnahmetechnik
Filmformat: 20×60 cm, quer (oder größeres Format, einblenden)
Empfindlichkeitsklasse: 400 (200)
FFA: 115 cm (bis 150 cm)
Streustrahlenraster: nein (Übertischaufnahme)
Brennfleckgröße: klein (Brennflecknennwert: ≤ 1,3)
Freie Belichtung: 60–75 kV, 10–16 mAs, …mAs, …mAs

Patientenvorbereitung
– Schmuck (Halskette, Ohrringe) abnehmen lassen
– Oberkörper freimachen

Lagerung

– Patient mit Rücken zum Stativ, Schulter nach hinten nehmen
  (Brust rausstrecken)
– Arme am Körper entlang hängend
– In beiden Händen ein Gewicht (ca. 5–10 kg)
– Oberer Kassettenrand 2 cm über Schulterhautgrenze
– Gonadenschutz (Bleischürze)

Einstellung
– Strahlengang: ventrodorsal, senkrecht zum Film
– Zentralstrahl auf Jugulum und Kassettenmitte; Querzentrierung
  (horizontal) verläuft durch beide Akromioklavikulargelenke
– Einblenden, Seitenbezeichnung, „Belastung beidseits 5 kg"
  auf Bild notieren
– Atemstillstand nach Exspiration

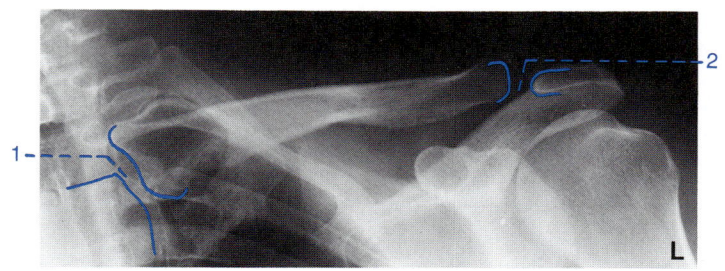

■ **Kriterium der guten Aufnahme**
Vollständige Abbildung der Klavikula einschließlich Sternoklaviku-
lar-(1) und Akromioklavikulargelenk (2)

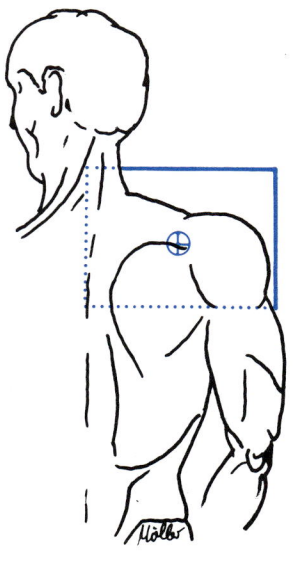 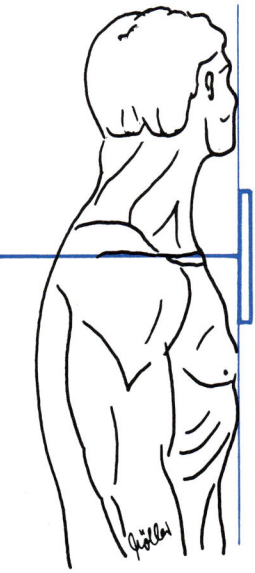

Aufnahmetechnik

Filmformat: 24×30 cm (18×24 cm), quer
Folie: 200 (400)
FFA: 115 cm
Streustrahlenraster: ja (r 8 [12])
Brennfleckgröße: klein (Brennflecknennwert: ≤ 1,3)
Belichtung: 60–75 kV, Automatik, mittlere Messkammer
   (freie Belichtung: 60–75 kV; 16–20 mAs, …mAs, …mAs)

Patientenvorbereitung

– Schmuck (Halskette, Ohrringe) abnehmen lassen
– Oberkörper freimachen

Lagerung

– Patient steht mit der Brust zum Stativ und legt das Schlüsselbein
  eng an (oder Rückenlage)
– Gesicht zur Gegenseite drehen
– Arm der zu untersuchenden Seite einwärtsgedreht
  (Handrücken zum Stativ)
– Oberer Kassettenrand 2 QF über Schulterhöhe
– Gonadenschutz (Bleischürze dorsal)

Einstellung

– Strahlengang: dorsoventral, senkrecht zum Film
– Zentralstrahl auf Schlüsselbeinmitte und Filmmitte
– Einblenden, Seitenbezeichnung
– Atemstillstand in Exspiration

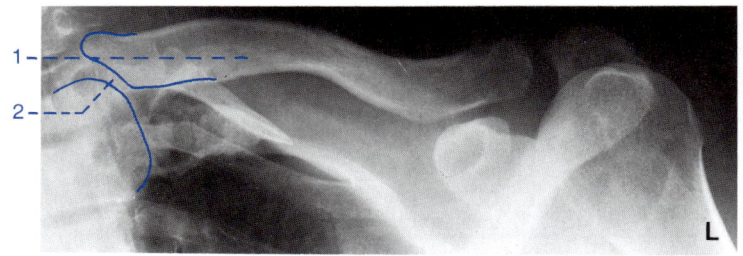

L

■ **Kriterium der guten Aufnahme**
- Vollständige Abbildung der Klavikula (1)
- mittlerer und lateraler Teil überlagerungsfrei (mit Ausnahme des Sternoklavikulargelenkes, 2)

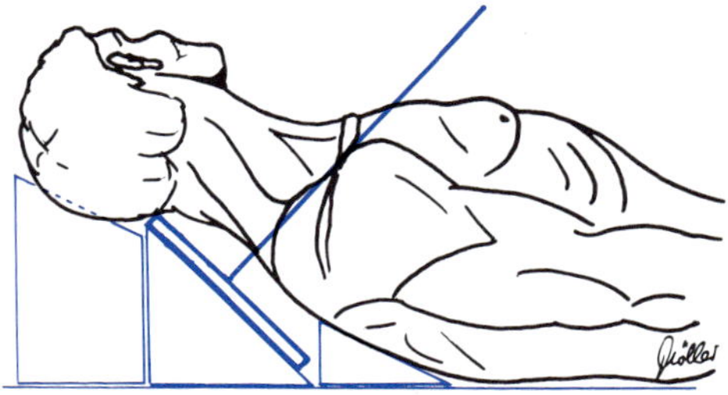

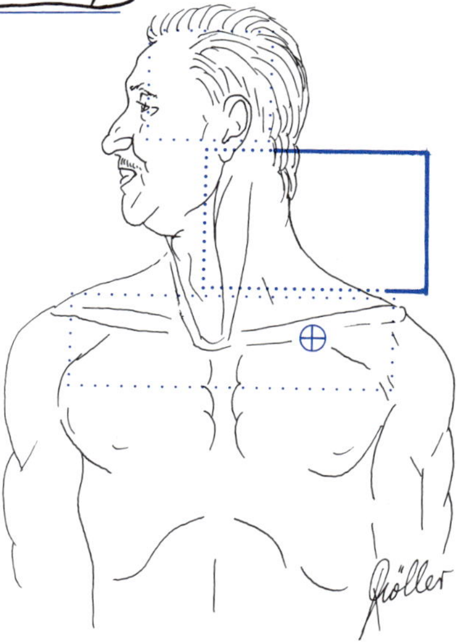

Aufnahmetechnik

Filmformat: 24×30 cm (18×24 cm), quer
Empfindlichkeitsklasse: 200(400)
FFA: 105 cm
Streustrahlenraster: nein (Übertischaufnahme)
Brennfleckgröße: klein (Brennflecknennwert: $\leq$ 1,3)
Freie Belichtung: 60(−75) kV; 10 mAs, …mAs, …mAs

Patientenvorbereitung

– Schmuck (Halskette, Ohrringe) abnehmen lassen
– Oberkörper freimachen

Lagerung

– Rückenlage, Arme am Körper entlang, Kopf zur Gegenseite
  gedreht
– Schulter und Kopf etwas anheben und unterpolstern
– Kassette entlang der Schulterrückseite ca. 45° schräg zur Tischplatte anstellen (mittels Keilkissen fixieren, evtl. zusätzlich Sandsack)
– Gonadenschutz (Bleischürze)

Einstellung

– Strahlengang: 45° kranial gekippt (schräg von ventrokaudal nach
  dorsokranial) und damit senkrecht zum Film
– Zentralstrahl auf Klavikulamitte und Filmmitte
– Einblenden, Seitenbezeichnung
– Atemstillstand nach Exspiration

Variante

– Patient in Rückenlage (oder steht mit dem Rücken am Raster-
  wandstativ)
– Gesunde Schulter leicht anheben (unterpolstern),
  bis Klavikula parallel zur Kassette liegt
– Hand der zu untersuchenden Seite in Supination
– Strahlengang: 30° kaudokranial
– Zentralstrahl: auf Klavikulamitte und Filmmitte
– Belichtung: 55 kV, Automatik, mittlere Messkammer

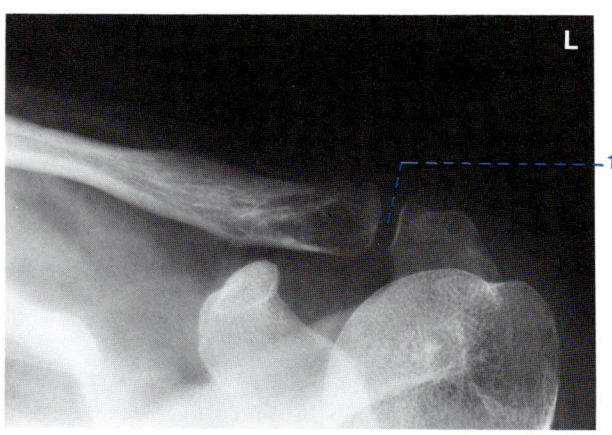

■ **Kriterium der guten Aufnahme**
Überlagerungsfreie Abbildung des Akromioklavikulargelenkes (1)

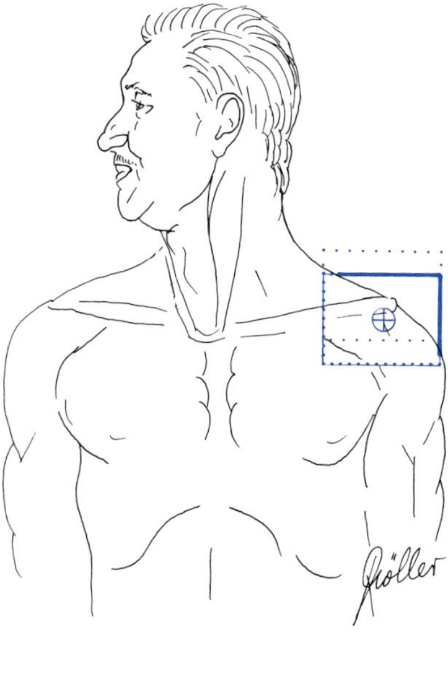

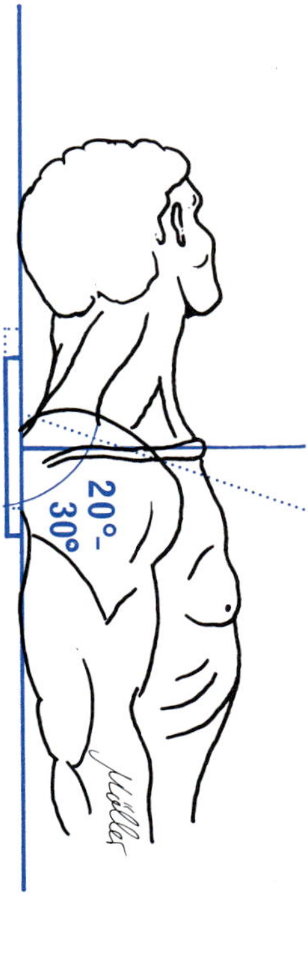

Aufnahmetechnik
Filmformat: 18×24 cm (13×18 cm), quer
Empfindlichkeitsklasse: 200(400)
FFA: 115 (105) cm
Streustrahlenraster: ja (nein), Untertisch-(Übertisch-)Aufnahme
Brennfleckgröße: klein (Brennflecknennwert: ≤ 1,3)
Belichtung: 60(–75) kV, Automatik, mittlere Messkammer
    (freie Belichtung: 60(–75) kV; 10 mAs, … mAs, … mAs)

Patientenvorbereitung
– Schmuck (Halskette) abnehmen lassen
– Oberkörper freimachen

Lagerung

– Patient sitzend oder liegend mit Rücken zum Film
– Arme am Körper entlang, Handfläche nach vorne
– Oberer Kassettenrand 2 cm über Schulterhautgrenze bei senkrech-
  tem Strahlengang (bei Röhrenkippung entsprechend mehr)
– Gonadenschutz (Bleischürze)

Einstellung
– Strahlengang: ventrodorsal, senkrecht zum Film
  (evtl. 20–35° kaudokranial)
– Zentralstrahl auf das Akromioklavikulargelenk
– Einblenden, Seitenbezeichnung
– Atemstillstand nach Exspiration

Tipps & Tricks
– Diese Aufnahme wird auch als dritte Aufnahme des Schweden-
  status s. Schulter, S. 99 angefertigt.
– Wenn vorhanden, Ausgleichsfilter einsetzen.

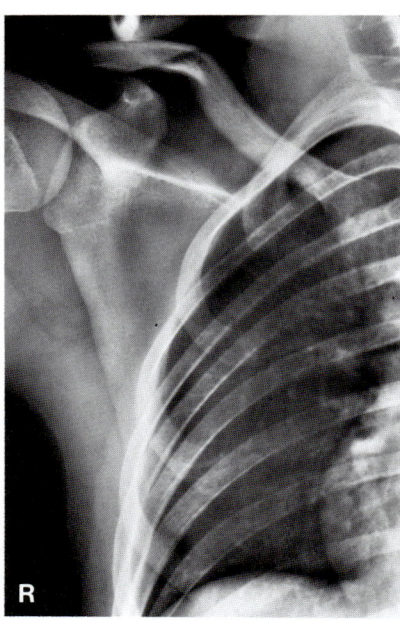

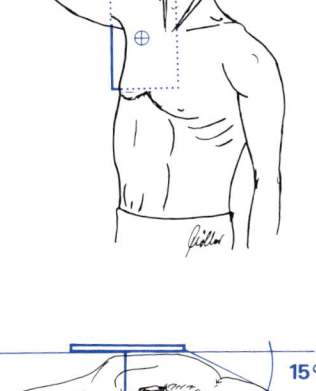

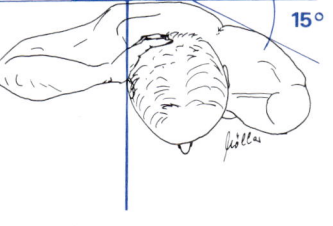

■ **Kriterium der guten Aufnahme**
Vollständige Abbildung der Skapula,
lateraler Anteil ist nicht von den
Rippen überlagert

Einstellung A

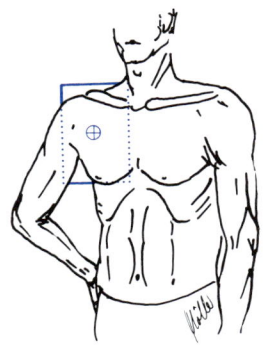

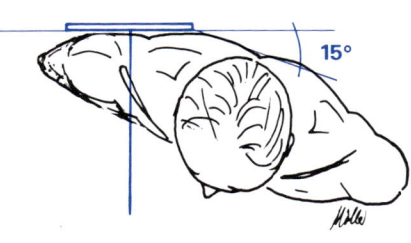

Einstellung B

Aufnahmetechnik
Filmformat: 24×30 cm, hoch
Empfindlichkeitsklasse: 200–400
FFA: 115 cm
Streustrahlenraster: ja (Rasterwandstativ, r 8 [12])
Brennfleckgröße: klein (Brennflecknennwert: ≤ 1,3)
Belichtung: 60–75 kV, Automatik, mittlere Messkammer

Patientenvorbereitung
– Schmuck (Halskette, Ohrringe) abnehmen lassen
– Oberkörper freimachen

Lagerung
– Patient mit dem Rücken mit flach anliegendem Schulterblatt am Stativ
– Nicht abzubildende Seite 15° anheben (Skapula parallel zum Film)
– Kinn angehoben, Kopf zur Gegenseite drehen
– Gleichseitige Hand auf den Kopf gelegt (A) oder in die Hüfte gestemmt (Abduktion des Armes, B)
– Oberer Kassettenrand in Höhe Schulterhautgrenze
– Gonadenschutz (kleine Bleischürze)

Einstellung
– Strahlengang: ventrodorsal, senkrecht zum Film
– Zentralstrahl auf Schulterblattmitte und Filmmitte
– Einblenden, Seitenbezeichnung
– Atemstillstand in Exspiration

Tipps & Tricks
Schulterblattmitte liegt 4 QF unter der Klavikula und 1 QF seitlich der Mamillarlinie

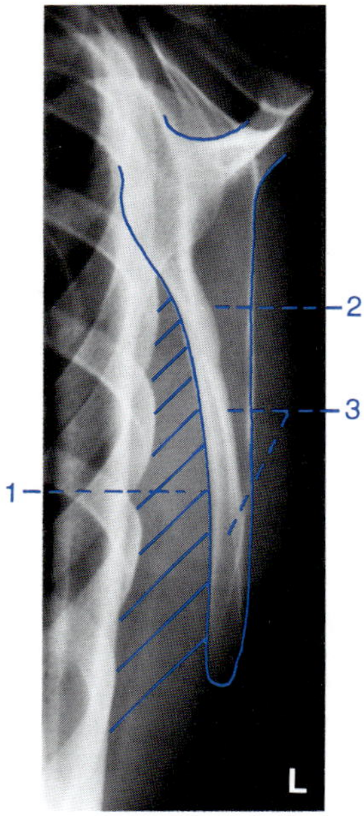

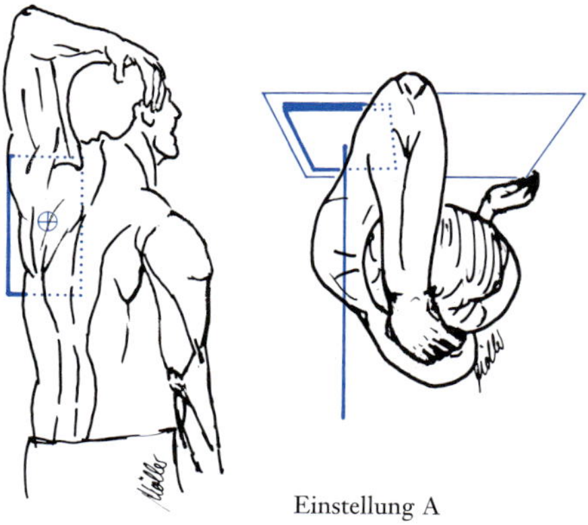

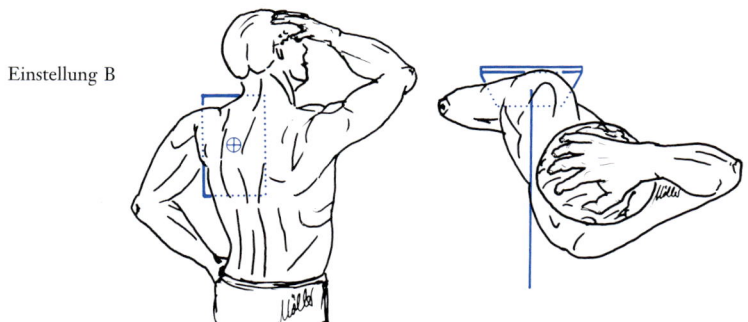

Einstellung A

■ **Kriterium der guten Aufnahme**
– Freier Durchblick zwischen Rippen und Schulterblatt (1)
– vollständige Abbildung der Skapula (2)
– lateraler und medialer Skapularand decken sich (3)

Einstellung B

Aufnahmetechnik

Filmformat: 24×30 cm, hoch
Empfindlichkeitsklasse: 200 (400)
FFA: 115 cm
Streustrahlenraster: ja (Untertischaufnahme, r 8 [12])
Brennfleckgröße: klein (Brennflecknennwert: ≤ 1,3)
Belichtung: 60–75 kV, Automatik, mittlere Messkammer

Patientenvorbereitung

- Schmuck (Halskette, Ohrringe) abnehmen lassen
- Oberkörper freimachen

Lagerung

- Patient mit entsprechender Schulter seitlich am Stativ
- Gleichseitige Hand auf den Kopf gelegt (A) oder in die Hüfte gestemmt (B) (Abduktion des Armes), andere Schulter leicht nach vorne (Arm der nicht zu untersuchenden Seite dabei leicht nach vorne nehmen lassen) bis sich medialer und lateraler Skapularand der aufzunehmenden Seite übereinanderprojizieren (Tastkontrolle!)
- Unterer Kassettenrand 2–5 cm unter Schulterblattwinkel
- Gonadenschutz (kleine Bleischürze seitlich)

Einstellung

- Strahlengang: tangential zum Schulterblatt (leicht schräg seitlich, senkrecht zum Film)
- Zentralstrahl: auf Schulterblattmitte (etwa Achselhöhlenmitte) und Filmmitte
- Einblenden, Seitenbezeichnung
- Atemstillstand

Variante

Schulterblatt schräg nach Neer, Larché (für verletzte Patienten):
- Rückenlage (bzw. Rücken zum Stativ), aufzunehmende Seite um 45° angehoben, Oberarm angelegt, Unterarm abgewinkelt auf Bauch
- Strahlengang schräg ventrodorsal, senkrecht zur Kassette
- Zentralstrahl durch den Oberarm auf Spalt zwischen Rippen und Schulterblatt in Höhe der Achselfalte auf Kassettenmitte

1 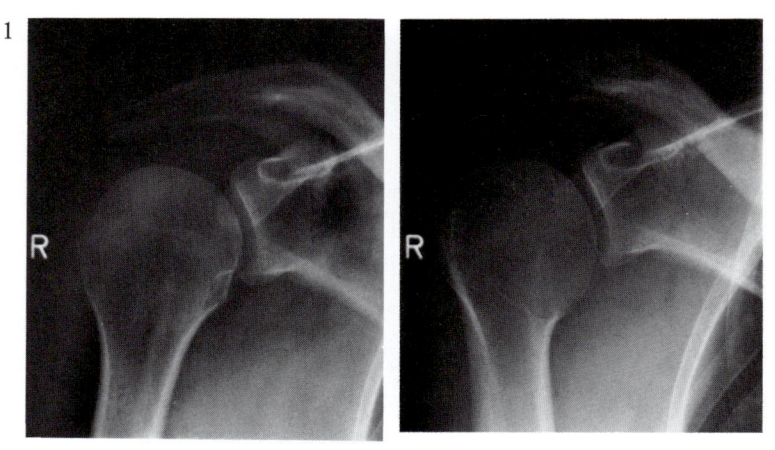 2

3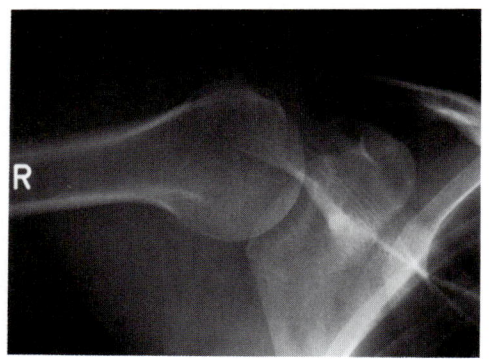

■ **Kriterium der guten Aufnahme**
Vollständige, überlagerungsfreie Abbildung des Oberarmkopfes und
des Gelenkes

Aufnahmetechnik
Filmformat: 18×24 cm, quer (oder 24×30 cm, hoch)
Empfindlichkeitsklasse: 200 (400)
FFA: 115 cm
Streustrahlenraster: ja (Untertischaufnahme, r 8 [12])
Brennfleckgröße: klein (Brennflecknennwert: ≤ 1,3)
Belichtung: 60–75 kV, Automatik, mittlere Messkammer

Patientenvorbereitung
– Schmuck (Halskette, Ohrringe) abnehmen lassen
– Oberkörper freimachen

Lagerung

Einstellung 1 und 2
– Patient mit flach anliegendem Schulterblatt am Stativ, der Rücken
  wird dabei mit der Gegenseite um 45° vom Stativ weggedreht
– Gleichseitiger Oberarm angelegt, Ellenbogen um 90° gebeugt
– Innenrotation (1): Unterarm nach innen (auf Bauch)
– Außenrotation (2): Unterarm nach außen (evtl. am Stativ festhal-
  ten)
Einstellung 3
– Abduktion (3): Rücken flach anliegend (nicht abgedreht), Oberarm
  90° angehoben, Unterarm 90° nach oben, Handfläche seitlich nach
  vorne (hält sich z. B. am Infusionsständer fest)
– Oberer Kassettenrand 2 cm über Schulterhautgrenze
– Ausgleichsfilter bei Aufnahme 1 und 2
– Gonadenschutz (Bleischürze)

Einstellung
– Strahlengang: bei 1 und 2: schräg ventrodorsal,
  15–20° kraniokaudal
– Bei 3 ventrodorsal, senkrecht auf Kassettenmitte
– Zentralstrahl für 1 und 2 auf Oberarmkopfmitte und Filmmitte
  für 3 senkrecht auf Gelenkspalt
– Einblenden, Seitenbezeichnung
– Atemstillstand in Exspiration

(Fortsetzung auf S. 100, 101)

Tipps & Tricks
- Oberarmkopfmitte = 3 QF unter der Klavikula.
- Evtl. Haltegriff (Infusionsständer) verwenden.

Strahlengang für
Einstellungen 1 und 2
(für Einstellung 3 =
senkrecht = gepunktete
Linie)

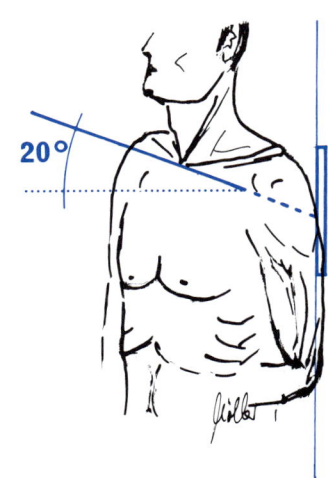

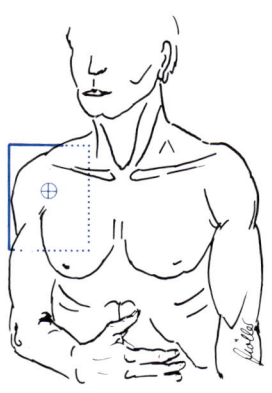

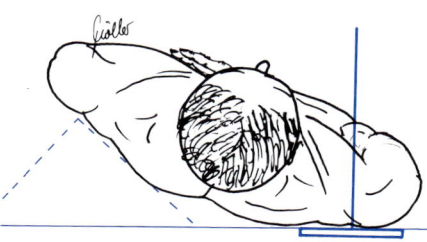

Einstellung 1

Einstellung 2

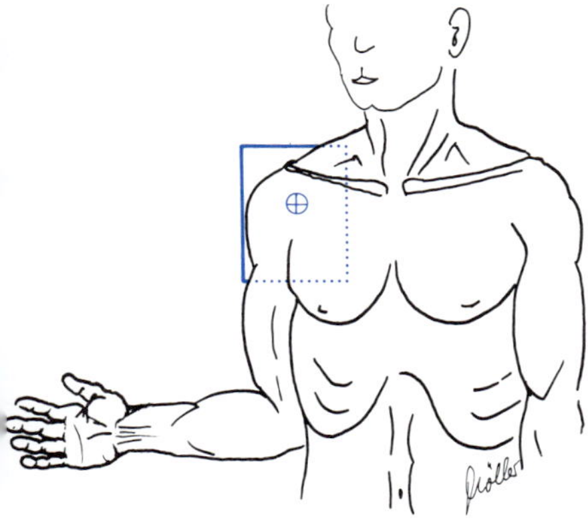

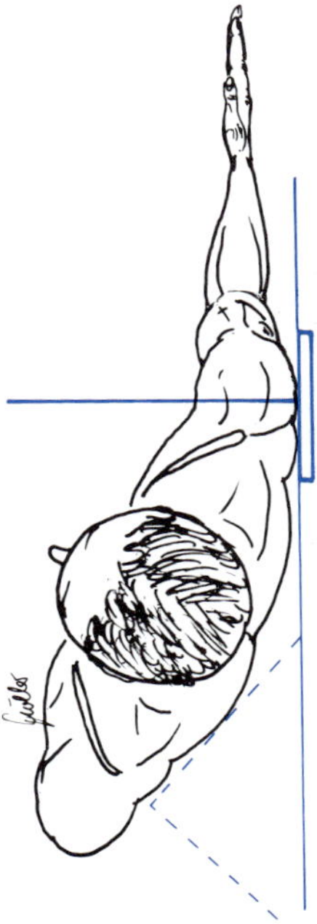

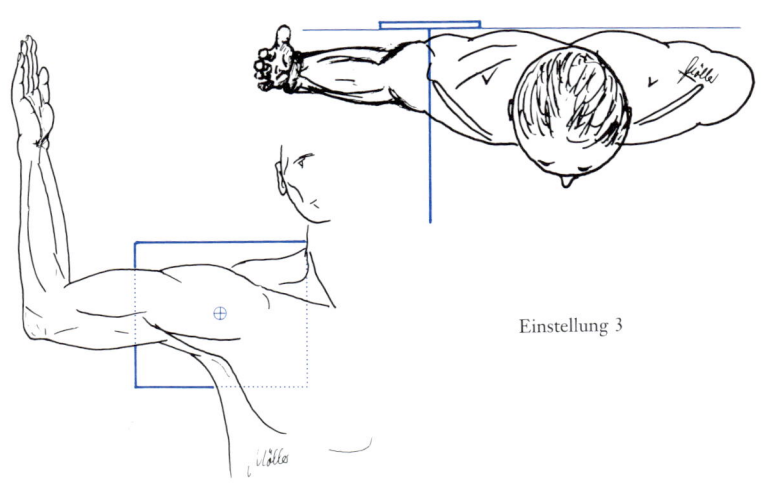

Einstellung 3

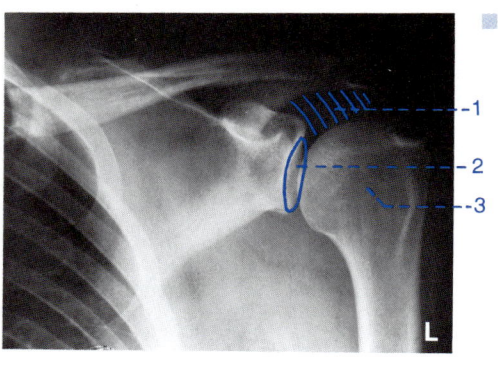

Kriterium der guten Aufnahme

– Vollständige, überlagerungsfreie Abbildung des Oberarmkopfes und des Gelenkes (2)
– Cavitas glenoidalis ist strichförmig bis schmal oval (3)
– Subakromialraum gut einsehbar (1)

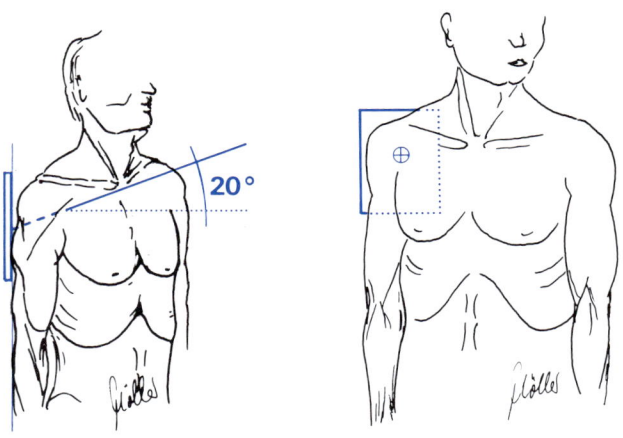

20°

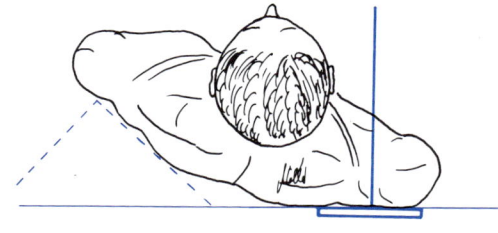

Aufnahmetechnik

Filmformat: 18×24 cm, hoch
Empfindlichkeitsklasse: 200 (400)
FFA: 115 cm
Streustrahlenraster: ja (Untertischaufnahme, r 8 [12])
Brennfleckgröße: klein (Brennflecknennwert: ≤ 1,3)
Belichtung: 60–75 kV, Automatik, mittlere Messkammer

Patientenvorbereitung

– Oberkörper freimachen, Schmuck abnehmen lassen

Lagerung

– Schulterblatt flach am Stativ anliegend Gegenseite bis zu 45° vom
  Stativ weggedreht (evtl. Schaumstoffkeil unterlegen)
– Oberarm angelegt, Arm hängt nach unten, Hand in Supination
– Kopf zur Gegenseite drehen lassen (Strahlenschutz)
– Oberer Kassettenrand 2 cm über Schulterhautgrenze
– Evtl. Schulterfilter
– Gonadenschutz (Bleischürze)

Einstellung

– Strahlengang: schräg ventrodorsal (evtl. 20° kraniokaudal,
  aber nicht bei Frage nach Fraktur oder Luxation)
– Zentralstrahl senkrecht auf Gelenkspalt und Filmmitte
– Einblenden, Seitenbezeichnung
– Atemstillstand nach Exspiration

Varianten

Schulter in 2 Ebenen
– Arm senkrecht anheben (über Kopf), sonst wie oben
  (s. auch Schulter axial, S. 105)
Schulterpfannenprofil (nach Bernageau)
– Zu untersuchende Schulter seitlich am Stativ,
– Arm maximal abduziert, Unterarm über Kopf, Gegenseite ca. 20–30°
  nach vorn weggedreht
– Strahlengang: seitlich, 25–30° kraniokaudal
– Zentralstrahl 2 cm unterhalb der Hautfalte bzw. des Akromionendes
  und 2 cm in Richtung Wirbelsäule und auf Kassettenmitte
Grashey-Aufnahme (Processus lateralis scapulae)
– Aufzunehmender Arm in Innenrotation, Strahlengang senkrecht
  zum Film, sonst wie oben

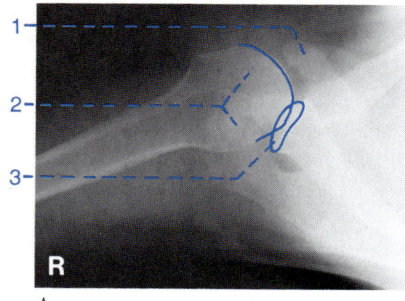

A

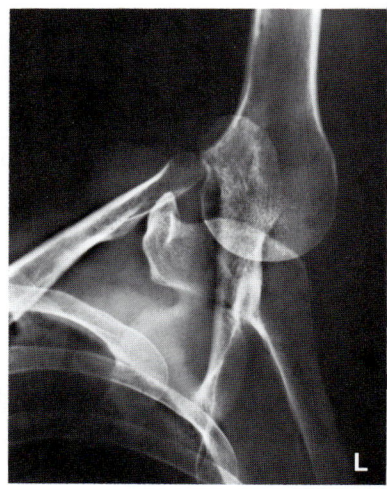

C

■ **Kriterium der guten Aufnahme**
  – Gelenkflächen (gestrichelt)
    und Gelenkspalt gut dargestellt
  – Processus coracoideus über-
    lagerungsfrei dargestellt (1)
  – Akromioklavikulargelenk
    projiziert sich auf den Ober-
    arm (2)
  – unterer Gelenkpfannenrand
    stellt sich frei dar (3)

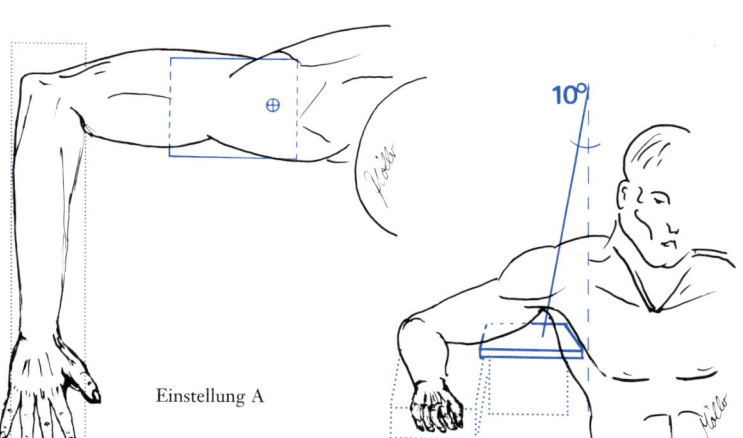

Einstellung A

10°

Aufnahmetechnik

Filmformat: 18×24 cm, hoch
Empfindlichkeitsklasse: 200 (400)
FFA: 105 cm
Streustrahlenraster: nein (Übertischaufnahme)
Brennfleckgröße: klein (Brennflecknennwert: ≤ 1,3)
Belichtung: 65–70 kV; …mAs, …mAs, …mAs
    oder (bei Einstellung C) Belichtungsautomatik, mittlere Messkammer

Patientenvorbereitung

- Schmuck (Halskette, Ohrringe) abnehmen lassen
- Oberkörper freimachen

Lagerung

- A. Patient sitzt seitlich am Tisch, Oberarm ca. 45° abduziert, Unterarm bei 90° gebeugtem Ellenbogen liegt dem Tisch auf (evtl. Kassette unterpolstern), Unterarm in Pronation tischparallel
- B. Patient in Rückenlage, Oberarm und Schulter unterpolstert, Oberarm vom Körper 90° abduziert, Unterarm (evtl. auf Holzbrett erhöht) in Supination (Handfläche nach oben)
  Kassette wird an der radialen Seite der Schulter (quasi von kopfwärts) angestellt und mit Sandsäcken fixiert
  Kopf stark zur Gegenseite neigen
- C. Patient mit Rücken zum Stativ, Oberarm der aufzunehmenden Seite senkrecht anheben und den um 90° im Ellenbogen gebeugten Unterarm über den Kopf nehmen
  Kopf zur Gegenseite neigen
- Gonadenschutz (Bleischürze)

Einstellung

- Strahlengang:
  A. schräg, 5–10° von kranial-medial nach kaudal-lateral
  B. schräg, 5–10° von kaudal-lateral nach kranial-medial
  C. senkrecht ventrodorsal
- Zentralstrahl auf Gelenkspalt- und Filmmitte
- Einblenden, Seitenbezeichnung
- Atemstillstand nach Exspiration

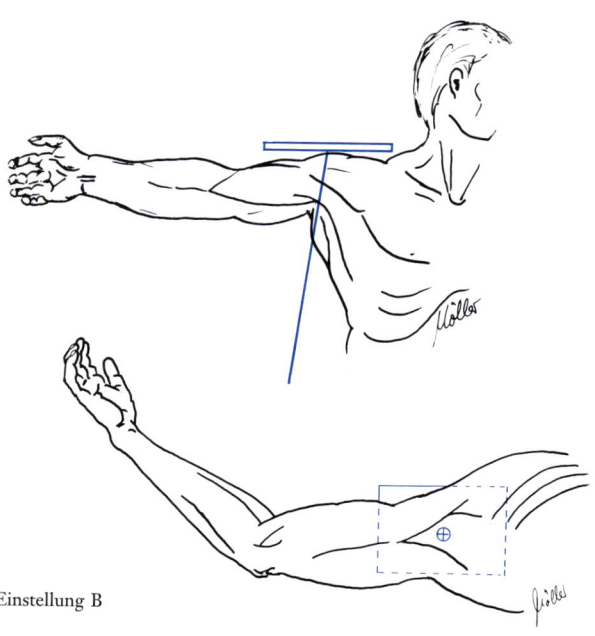

Einstellung B

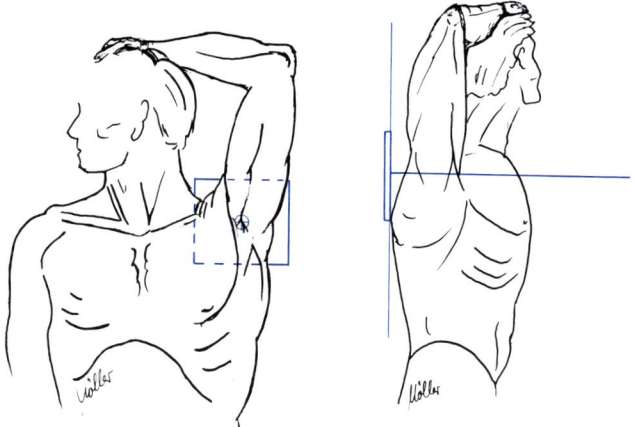

Einstellung C

Aufnahmetechnik

Filmformat: 18×24 cm, quer
Empfindlichkeitsklasse: 200 (400)
FFA: 105 cm
Streustrahlenraster: nein (Übertischaufnahme)
Brennfleckgröße: klein (Brennflecknennwert: ≤ 1,3)
Freie Belichtung: 50–55 kV; 10 mAs, …mAs, …mAs

Patientenvorbereitung

– Schmuck (Halskette, Ohrringe), abnehmen lassen
– Oberkörper freimachen

Lagerung

Hermodsson
– Rückenlage, Hand der zu untersuchenden Seite auf gegenseitiger
  Schulter
– Kassette senkrecht zum Tisch hinter der Schulter, parallel zur Kla-
  vikula (laterale Kassettenseite ca. 20° nach oben verschoben)
Johner
– Rückenlage, Oberarm der zu untersuchenden Seite angelegt,
  Unterarm 90° abgewinkelt auf Bauch
– Kassette auf Tisch hinter Schulter, senkrecht zum Zentralstrahl
– Kopf zur Gegenseite drehen lassen (Strahlenschutz)
– Gonadenschutz (große Bleischürze)

Einstellung

1 (Hermodsson)
– Strahlengang: parallel zum Tisch, 20° lateromedial
– Zentralstrahl senkrecht zur Kassette auf Oberarmkopfmitte
  und Kassettenmitte
2 (Johner)
– Strahlengang: schräg horizontal, 20° von außen nach innen und 20°
  von unten nach oben zur Achse des gleichseitigen Oberarmes
  (von laterodorsal nach mediokranial)
– Zentralstrahl senkrecht auf Kassettenmitte
– Einblenden, Seitenbezeichnung
– Atemstillstand nach Exspiration

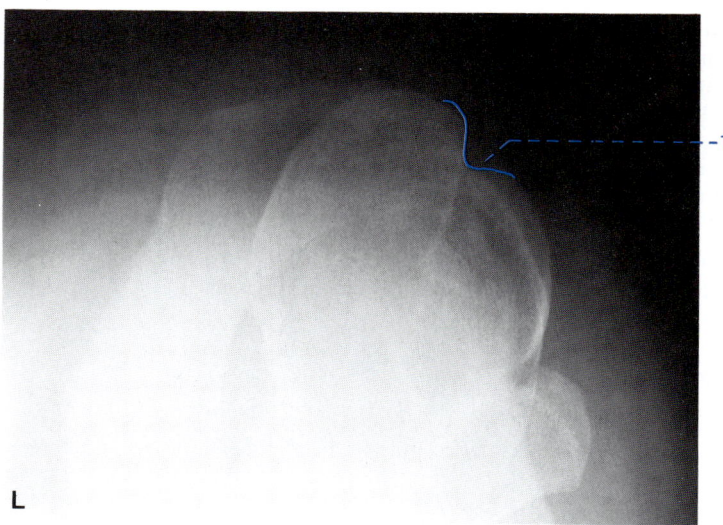

L

■ **Kriterium der guten Aufnahme**
Überlagerungsfreie Abbildung des Sulcus bicipitis (1)

Varianten

West-Point-Aufnahme

- Bauchlage, Oberkörper breit unterpolstert, zu untersuchender Arm hängt senkrecht herunter
- Kassette senkrecht zum Tisch hinter Schulter aufgestellt
- Strahlengang: schräg von kaudal, 25° von dorsal nach ventral und 25° von lateral nach medial
- Zentralstrahl auf Gelenkspalt und Kassettenmitte

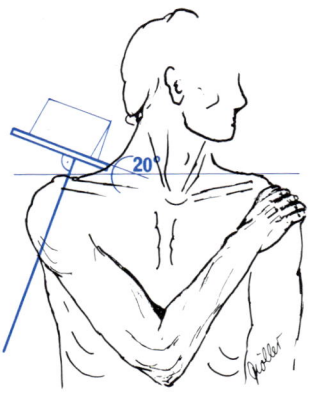

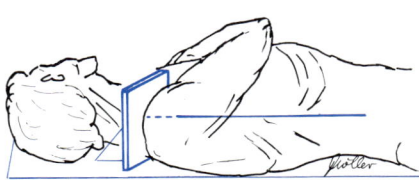

Einstellung 1 (Hermodsson)

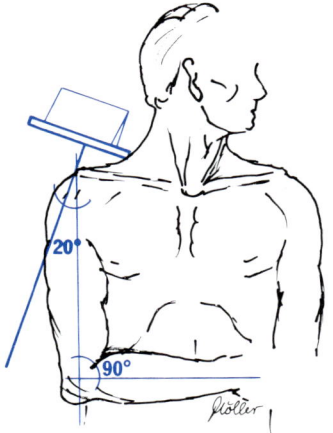

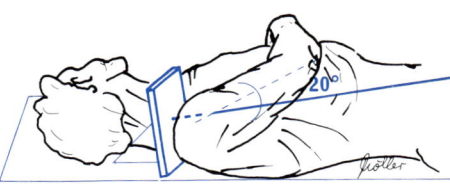

Einstellung 2 (Johner)

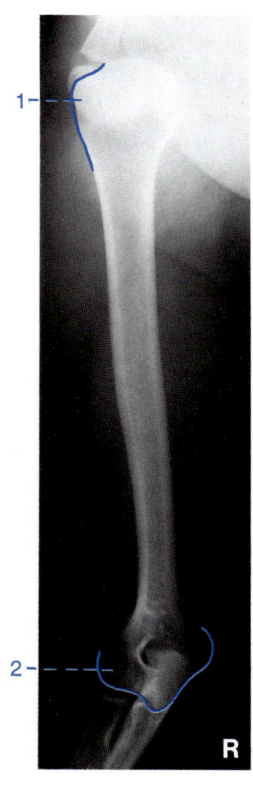

Kriterium der guten Aufnahme

- Vollständige Abbildung des Oberarmes möglichst mit beiden Gelenken
- Trochlea humeri a.-p. (2)
- Tuberculum majus ist seitlich randständig (1)

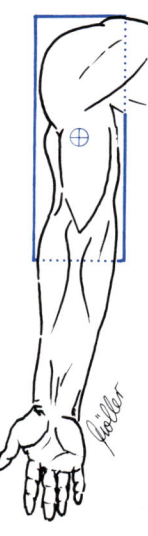

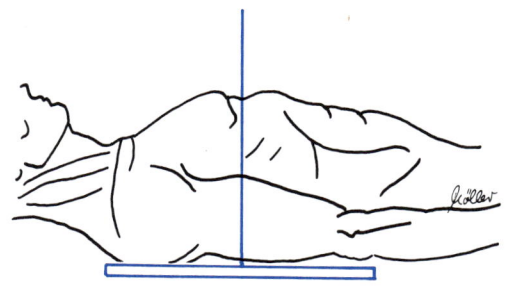

Aufnahmetechnik
Filmformat: 18×43 cm (20×40 cm), hoch
Empfindlichkeitsklasse: 200–400, Ausgleichsfolie +/–
FFA: 115 cm (105 cm)
Streustrahlenraster: ja/nein (Unter-/Übertischaufnahme)
Brennfleckgröße: klein (Brennflecknennwert: $\leq$ 1,3)
Belichtung: 60–75 kV, Automatik, mittlere Messkammer
(oder freie Belichtung: 60–75 kV; 20 mAs, …mAs, …mAs)

Patientenvorbereitung
– Schmuck (Halskette, Ohrringe) abnehmen lassen
– Oberkörper freimachen

Lagerung

– Patient mit Rücken am Stativ (auf Bucky-Tisch)
– Oberarmrückseite flach anliegend (evtl. gesunde Seite etwas nach vorne drehen bzw. anheben)
– Arm vom Körper leicht abgespreizt, aber entlang des Filmes
– Hand in Supination (Handfläche nach vorne = Außenrotation)
– Oberer Kassettenrand 2 cm über Schulterhautgrenze
– Kopf zur Gegenseite drehen
– Gonadenschutz (Bleischürze)

Einstellung
– Strahlengang: ventrodorsal, senkrecht zum Film
– Zentralstrahl auf Oberarmmitte und Filmmitte
– Einblenden, Seitenbezeichnung
– Atemstillstand

Tipps & Tricks
Bei stark schmerzhafter Außenrotation gesamten Körper mit gesunder Seite entsprechend nach vorne drehen (bzw. anheben), bis Oberarm flach anliegt.

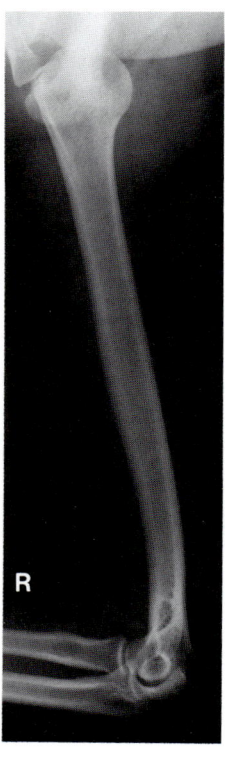

■ **Kriterium der guten Aufnahme**
Vollständige Abbildung des Oberarmes mit mindestens einem Gelenk (möglichst mit beiden Gelenken), Ellenbogengelenk streng seitlich

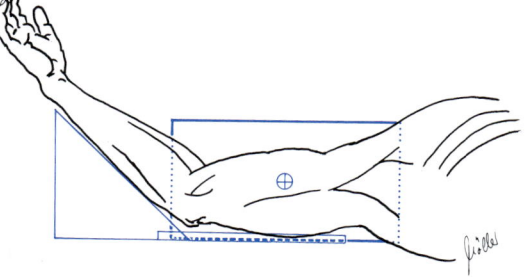

Einstellung A

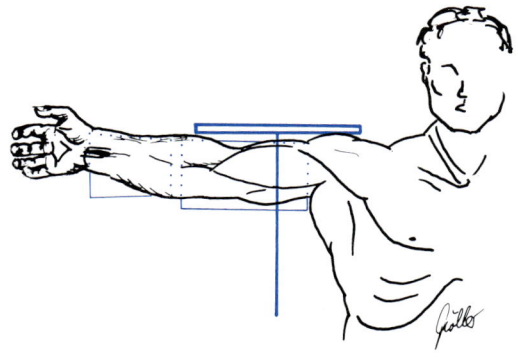

Aufnahmetechnik

Filmformat: 18×43 cm, quer
Empfindlichkeitsklasse: 200 oder 400, Ausgleichsfolie +/–
FFA: 115 (105) cm
Streustrahlenraster: ja (nein)
Brennfleckgröße: klein (Brennflecknennwert: ≤ 1,3)
Belichtung: 60–75 kV, Automatik, mittlere Messkammer
   (freie Belichtung, 66 kV; 20 mAs, …mAs, …mAs)

Patientenvorbereitung

– Schmuck (Halskette, Ohrringe) abnehmen lassen
– Oberkörper freimachen

Lagerung

– A. Patient in Rückenlage, Oberarm vom Körper 90° abduziert, Unterarm (auf Holzbrett erhöht) in Supination (Handfläche nach oben). Kassette wird an der radialen Seite des Oberarmes (quasi von kopfwärts) angestellt und mit Sandsäcken fixiert
– B. Patient sitzt seitlich am Tisch, Oberarm 90° abduziert, Unterarm bei 90° gebeugtem Ellenbogen liegt auf gleicher Höhe wie Oberarm dem Tisch auf (evtl. unterpolstern), Hand gerade nach vorn
– C. Patient mit Rücken zum Stativ (gesunde Seite evtl. etwas anheben), Oberarm 90° abduzieren und außenrotieren (Unterarm bei 90° gebeugtem Ellenbogen anheben und am Stativ mit Dorsalseite anlegen)
– Kopf zur Gegenseite drehen
– Gonadenschutz (große Bleischürze)

Einstellung

– Strahlengang: seitlich (mediodorsal), senkrecht zum Film
  (bei A von vorne, bei B von unten, bei C von oben)
– Zentralstrahl auf Oberarmmitte und Filmmitte
– Einblenden, Seitenbezeichnung
– Atemstillstand nach Exspiration

Einstellung B

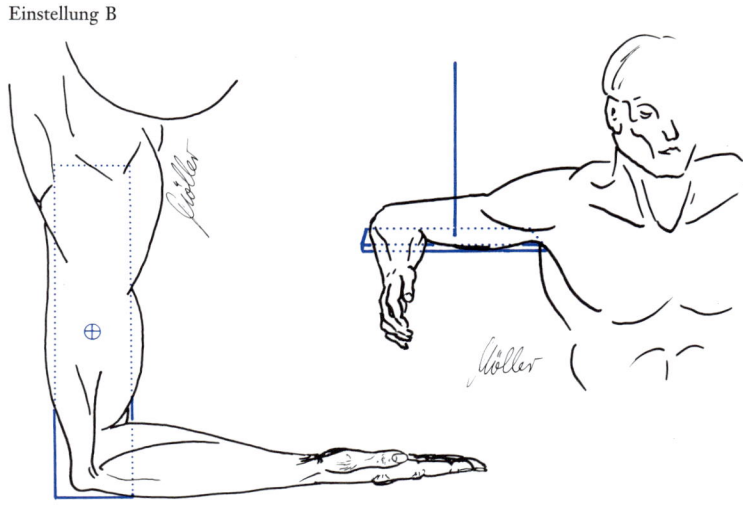

Einstellung C

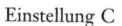

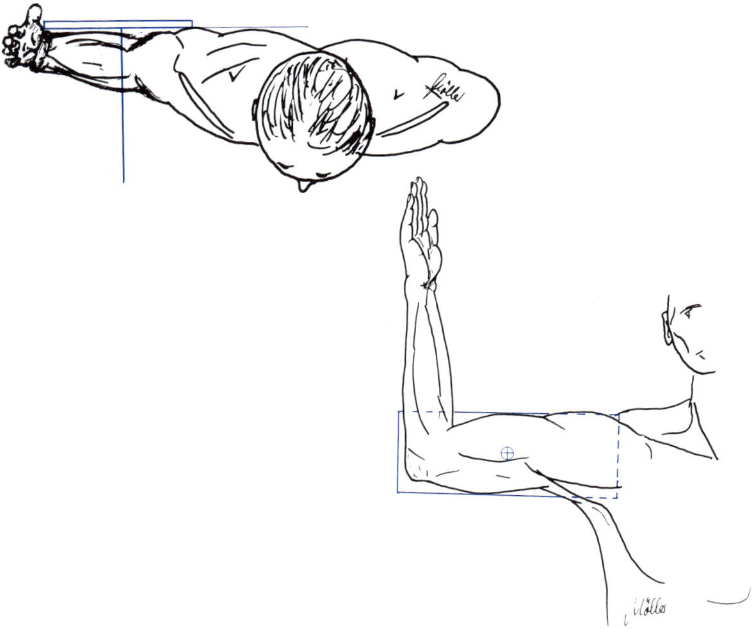

Variante

Wenn Patient Oberarm nicht abduzieren kann:
- Patient in Rückenlage, Oberkörper erhöht lagern (langer Schaum-
  stoffkeil), Arm entlang des Körpers, Hand in Supination
- Kassette zwischen Thoraxwand und Oberarminnenseite aufstellen und
  soweit wie möglich in die Achselhöhle schieben
- Strahlengang von lateral, sonst wie oben

Tipps & Tricks
- Evtl. Infusionsständer als Handgriff verwenden.
- Wenn keine Ausgleichsfolie vorhanden, Reismehlsack oder Keil-
  filter verwenden.

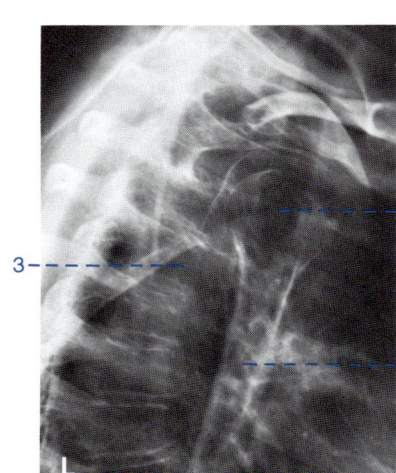

Kriterium der guten Aufnahme

Abbildung des Oberarmkopfes (1) und Oberarmes (2) (durch geringe Rückwärtsdrehung der gesunden Seite) zwischen Wirbelsäule (3) und Sternum

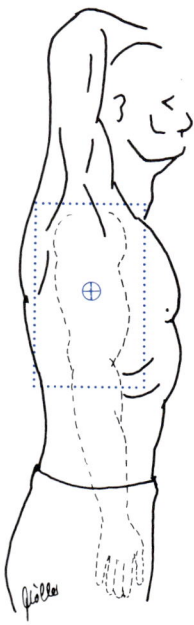

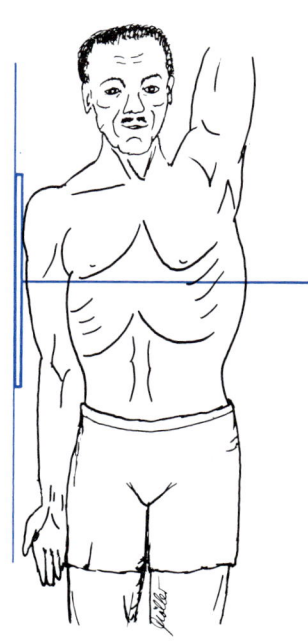

Aufnahmetechnik
Filmformat: 24×30 cm, hoch
Empfindlichkeitsklasse: 200–400
FFA: 115 cm
Streustrahlenraster: ja (Untertischaufnahme)
Brennfleckgröße: groß (Brennflecknennwert: ≤ 1,3)
Belichtung: 83 kV, Automatik, mittlere Messkammer

Patientenvorbereitung
– Schmuck (Halskette, Ohrringe), abnehmen lassen
– Oberkörper freimachen

Lagerung

– Patient stehend seitlich, kranke Schulter zum Stativ
– Gleichseitiger Arm hängend, Hand in Supination
– Gegenseitiger Arm über den Kopf gehoben
– Gesunde Schulter etwas nach rückwärts gedreht
– Oberer Kassettenrand 2 cm über Schulterhautgrenze
– Gonadenschutz (kleine Bleischürze)

Einstellung
– Strahlengang: seitlich, senkrecht zum Film
– Zentralstrahl auf den zu untersuchenden Oberarmkopf (Mitte zwischen Achselhöhle und Brustwarze der gesunden Seite) und Kassettenmitte
– Einblenden, Seitenbezeichnung
– Atemstillstand

Tipps & Tricks
Die Zentrierung erfolgt mit dem Vertigraphen, indem man die mittlere Kammer auf den Humeruskopf einstellt und dann die Röhre auf Vertigraphenmitte fährt.

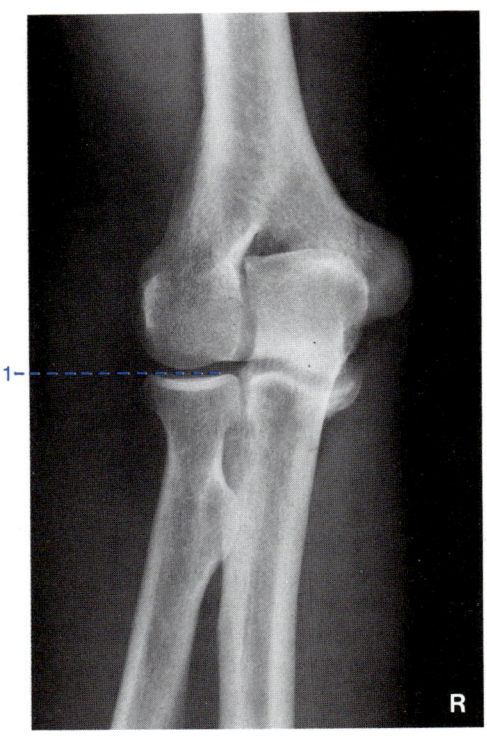

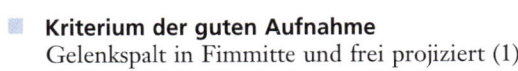

■ **Kriterium der guten Aufnahme**
Gelenkspalt in Fimmitte und frei projiziert (1)

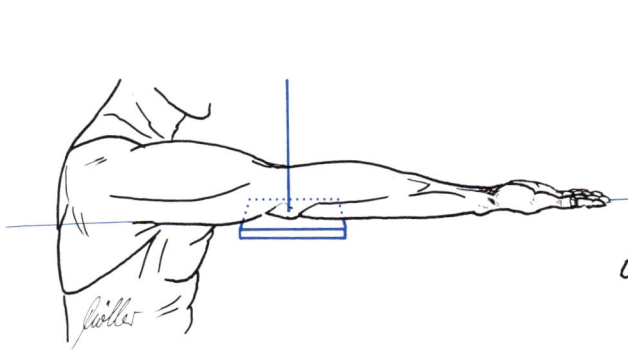

Aufnahmetechnik

Filmformat: 18×24 cm (oder 24×30 cm), quer (zweigeteilt)
Empfindlichkeitsklasse: 200
FFA: 105 cm
Streustrahlenraster: nein
Brennfleckgröße: klein (Brennflecknennwert: 0,6 [≤ 1,3])
Freie Belichtung: 50–60 kV; 16–20 mAs, …mAs, …mAs

Patientenvorbereitung

– Arm freimachen

Lagerung

– Patient sitzt seitlich am Tisch (Beine *nicht* unter dem Tisch)
– Ellenbogengelenk liegt mit Außen-(Dorsal-)Seite gestreckt auf
  Kassette, Handfläche nach oben (supiniert)
– Dabei sind Schulter, Ellenbogen- und Handgelenk auf einer
  Ebene: entweder anheben (Schaumstoff, Kasten) oder Patient tief
  setzen (Drehstuhl)
– Gonadenschutz (große Bleischürze)

Einstellung

– Strahlengang: ventro-(volo-)dorsal, senkrecht zum Film
– Zentralstrahl auf Ellenbogengelenkmitte und Filmmitte
– Einblenden, Seitenbezeichnung

Tipps & Tricks

– Sandsack auf Handgelenk.
– Bei Streckhemmung über 90° müssen 2 Aufnahmen angefertigt
  werden: je 1 mit aufliegendem Ober- bzw. Unterarm.

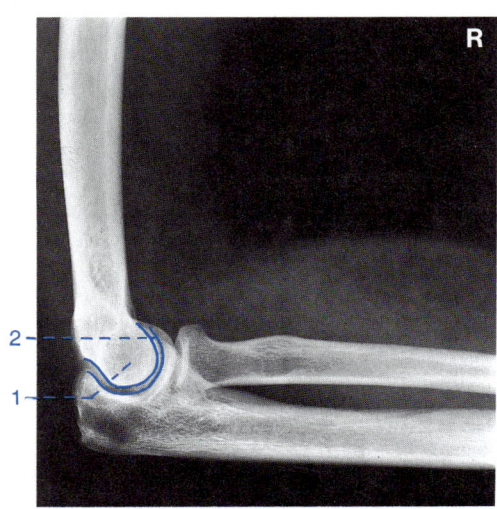

■ **Kriterium der guten Aufnahme**
- Streng seitliche Darstellung
- humeroulnarer Gelenkspalt einsehbar (1)
- Humeruskondylen decken sich (2)

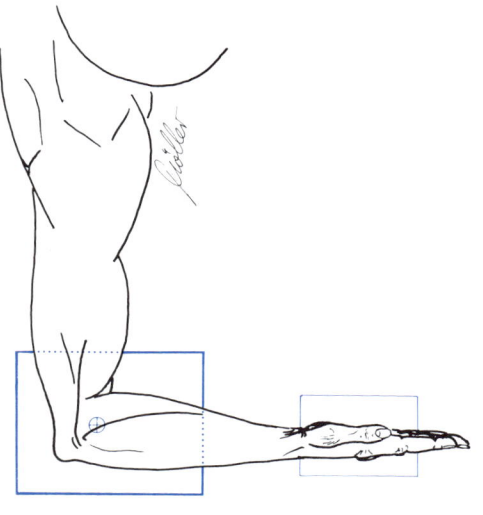

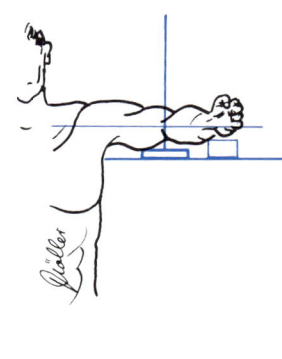

Aufnahmetechnik

Filmformat: 18×24 cm (oder 24×30 cm), quer (zweigeteilt)
Empfindlichkeitsklasse: 200
FFA: 105 cm
Streustrahlenraster: nein
Brennfleckgröße: klein (Brennflecknennwert: 0,6 [≤ 1,3])
Freie Belichtung: 50–60 kV; 16–20 mAs, …mAs, …mAs

Patientenvorbereitung

– Arm freimachen

Lagerung

– Patient sitzt seitlich am Tisch (Beine *nicht* unter dem Tisch)
– Ober- und Unterarm auf gleicher Höhe (evtl. Kasten unterstellen oder Stuhl tiefer)
– Ellenbogengelenk liegt 90° gebeugt mit der Innen-(Unter-)Seite der Kassette auf
– Handgelenk seitlich (Daumen oben)
– Gonadenschutz (große Bleischürze)

Einstellung

– Strahlengang: seitlich radioulnar, senkrecht zum Film
– Zentralstrahl auf Ellenbogengelenkmitte nahe der Filmmitte
– Einblenden, Seitenbezeichnung

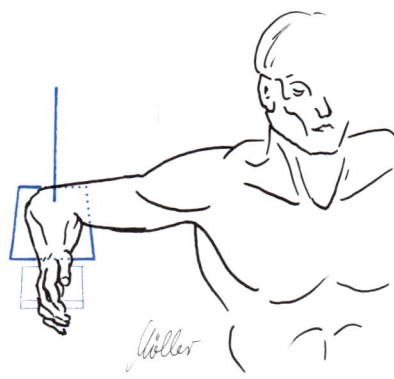

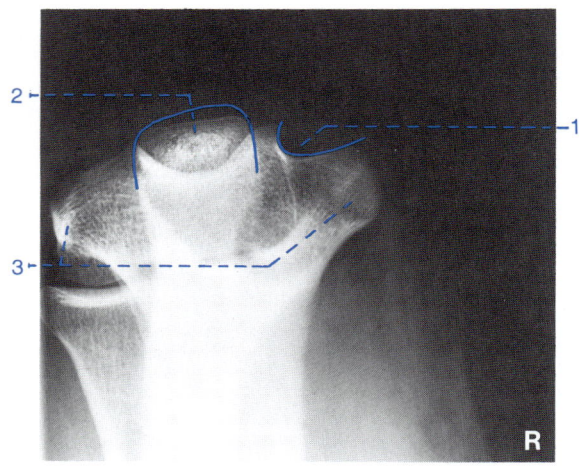

■ **Kriterium der guten Aufnahme**
- Tangentiale Abbildung des Sulcus nervi ulnaris (1)
- Olekranon (2), Trochlea und die Epikondylen (3) sind gut dargestellt
- Ober- und Unterarm projizieren sich übereinander

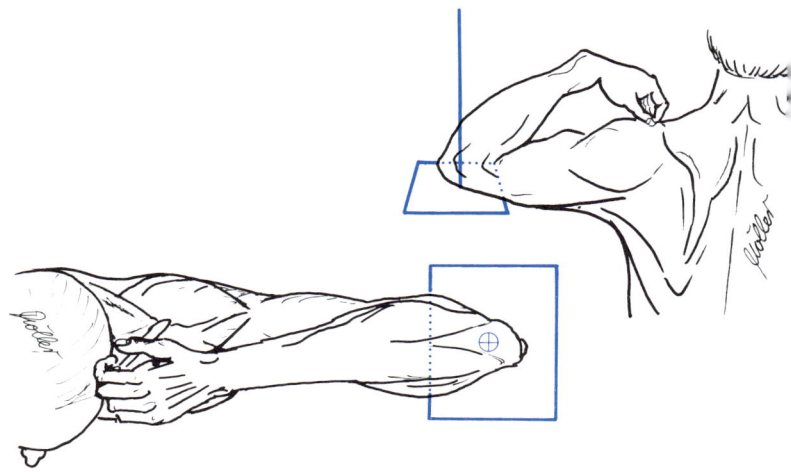

Aufnahmetechnik

Filmformat: 13×18 cm, hoch (oder 18×24 cm, quer)
Empfindlichkeitsklasse: 200
FFA: 105 cm
Streustrahlenraster: nein
Brennfleckgröße: klein (Brennflecknennwert: 0,6 [≤ 1,3])
Freie Belichtung: 50–60 kV; 12–16 mAs, …mAs, …mAs

Patientenvorbereitung

– Arm freimachen

Lagerung

– Patient sitzt seitlich am Tisch
– Oberarm rechtwinklig angehoben
– Distaler Oberarm liegt auf Kassette
– Ellenbogengelenk maximal gebeugt
  (Handinnenfläche zur Schulter)
– Gonadenschutz (große Bleischürze)

Einstellung

– Strahlengang: senkrecht (ulnohumeral) auf Olekranon und Film
– Zentralstrahl auf Ellenbogengelenk (ca. 2–3 cm distal der Ellenbo-
  genspitze) und Filmmitte
– Einblenden, Seitenbezeichnung

Variante

– Patient sitzt mit dem Rücken zum Tisch
– Unterarm wird flach aufgelegt, der Oberarm bildet einen Winkel
  von 25–30° zur Vertikalen
– Strahlengang humeroulnar (sonst wie oben)

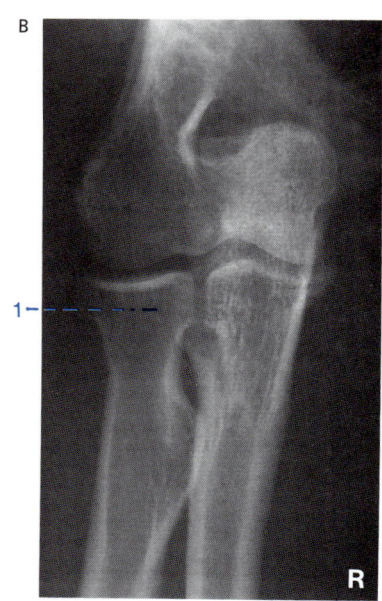

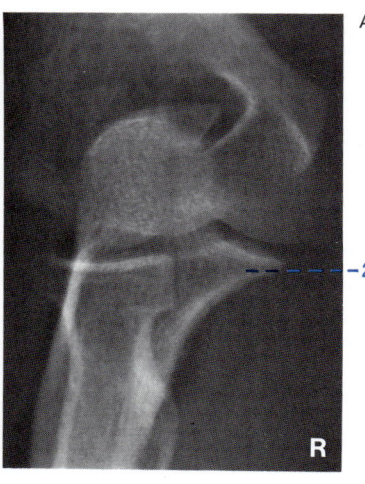

▣ **Kriterium der guten Aufnahme**
Freie Projektion des Radiusköpf-
chens (1) bzw. des Processus
coronoideus ulnae (2)

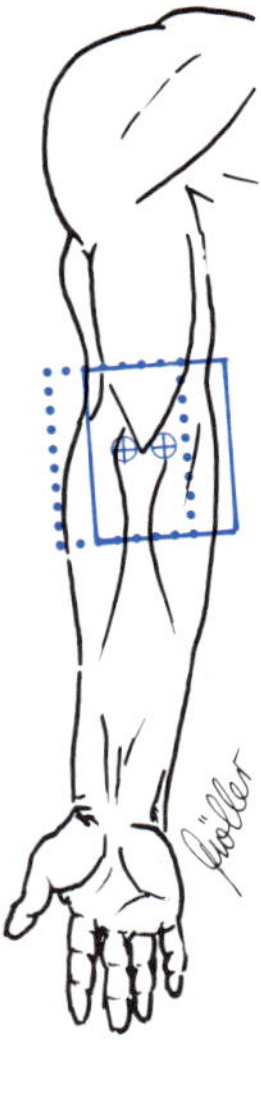

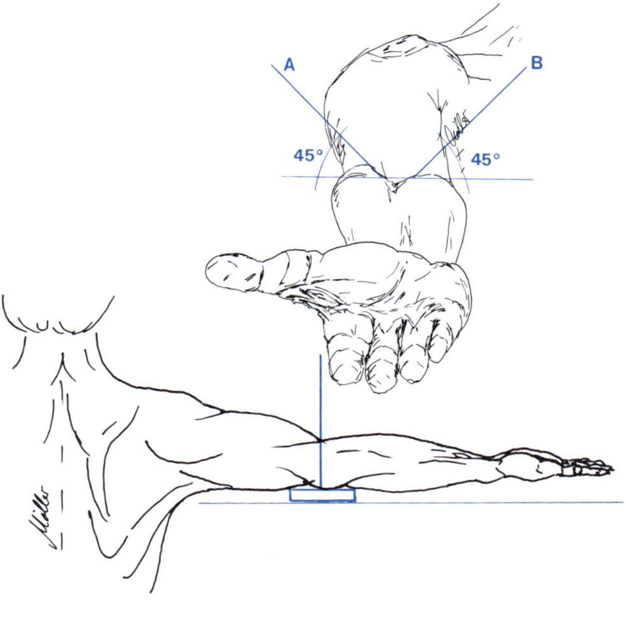

Aufnahmetechnik

Filmformat: 18×24 cm, hoch
Empfindlichkeitsklasse: 200
FFA: 105 cm
Streustrahlenraster: nein
Brennfleckgröße: klein (Brennflecknennwert: 0,6 [$\leq$ 1,3])
Freie Belichtung: 50–60 kV; 16–20 mAs, …mAs, …mAs

Patientenvorbereitung

– Arm freimachen

Lagerung

– Patient sitzt seitlich am Tisch (Beine *nicht* unter dem Tisch)
– Ellenbogengelenk liegt mit der Außen-(Dorsal-)Seite gestreckt auf Kassette, Handfläche nach oben (supiniert)
– Dabei sind Schulter, Ellenbogen- und Handgelenk auf einer Ebene: entweder anheben (Schaumstoff, Kasten) oder Patient tief setzen (Drehstuhl)
– Gonadenschutz (große Bleischürze)

Einstellung

Radiusköpfchen (B)
– Strahlengang: schräg 45° ulnoradial (medioventral-laterodorsal)
– Zentralstrahl auf Ellenbogengelenkmitte 1 cm zur Ulnarseite (in Richtung Kleinfinger) und Filmmitte
Processus coronoideus ulnae (A)
– Strahlengang: schräg 45° radioulnar (lateroventral-mediodorsal)
– Zentralstrahl auf Ellenbogengelenkmitte 1 cm zur Radialseite (in Richtung Daumen)
– Auf Objektgröße (stark) einblenden, Seitenbezeichnung

Tipps & Tricks

– Ellenbogengelenkmitte: Querzentrierung ca. 1 QF unter Epicondylus medialis humeri
– Sandsack auf Handgelenk.

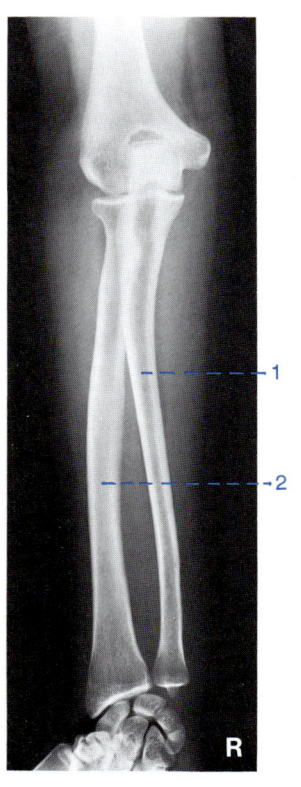

Kriterium der guten Aufnahme
Ulna (1) und Radius (2) überlagerungsfrei mit mindestens einem
Nachbargelenk (A = mit Handgelenk, B = mit Ellenbogengelenk)
vollständig dargestellt

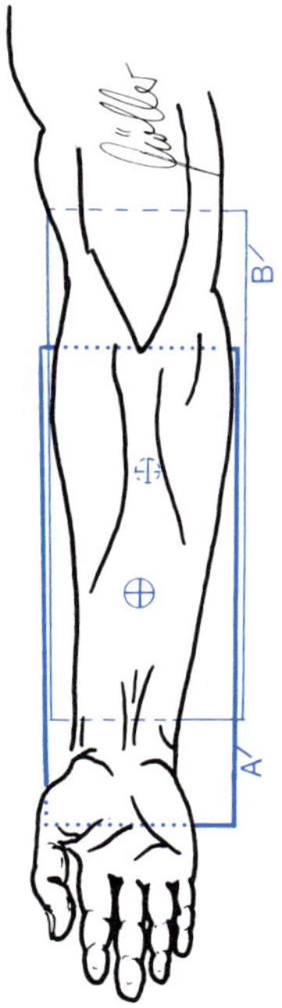

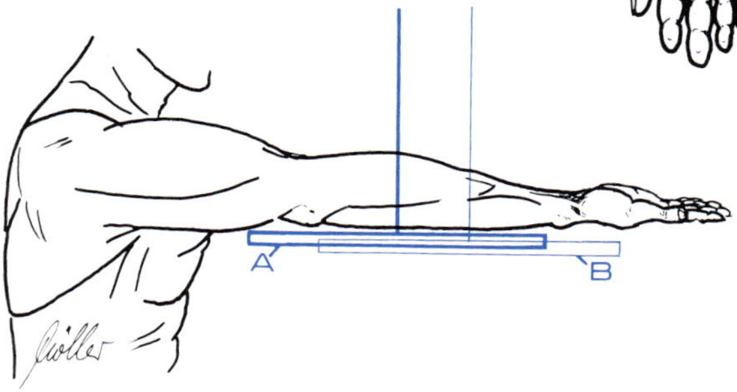

Aufnahmetechnik

Filmformat: 24×30 cm, hoch (zweigeteilt; Bleiabdeckung einer Hälfte)
Empfindlichkeitsklasse: 200
FFA: 105 cm
Streustrahlenraster: nein
Brennfleckgröße: klein (Brennflecknennwert: 0,6 [≤ 1,3])
Freie Belichtung: 50–60 kV; 16 mAs, …mAs, …mAs

Patientenvorbereitung
– Arm freimachen
– Schmuck ablegen

Lagerung

– Patient sitzt seitlich am Tisch (Beine *nicht* unter dem Tisch)
– Unterarm liegt mit der Rückseite (dorsal) flach und gestreckt
  der Kassette auf
– Handfläche nach oben (Supination)
– Dabei sind Schulter-, Ellenbogen- und Handgelenk auf einer
  Ebene: entweder anheben (Schaumstoff) oder Patient tief setzen
  (Drehstuhl)
– Gonadenschutz (große Bleischürze)

Einstellung
– Strahlengang: ventro-(volo-)dorsal, senkrecht zum Film
– Zentralstrahl auf Unterarmmitte und Filmmitte
– Einblenden, Seitenbezeichnung

Tipps & Tricks
– Sandsack auf Finger.
– Evtl. Reismehlsack zum Schwärzungsausgleich.

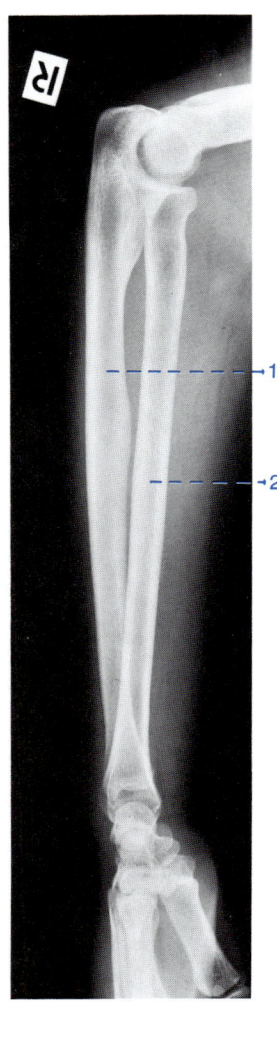

■ **Kriterium der guten Aufnahme**
- Ulna (1) und Radius (2) streng seitlich (decken sich im distalen Drittel)
- Handgelenk und Ellenbogengelenk
  sind streng seitlich dargestellt

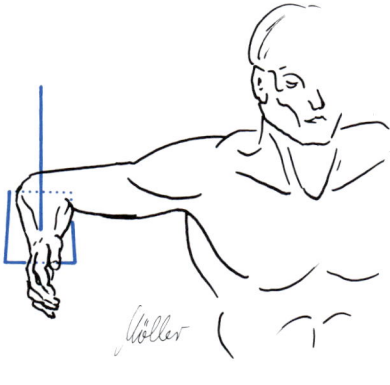

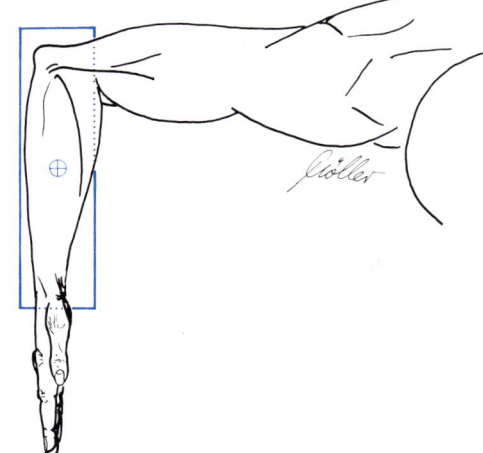

Aufnahmetechnik

Filmformat: 24×30 cm, hoch (zweigeteilt; Bleiabdeckung einer Hälfte)
Empfindlichkeitsklasse: 200
FFA: 105 cm
Streustrahlenraster: nein (Übertischaufnahme)
Brennfleckgröße: klein (Brennflecknennwert: 0,6 [≤ 1,3])
Freie Belichtung: 50–60 kV; 16 mAs, …mAs, …mAs

Patientenvorbereitung

– Arm freimachen
– Schmuck ablegen

Lagerung

– Patient sitzt seitlich am Tisch (Beine nicht unter dem Tisch)
– Arm hochgelagert und im Ellgenbogengelenk 90° gebeugt
– Unterarm liegt der Kassette ulnar streng seitlich auf (Handgelenk seitlich, Kleinfinger unten, Daumen und Finger sind gestreckt)
– Unterarmmitte in Filmmitte
– Gonadenschutz (große Bleischürze)

Einstellung

– Strahlengang: seitlich radioulnar, senkrecht zum Film
– Zentralstrahl auf Unterarmmitte und Filmmitte
– Einblenden, Seitenbezeichnung

Tipps & Tricks

– Finger an 90°-Schaumstoffkeil anlehnen lassen.
– Evtl. Reismehlsack zum Schwärzungsausgleich.

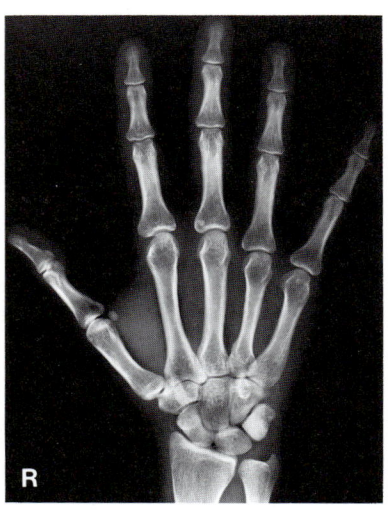

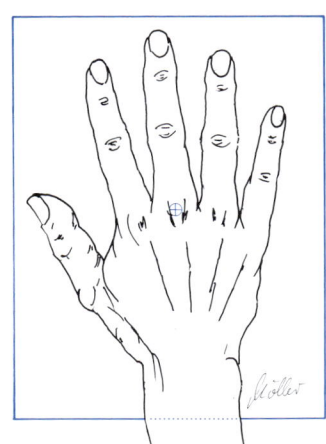

■ **Kriterium der guten Aufnahme**
Hand einschließlich Fingerkuppen
und Handgelenk vollständig abgebildet

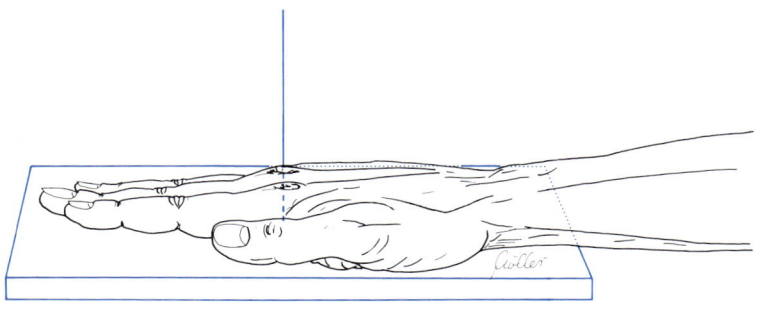

Aufnahmetechnik

Filmformat: 24×30 cm, quer (zweigeteilt; Bleiabdeckung einer Hälfte)
Empfindlichkeitsklasse: 200 (100)
FFA: 105 cm
Streustrahlenraster: nein (Übertischaufnahme)
Brennfleckgröße: klein (Brennflecknennwert: 0,6 [≤ 1,3])
Freie Belichtung: 45–55 kV; 8–10 mAs, …mAs, …mAs

Patientenvorbereitung

– Unterarm freimachen
– Schmuck (Ring, Uhr) ablegen

Lagerung

– Patient sitzt seitlich am Tisch (Beine *nicht* unter dem Tisch)
– Unterarm aufliegend
– Handinnenfläche liegt der Kassette mit leicht gespreizten Fingern flach auf
– Grundgelenk des 3. Fingers in Filmmitte
– Gonadenschutz (Bleischürze)

Einstellung

– Strahlengang: dorsovolar, senkrecht zum Film
– Zentralstrahl auf Mittelfingergrundgelenk und Filmmitte
– Einblenden, Seitenbezeichnung

Tipps & Tricks

Sandsack auf proximalen Unterarm.

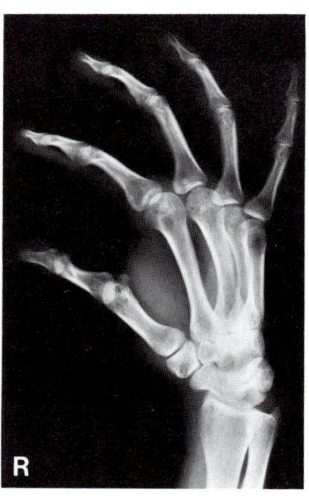

R

Kriterium der guten Aufnahme
Hand einschließlich Fingerkuppen
und Handgelenk vollständig abgebildet

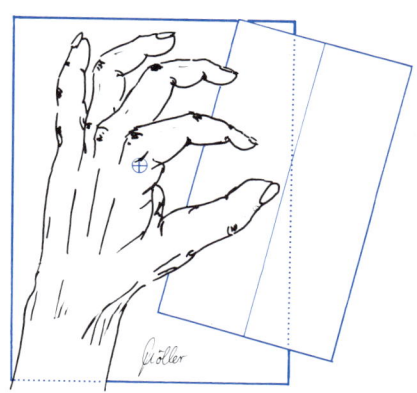

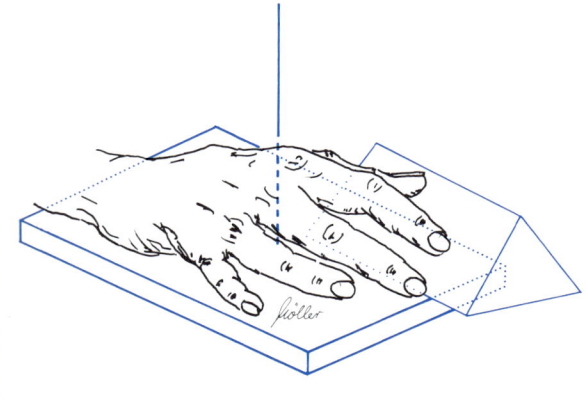

Aufnahmetechnik
Filmformat: 24×30 cm, quer (zweigeteilt; Bleiabdeckung einer Hälfte)
Empfindlichkeitsklasse: 200 (100)
FFA: 105 cm
Streustrahlenraster: nein
Brennfleckgröße: klein (Brennflecknennwert: 0,6 [≤ 1,3])
Freie Belichtung: 45–55 kV; 10 mAs, …mAs, …mAs

Patientenvorbereitung
- Unterarm freimachen
- Schmuck (Ring, Uhr) ablegen

Lagerung

- Patient sitzt seitlich am Tisch (Beine *nicht* unter dem Tisch)
- Unterarm in Pronation aufliegend (Handinnenfläche nach unten)
- Hand radial leicht angehoben (Daumen und Zeigefinger
  auf Schaumstoffkeil)
- Zitherstellung der Finger (liegen fächerförmig)
- Grundgelenk des 2. Fingers in Filmmitte
- Gonadenschutz (große Bleischürze)

Einstellung
- Strahlengang: dorsovolar, senkrecht zum Film
- Zentralstrahl auf Zeigefingergrundgelenk und Filmmitte
- Einblenden, Seitenbezeichnung

Variante
Norgaad-Einstellung
- Hand liegt mit Handrücken auf, Daumenseite um ca. 30° angehoben
  (Schaumstoffkeil)
- Finger leicht gekrümmt (Ballspieleraufnahme)

Tipps & Tricks
Sandsack auf proximalen Unterarm.

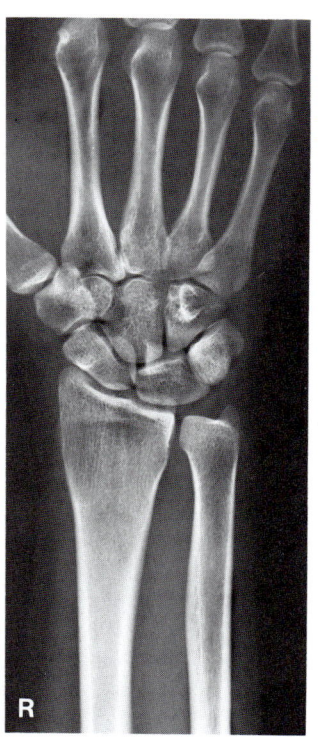

■ **Kriterium der guten Aufnahme**
Handgelenk vollständig abgebildet
(Metakarpalia, Handwurzelknochen,
distaler Unterarm)

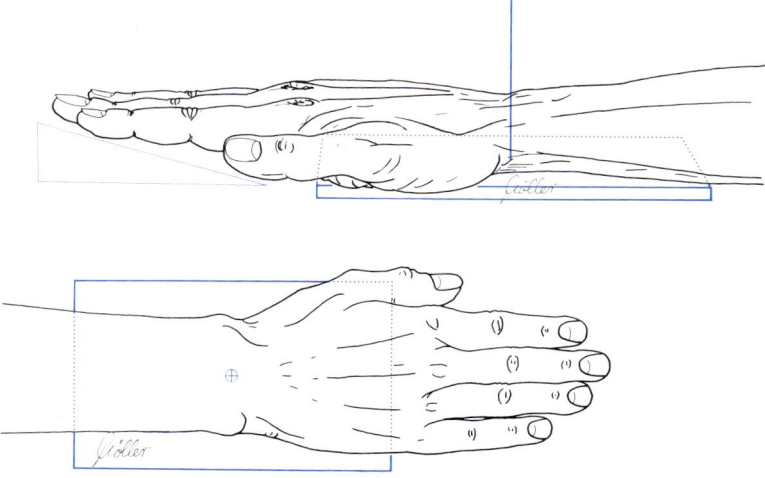

Aufnahmetechnik

Filmformat: 18×24 cm (oder 13×18 cm), quer (zweigeteilt; Bleiabdeckung einer Hälfte)

Empfindlichkeitsklasse: 200 (100)

FFA: 105 cm

Streustrahlenraster: nein

Brennfleckgröße: klein (Brennflecknennwert: 0,6 [$\leq$ 1,3])

Freie Belichtung: 45–55 kV; 16–20 mAs, …mAs, …mAs

Patientenvorbereitung

- Unterarm freimachen
- Schmuck (Ring, Uhr) ablegen

Lagerung

- Patient sitzt seitlich am Tisch (Beine *nicht* unter dem Tisch)
- Unterarm und Hand flach aufliegend (bilden eine Linie)
- Handgelenkinnenfläche liegt gestreckt und plan auf Kassetten-mitte: entweder flachen Schaumstoffkeil unter Finger oder Finger zur flachen Faust anziehen
- Gonadenschutz (Bleischürze)

Einstellung

- Strahlengang: dorsovolar, senkrecht zum Film
- Zentralstrahl auf Handgelenkmitte und Filmmitte
- Einblenden, Seitenbezeichnung

Tipps & Tricks

- Sandsack auf proximalen Unterarm.
- Bei Aufnahme im Gips (und bei Kindern) Empfindlichkeitsklasse 200 verwenden.

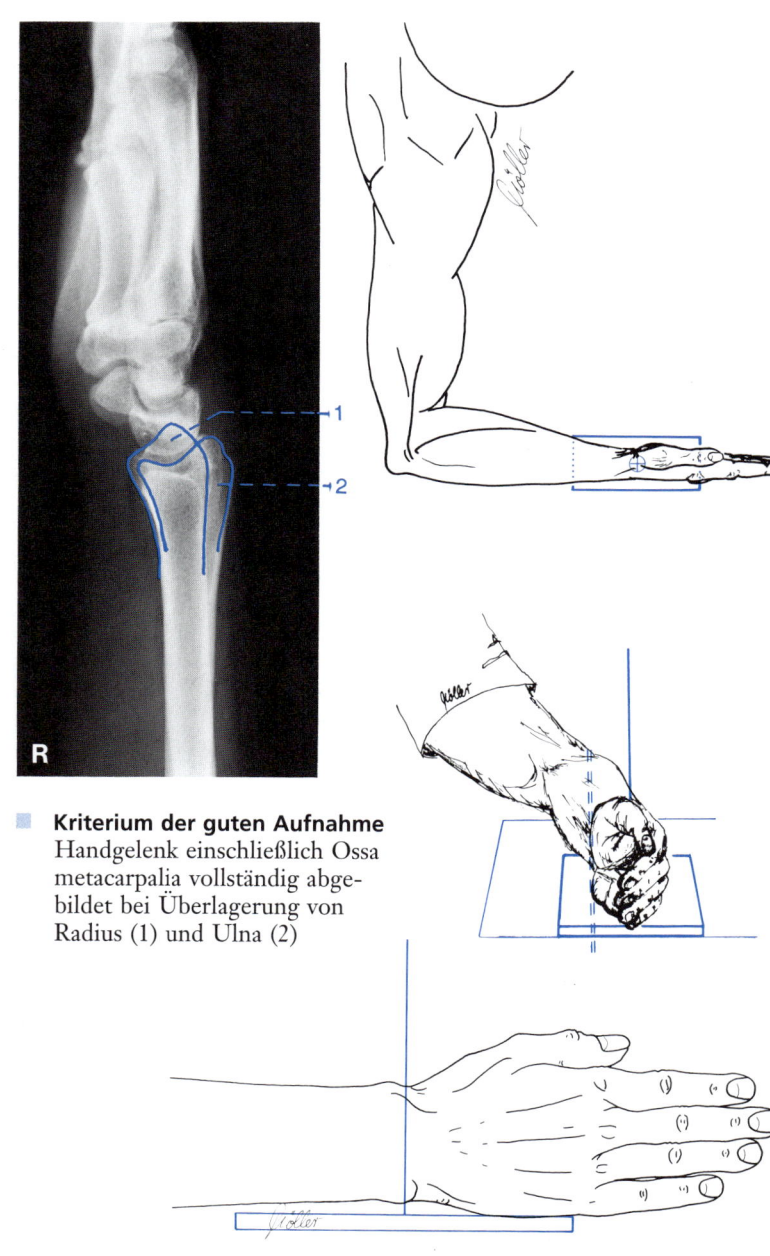

Kriterium der guten Aufnahme
Handgelenk einschließlich Ossa
metacarpalia vollständig abgebildet bei Überlagerung von
Radius (1) und Ulna (2)

Aufnahmetechnik

Filmformat: 18×24 cm, hoch (zweigeteilt; Bleiabdeckung einer Hälfte)
Empfindlichkeitsklasse: 200 (100)
FFA: 105 cm
Streustrahlenraster: nein, Übertischaufnahme
Brennfleckgröße: klein (Brennflecknennwert: 0,6 [≤ 1,3])
Freie Belichtung: 48 kV; 20 mAs, …mAs, …mAs
                52 kV; 6,4 mAs, …mAs, …mAs

Patientenvorbereitung

- Unterarm freimachen
- Schmuck (Ring, Uhr) ablegen

Lagerung

- Patient sitzt seitlich am Tisch (Beine *nicht* unter dem Tisch)
- Handgelenk liegt strengt seitlich mit Kleinfingerseite der Kassette auf (Unterarm und Hand bilden eine Linie)
- Daumen in Oppositionsstellung, nicht abgespreizt
- Gonadenschutz (große Bleischürze)

Einstellung

- Strahlengang: seitlich (radioulnar), senkrecht zum Film
- Zentralstrahl auf Handgelenkmitte und Filmmitte
- Einblenden, Seitenbezeichnung

Tipps & Tricks

- Sandsack auf Unterarm.
- Hand so drehen, dass oberer (Daumen-) und unterer (Kleinfinger-)Ballen übereinanderliegen.
- Patient beugt sich in Richtung „gesunde Seite" = Überlagerung von Radius und Ulna wird erleichtert.
- Hand an 90°-Schaumstoffkeil anlehnen.

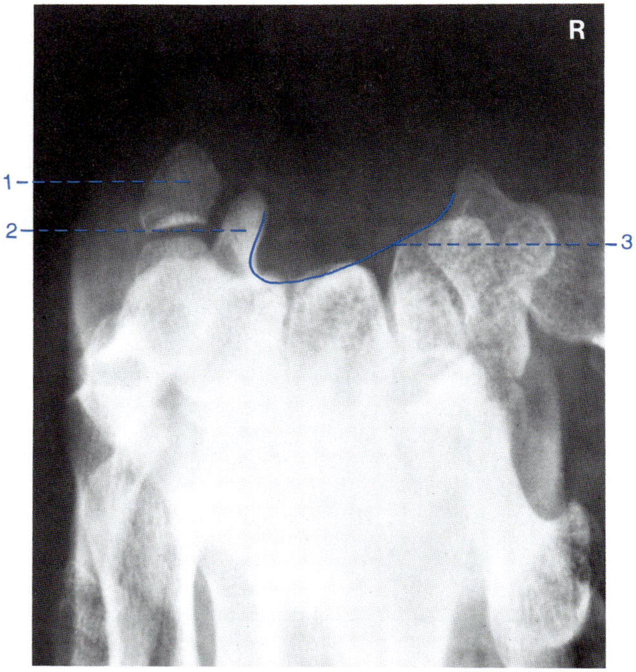

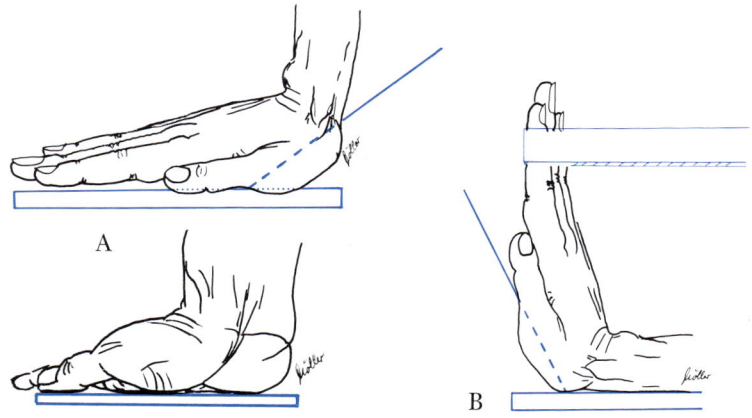

■ **Kriterium der guten Aufnahme**
Os pisiforme (1) und Hamulus ossis hamati (2) sind ebenso wie Karpaltunnel (3) frei projiziert

Aufnahmetechnik

Filmformat: 13×18 cm (bzw. 18×24 cm), hoch
Empfindlichkeitsklasse: 200 (100)
FFA: 105 cm
Streustrahlenraster: nein (Übertischaufnahme)
Brennfleckgröße: klein (Brennflecknennwert: 0,6 [≤ 1,3])
Freie Belichtung: 48 (45–55) kV; 25 mAs, …mAs, …mAs

Patientenvorbereitung

– Unterarm freimachen
– Schmuck (Ring, Uhr) ablegen

Lagerung

– A. Stehender Patient stützt maximal nach dorsal abgewinkelte Hand auf Kassette auf, Handinnenfläche unten
– B. Patient sitzt seitlich am Tisch (Beine *nicht* unter dem Tisch)
– Handfläche und distaler Unterarm liegen der Kassette auf
– Die Hand wird angehoben und mit der anderen Hand (oder Band) maximal nach dorsal überstreckt
– Handgelenk in Filmmitte
– Gonadenschutz (große Bleischürze)

Einstellung

– Strahlengang: 40–45° schräg
– Zentralstrahl tangential auf Karpaltunnel und Filmmitte
– Einblenden, Seitenbezeichnung

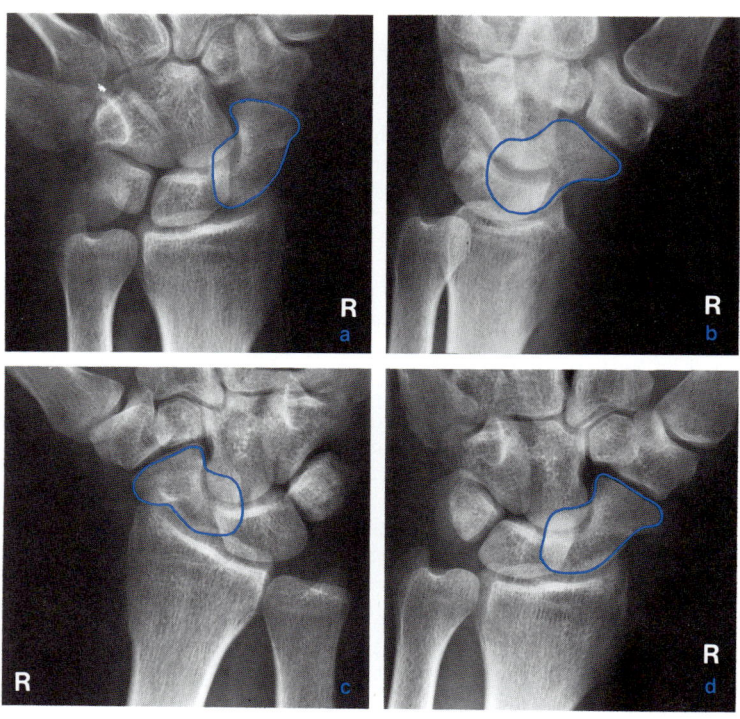

Kriterium der guten Aufnahme

- Vollständige Darstellung des Os naviculare (gestrichelt) in verschiedenen Projektionen
- bei Os naviculare IV (Variante): Radius und Ulna und auch Os naviculare und Os lunatum projizieren sich übereinander, der distale Anteil des Os naviculare ragt nach volar hervor

Aufnahmetechnik

Filmformat: 2×13×18 cm, quer (zweigeteilt; Bleiabdeckung einer Hälfte)
oder 18×24 cm, quer (viergeteilt)
Empfindlichkeitsklasse: 200 (100)
FFA: 105 cm
Streustrahlenraster: nein (Übertischaufnahme)
Brennfleckgröße: klein (Brennflecknennwert: 0,6 [≤ 1,3])
Freie Belichtung: 45 (45–55) kV; 8–16 mAs, …mAs, …mAs

Patientenvorbereitung
– Unterarm freimachen
– Schmuck (Ring, Uhr) ablegen

Lagerung

– Patient sitzt seitlich am Tisch (Beine *nicht* unter dem Tisch)
– Unterarm auflegen und mit Sandsack fixieren
Os naviculare I
– Handwurzel liegt mit Innenfläche auf Kassettenmitte
– Hand weit nach ulnar abduziert
  (Daumen und Radius bilden eine Linie)
– Finger im Grundgelenk gestreckt, im Mittel- und Endgelenk
  gebeugt
Os naviculare II
– Handfläche nach unten
– Radialseite 45° angehoben (Daumen oben) und Finger 2–5 leicht
  nach ulnar abduziert, mit Schaumstoffkeil unterpolstert
Os naviculare III
– Handfläche nach unten
– Ulnarseite 45° angehoben (Kleinfinger oben) und Finger 2–5 leicht
  nach ulnar abduziert, mit Schaumstoffkeil unterpolstert
Os naviculare IV
– Handinnenfläche auf einen 15° Schaumstoffkeil flach auflegen
– Finger leicht nach ulnar abduzieren
oder
Os naviculare IV (Variante)
– Handwurzel liegt ulnar exakt seitlich auf Kassettenmitte
– Hand nach dorsal überstreckt, lockerer Faustschluss
– Gonadenschutz (Bleischürze)

Os naviculare I

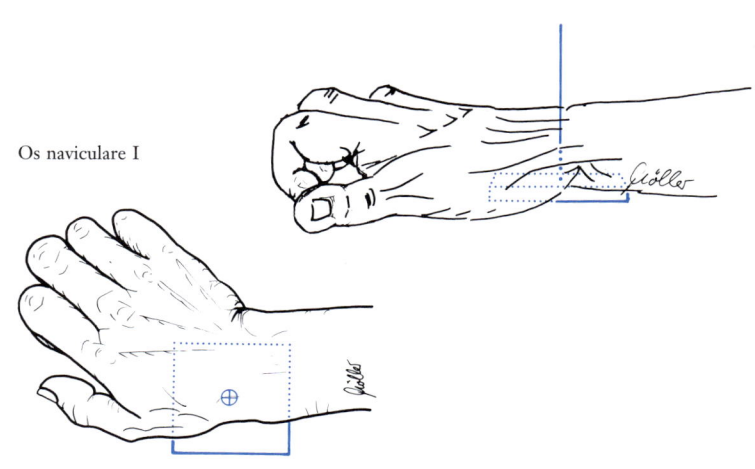

Os naviculare II

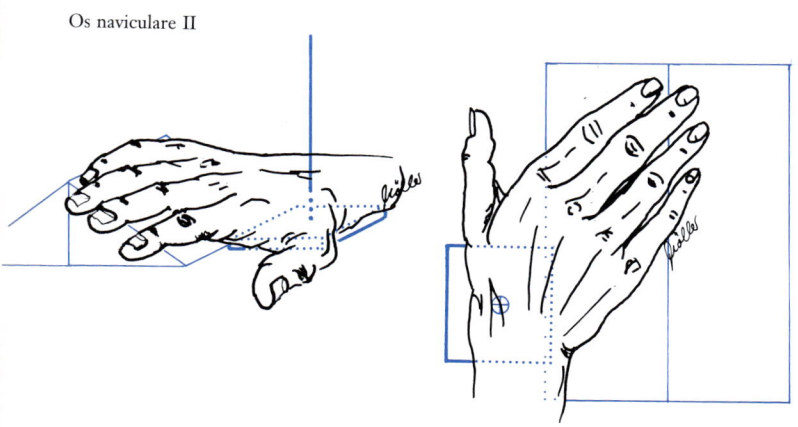

Einstellung
- Strahlengang: dorsovolar, senkrecht zum Film
- Zentralstrahl auf Os naviculare (bzw. bei Variante IV auf Handgelenkmitte und Filmmitte)
- Einblenden, Seitenbezeichnung

Tipps & Tricks
- Laterale Einblendung auf Ulnarseite nie weiter als bis Handgelenkmitte.
- Evtl. Vergrößerungstechnik (z. B. bei Frakturen) anwenden (vergrößerter Objekt-Film-Abstand, 0,3 mm Feinstfokus)

Os naviculare III

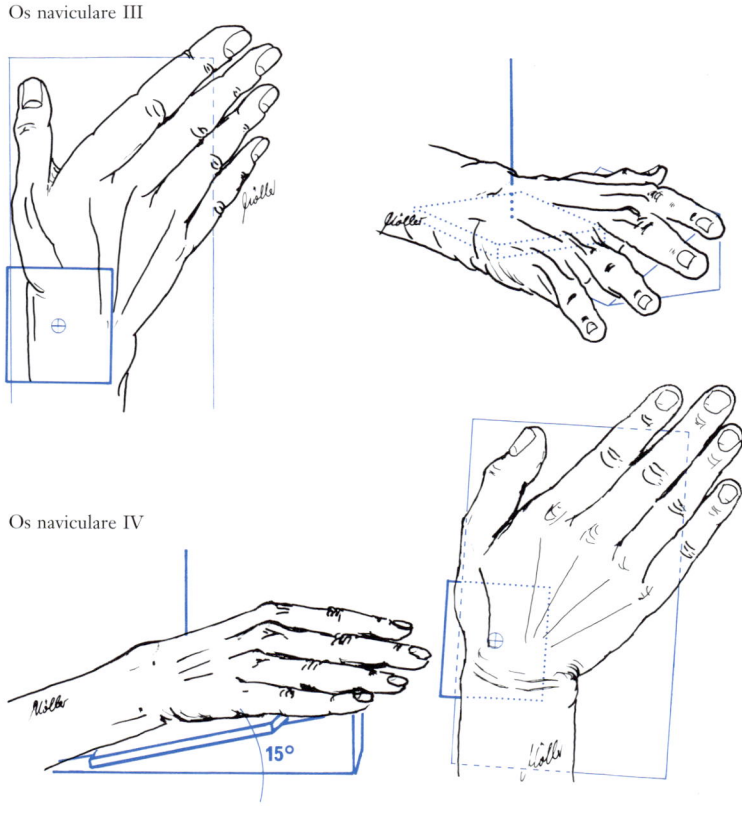

Os naviculare IV

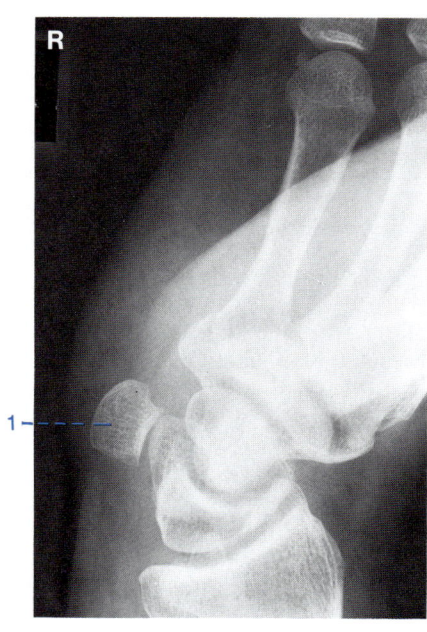

Kriterium der guten Aufnahme
Freie Projektion des Os pisiforme (1)

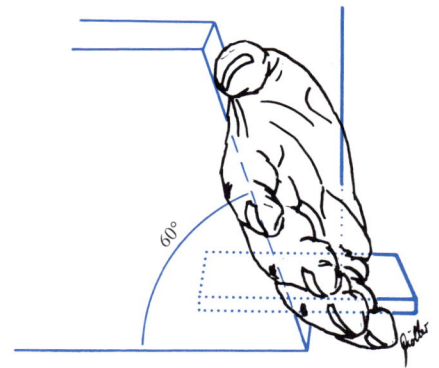

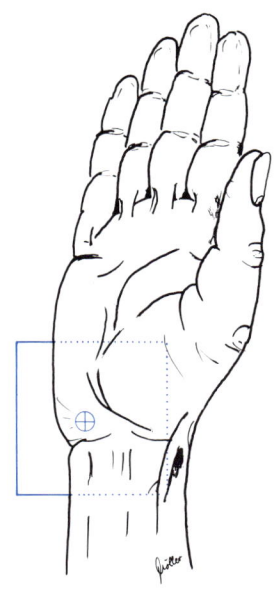

Aufnahmetechnik
Filmformat: 13×18 cm (oder 18×24 cm), hoch
Empfindlichkeitsklasse: 200 (100)
FFA: 105 cm
Streustrahlenraster: nein (Übertischaufnahme)
Brennfleckgröße: klein (Brennflecknennwert: 0,6 [≤ 1,3])
Freie Belichtung: 45–55 kV; 16–20 mAs, …mAs, …mAs

Patientenvorbereitung
– Unterarm freimachen
– Schmuck (Ring, Uhr) ablegen

Lagerung

– Patient sitzt am Tisch, Handrücken aufliegend
– Radialseite (Daumen oben) um 60° anheben
– mit Schaumstoffkeil (z. B. 15°-Keil und 45°-Keil) abstützen
– Gonadenschutz (große Bleischürze)

Einstellung
– Strahlengang: schräg radiodorsal, senkrecht zum Film
– Zentralstrahl auf Os pisiforme und Filmmitte
– Einblenben, Seitenbezeichnung

R

3
2
1

Kriterium der guten Aufnahme
Finger im Grund- (1), Mittel- (2) und
Endgelenk (3) überlagerungsfrei

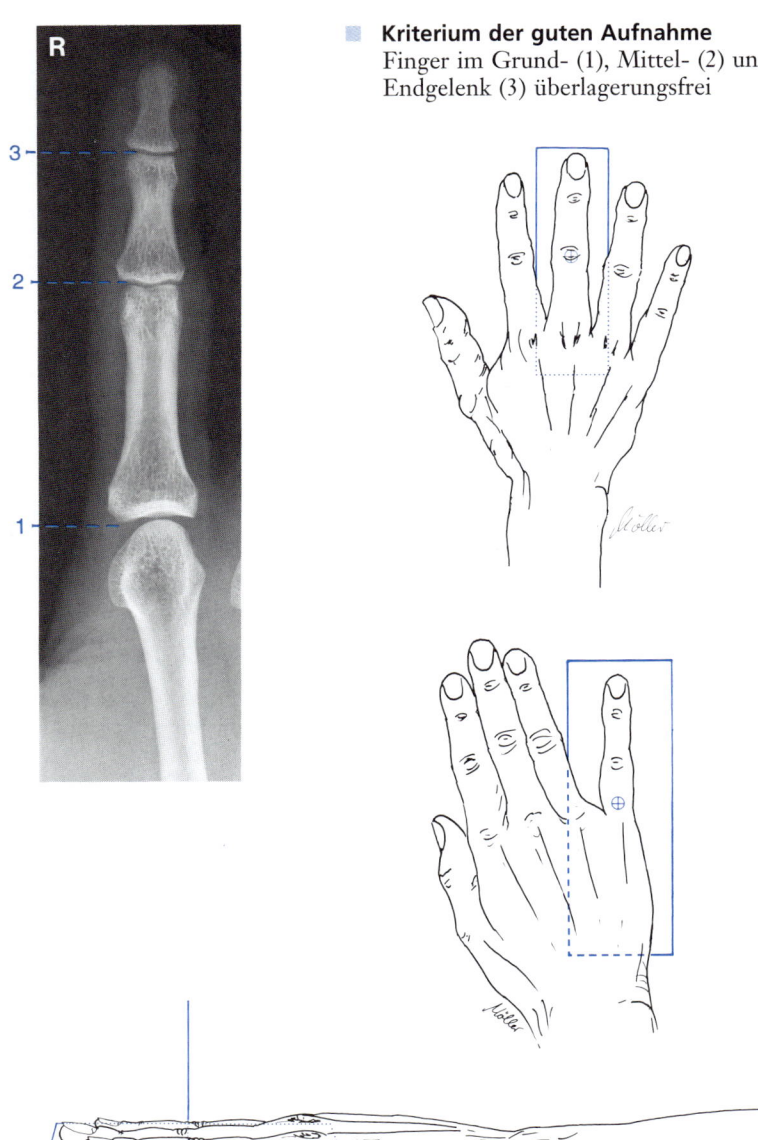

Aufnahmetechnik

Filmformat: 13×18 cm, hoch (zweigeteilt; Bleiabdeckung einer Hälfte)
Empfindlichkeitsklasse: 200 (100)
FFA: 105 cm
Streustrahlenraster: nein (Übertischaufnahme)
Brennfleckgröße: klein (Brennflecknennwert: 0,6 [≤ 1,3])
Freie Belichtung: 45 (45–55) kV; 6,4 mAs, …mAs, …mAs

Patientenvorbereitung
– Unterarm freimachen
– Schmuck (Ring, Uhr) ablegen

Lagerung

– Patient sitzt seitlich am Tisch
– Hand liegt mit Innenfläche flach der Kassette auf
– Entsprechender Finger zentral in Kassetten(hälften)mitte
– Andere Finger abspreizen
– Gonadenschutz (Bleischürze)

Einstellung
– Strahlengang: dorsovolar, senkrecht zum Film
– Zentralstrahl auf Fingermittelgelenk (oder Grundgelenk, je nach
  Fragestellung = Fingerstrahl) und Kassettenmitte
– Sandsack über den Unterarm legen
– Einblenden, Seitenbezeichnung

Tipps & Tricks
Wenn Verletzung der Fingerunterseite vorliegt, den Finger mit der
Rückseite auflegen oder Zellstoff unterlegen.

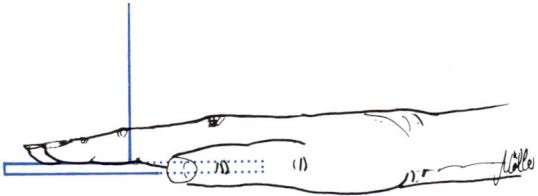

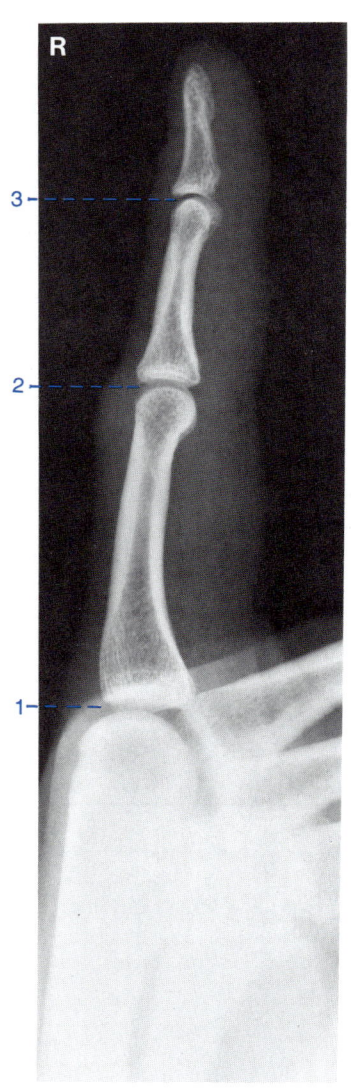

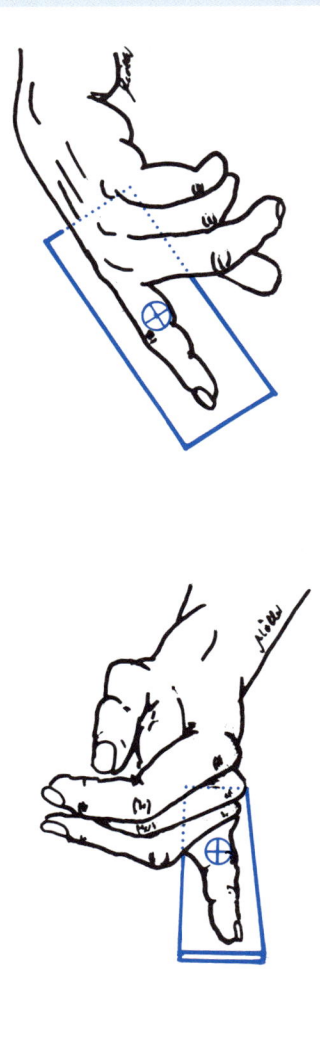

■ **Kriterium der guten Aufnahme**
Finger im Grund- (1), Mittel- (2) und Endgelenk (3) überlagerungsfrei und streng seitlich

Aufnahmetechnik

Filmformat: 13×18 cm, hoch (zweigeteilt; Bleiabdeckung einer Hälfte)
Empfindlichkeitsklasse: 200 (100)
FFA: 105 cm
Streustrahlenraster: nein (Übertischaufnahme)
Brennfleckgröße: klein (Brennflecknennwert: 0,6 [≤ 1,3])
Freie Belichtung: 45 (45–55) kV; 6–8 mAs, …mAs, …mAs

Patientenvorbereitung

– Unterarm freimachen
– Schmuck (Ring, Uhr) ablegen

Lagerung

– Patient sitzt seitlich am Tisch (Beine *nicht* unter dem Tisch)
– 2. und 3. Finger liegen mit der Radialseite, 4. und 5. Finger mit der Ulnarseite der Kassette auf (Fingernagel streng seitlich, 3. und 4. Finger jeweils unterpolstern, damit der gesamte Finger parallel zum Film verläuft)
– Beugung der Nachbarfinger (evtl. durch Bänder)
– Gonadenschutz (große Bleischürze)

Einstellung

– Strahlengang: seitlich (2. und 3. Finger ulnoradial, 4. und 5. Finger radioulnar), senkrecht zum Film
– Zentralstrahl auf Fingermittelgelenk und Kassettenmitte
– Einblenden, Seitenbezeichnung

Tipps & Tricks

Zur Hilfe des Abspreizens des Fingers evtl. Holzspatel oder Finger der anderen Hand verwenden.

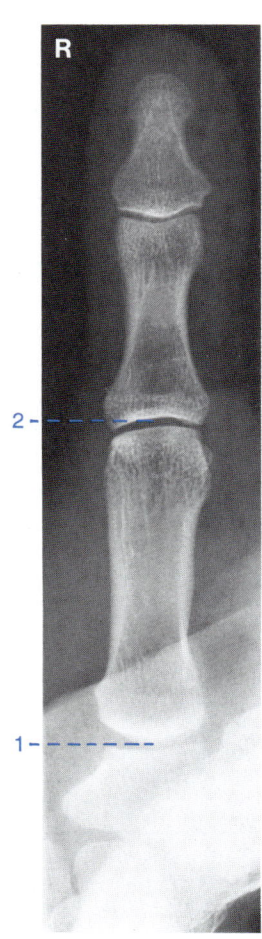

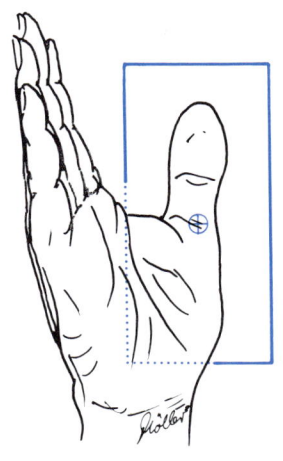

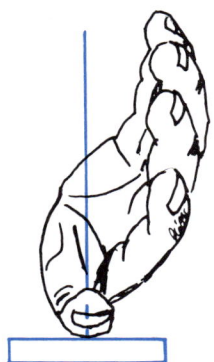

■ **Kriterium der guten Aufnahme**
Karpometakarpalgelenk (1) sowie Daumen im Sattelgelenk (Metakarpophalangealgelenk (2) bis zur Kuppe überlagerungsfrei

Aufnahmetechnik

Filmformat: 13×18 cm, quer (zweigeteilt; Bleiabdeckung einer Hälfte)
Empfindlichkeitsklasse: 200 (100)
FFA: 105 cm
Streustrahlenraster: nein
Brennfleckgröße: klein (Brennflecknennwert: 0,6 [≤ 1,3])
Freie Belichtung: 44 kV; 8 mAs, …mAs, …mAs

Patientenvorbereitung
- Unterarm freimachen
- Schmuck (Ring, Uhr) ablegen

Lagerung

- Patient sitzt seitlich am Tisch (Beine *nicht* unter dem Tisch)
- Unterarm maximal innenrotiert
- Daumenrücken einschließlich Metakarpale liegen flach
  der Kassette auf
- Maximale Pronation, Schaumstoffkeil unter Handrücken
- Gonadenschutz (große Bleischürze)

Einstellung
- Strahlengang: volodorsal, senkrecht zum Film
- Zentralstrahl auf Daumengrundgelenk und Kassettenmitte
- Einblenden, Seitenbezeichnung

Tipps & Tricks
- Aufnahme auch am Rasterwandstativ (Kassette objektnah fixieren, Arm anwinkeln, Hand innenrotieren, Daumenrücken anlegen, evtl. fixieren).
- Wenn Innenrotation nicht möglich: Patient legt Hand mit Kleinfingerseite seitlich auf, Daumen etwas abspreizen und auf (angehobene und unterpolsterte) Kassette legen.
- Manchmal ist die Lagerung für den Patienten bequemer bei Abduktion des Armes nach dorsal (d. h., der Patient sitzt mit dem Rücken zum Tisch. Achtung: Gonadenschutz!).

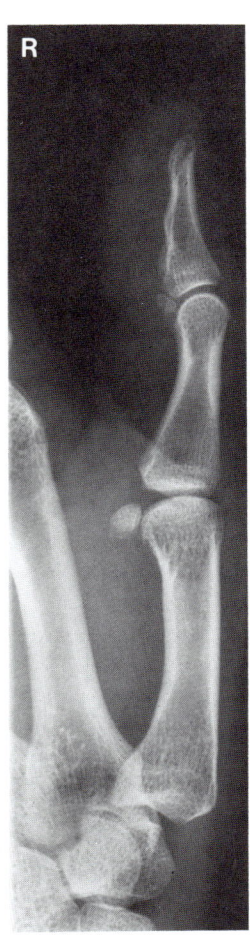

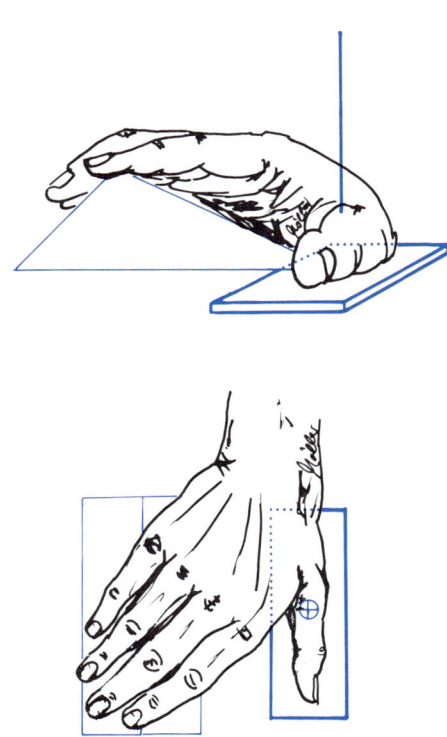

■ **Kriterium der guten Aufnahme**
Daumen streng seitlich, vom Karpometakarpalgelenk bis zur Kuppe
überlagerungsfrei

Aufnahmetechnik

Filmformat: 13×18 cm, quer (zweigeteilt; Bleiabdeckung einer Hälfte)
Empfindlichkeitsklasse: 200 (100)
FFA: 105 cm
Streustrahlenraster: nein
Brennfleckgröße: klein (Brennflecknennwert: 0,6 [$\leq$ 1,3])
Freie Belichtung: 44 kV; 8 mAs, …mAs, …mAs

Patientenvorbereitung

– Unterarm freimachen
– Schmuck (Ring, Uhr) ablegen

Lagerung

– Patient sitzt seitlich am Tisch (Beine *nicht* unter dem Tisch)
– Abgespreizter Daumen liegt mit der Radialseite der Kassette auf (Fingernagel streng seitlich)
– Die übrigen 4 Finger werden mit einem Schaumstoffkeil angehoben
– Gonadenschutz (Bleischürze)

Einstellung

– Strahlengang: seitlich (ulnoradial), senkrecht zum Film
– Zentralstrahl auf Daumengrundgelenk und Kassettenmitte
– Einblenden, Seitenbezeichnung

Varianten

– Bei *lockerem Faustschluss* (Hohlhand) und abgespreiztem Daumen liegt der Daumen auch seitlich (Schaumstoff nicht erforderlich)
– *Schrägaufnahme des Daumens:* Bei flach aufliegender Hand liegt der Daumen schräg, sonst Einstellung wie oben

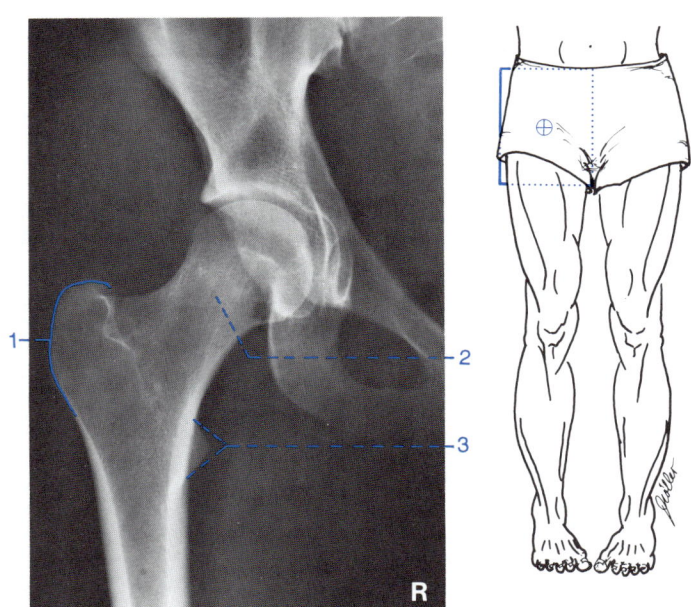

Kriterium der guten Aufnahme

- Vollständige Abbildung des Hüftgelenkes (vom unteren Anteil der Beckenschaufel bis zum proximalen Femur)
- Hüftgelenk im oberen Drittel des Filmes
- Trochanter major (1) außen randständig (darf den Schenkelhals nicht überlagern)
- Schenkelhals unverkürzt (2)
- Trochanter minor innen randständig (3)

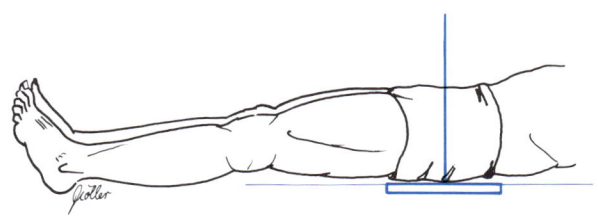

Aufnahmetechnik
Filmformat: 24×30 cm, hoch
Empfindlichkeitsklasse: 400
FFA: 115 cm
Streustrahlenraster: ja (Untertischaufnahme, r 8 [12])
Brennfleckgröße: groß (Brennflecknennwert: ≤ 1,3)
Belichtung: 70–80 kV, Automatik, mittlere Messkammer

Patientenvorbereitung
– Unterkörper entkleiden bis auf Unterwäsche

Lagerung

– Rückenlage, gestreckte Beine (parallel zur Körperlängsachse)
– Einwärts gedrehte Füße (Großzehen berühren sich)
  (bei Frage nach Fraktur keine Innenrotation)
– Gonadenschutz

Einstellung
– Strahlengang: a.-p., senkrecht zum Film
– Zentralstrahl auf Schenkelhalsmitte (Leistenmitte) und Kassetten-
  mitte
– Oberer Kassettenrand: Spina iliaca anterior superior
– Einblenden, Seitenbezeichnung (unten, außen)
– Atemstillstand nach Exspiration

Variante
Bei Endoprothesen:
– größeres Format nehmen (20/40)
– keine Belichtungskammer benutzen

Tipps & Tricks
– Der Femoralispuls kann als Zentrierhilfe dienen.
  Er liegt über dem Oberschenkelkopf.
– Sandsack über den Unterschenkel.

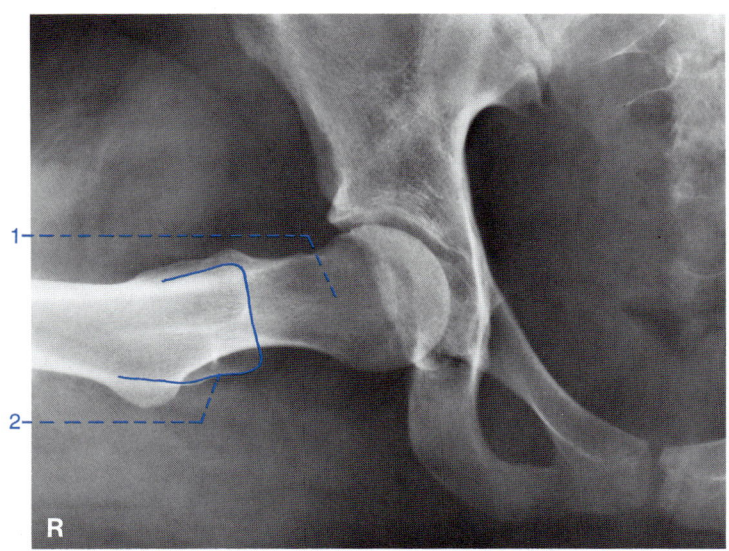

■ **Kriterium der guten Aufnahme**
- Vollständige Abbildung des Hüftgelenkes
- Schenkelhals und Femurschaft verlaufen in einer Linie (1)
- Trochanter major (2) projiziert sich teilweise hinter den Schenkel-hals

Aufnahmetechnik

Filmformat: 24×30 cm, hoch
Empfindlichkeitsklasse: 400
FFA: 115 cm
Streustrahlenraster: ja (Untertischaufnahme, r 8 [12])
Brennfleckgröße: groß (Brennflecknennwert: $\leq$ 1,3)
Freie Belichtung: 70–80 kV, Automatik, mittlere Messkammer

Patientenvorbereitung

– Unterkörper entkleiden bis auf Unterwäsche

Lagerung

– Rückenlage
– Aufzunehmendes Hüftgelenk in 45° Beugung und 45° Abduktion
– Oberschenkel unterpolstern
– Gonadenschutz (Bleischürze, Hodenkapsel)

Einstellung

– Strahlengang: a.-p., senkrecht zum Film
– Zentralstrahl auf Schenkelhalsmitte (Leistenmitte) und Kassetten-
  mitte (die Spina iliaca anterior superior befindet sich am oberen
  Kassettenrand)
– Einblenden, Seitenbezeichnung
– Atemstillstand nach Exspiration

Varianten

Lauenstein I
– Rückenlage, Beugung von Hüfte und Knie um 45°
– Gegenseite so weit anheben, bis aufzunehmende Hüfte seitlich liegt
Lauenstein II
– Rückenlage, starke Beugung von Knie und Hüfte, Fußsohle aufgestellt
– Bein minimal abduzieren (abspreizen), nicht außenrotieren
– Zentralstrahl 2 QF lateral und 2 QF oberhalb der Leistenmitte

(Fortsetzung von S. 157)

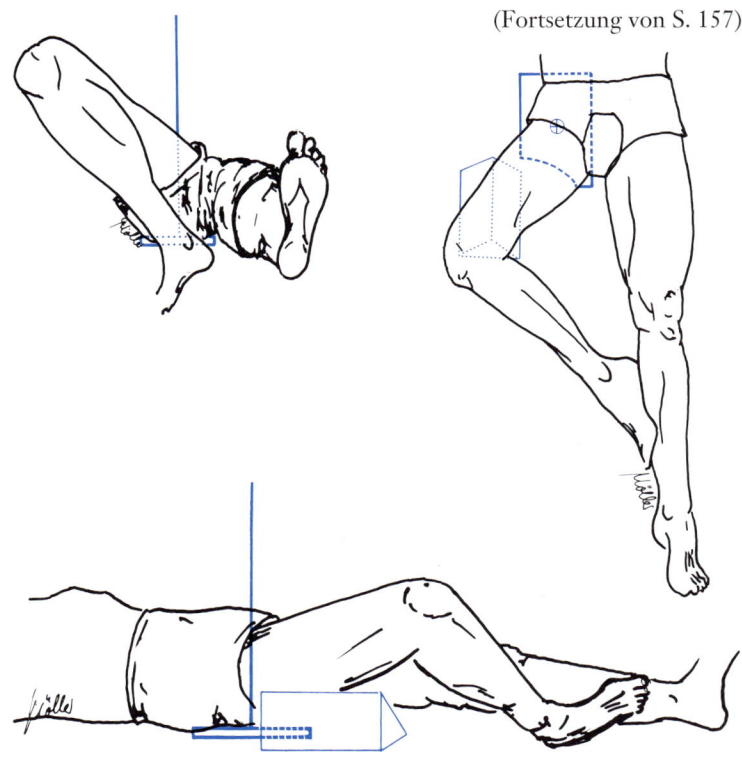

Hüfte axial nach Lauenstein

Tipps & Tricks
– Bei bewegungseingeschränkten Patienten nicht zu untersuchende Seite anheben und unterpolstern.
– Kassette diagonal in Rasterlade des Tisches einlegen (Röhre entsprechend drehen) = bessere Einblendung, mehr Oberschenkel abgebildet (Oberschenkel projiziert sich in die untere laterale Kassettenecke).
– Bei Endoprothesen evtl. größere Kassette (z. B. 18×43 cm) verwenden.

Aufnahmetechnik
Filmformat: 24×30 cm, hoch
Empfindlichkeitsklasse: 400
FFA: 115 cm
Streustrahlenraster: ja (Untertischaufnahme, r 8 [12])
Brennfleckgröße: groß (Brennflecknennwert: ≤ 1,3)
Belichtung: 70–80 kV, Automatik, mittlere Messkammer

Patientenvorbereitung
– Unterkörper entkleiden bis auf Unterwäsche

Lagerung

– Rückenlage
– 1. Aufzunehmendes Hüftgelenk 45° (30–60°) gebeugt,
  Fuß aufgestellt
– 2. Aufzunehmendes Hüftgelenk gestreckt, Fuß leicht innenrotiert
– Oberer Kassettenrand in Höhe Spina iliaca anterior superior
– Gonadenschutz (Bleischürze, Hodenkapsel)

Einstellung
– Strahlengang:
  1. a.-p., senkrecht zum Film
  2. 30° kraniokaudal
– Zentralstrahl auf Schenkelhalsmitte (Leistenmitte) und Kassettenmitte
– Einblenden, Seitenbezeichnung

Varianten
Faux-profil-Aufnahme
– Patient steht mit aufzunehmender Hüfte seitlich am Rasterwandstativ
– Fuß der aufzunehmenden Seite parallel zum Stativ
– Filmferne Beckenhälfte wird zurückgedreht, bis mit dem Stativ ein
  Winkel von 65° entsteht (das gesunde Bein geht dabei mit)
– Arme über den Kopf
– Zentralstrahl senkrecht auf aufzunehmende Hüfte
  (ca. 2 QF medial der Leistenmitte)

(Fortsetzung auf S. 160 u. 161)

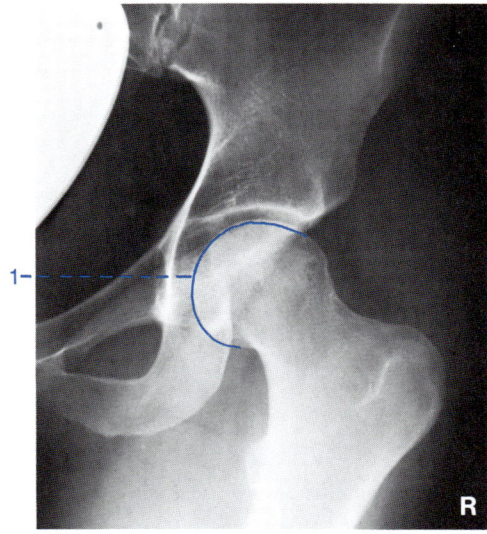

Aufnahme 1:
Vordere Kontur

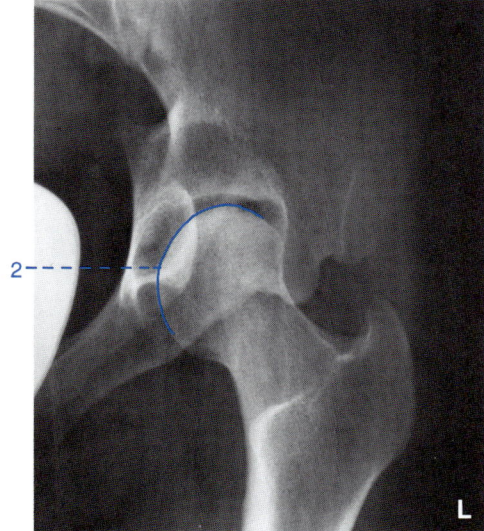

Aufnahme 2:
Hintere Kontur

Kriterium der guten Aufnahme
- Gelenkspalt in Filmmitte
- Hüftkopfkontur dargestellt (1 = vordere, 2 = hintere Kontur)

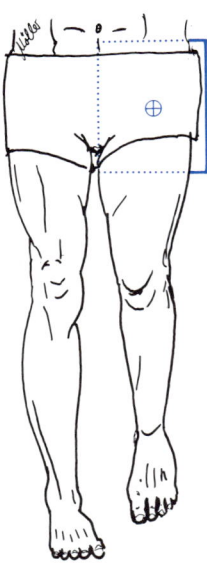

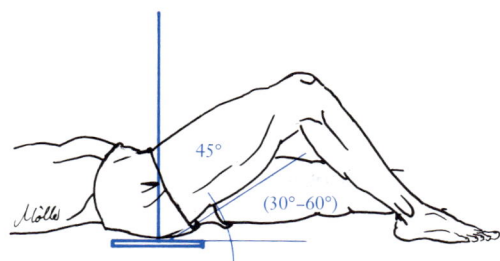

1. Konturaufnahme des Femurkopfes
(vordere Kontur)

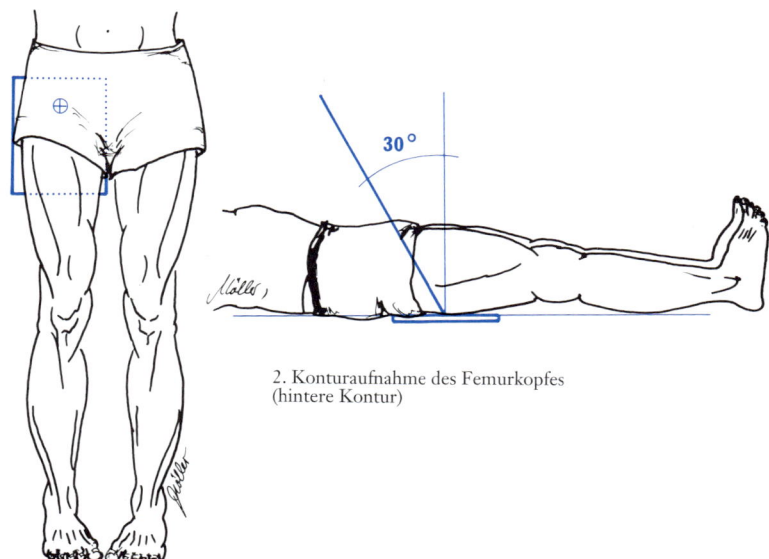

2. Konturaufnahme des Femurkopfes
(hintere Kontur)

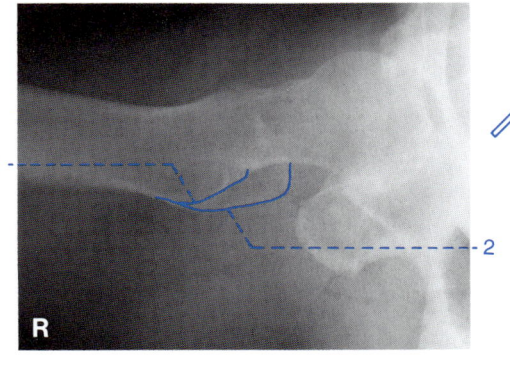

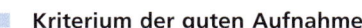

■ **Kriterium der guten Aufnahme**
– Vollständige Abbildung des Hüftgelenkes
– Schenkelhals etwa in Filmmitte, unverkürzt und überlagerungsfrei
– Trochanteren bilden sich „unten" ab (1 und 2)

Einstellung
– Strahlengang: schräg ca. 45°, von kaudomedial nach kraniolateral, senkrecht zum Film
– Zentralstrahl auf Schenkelhalsmitte (Leistenmitte)
– Einblenden, Seitenbezeichnung

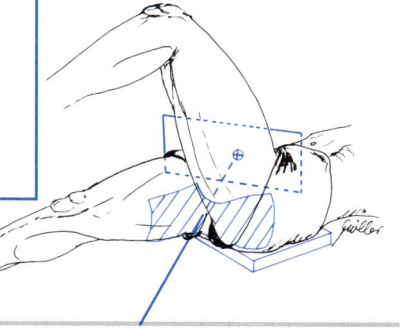

Tipps & Tricks
– Kassette weit genug in die Taille hineinschieben.
– Gesäß ausreichend unterpolstern, um Schenkelhals in Filmmitte zu bekommen.
– Wenn keine Verlaufsfolie verwendet wird, Reismehlsäcke zum Schwärzungsausgleich auf Oberschenkelinnenseite.

Aufnahmetechnik

Filmformat: 24×30 cm, hoch
Empfindlichkeitsklasse: 400 (200) (evtl. Verlaufsfolie, + zeigt zur Hüfte)
FFA: 105 cm
Streustrahlenraster: Rasterkassette, Übertischaufnahme
Brennfleckgröße: groß (Brennflecknennwert: ≤ 1,3)
Freie Belichtung: 85 kV; 80 mAs, …mAs, …mAs, …mAs

Patientenvorbereitung

– Unterkörper entkleiden bis auf Unterwäsche

Lagerung

– Rückenlage, Gesäß unterpolstern (anheben)
– Aufzunehmendes Hüftgelenk gestreckt evtl. 10° innenrotiert (nicht bei Frakturen)
– Gesundes Bein im Hüftgelenk (und Kniegelenk) maximal gebeugt und nach oben gelagert (z. B. Holzkasten)
– Kassette wird an der Außenseite der aufzunehmenden Hüfte senkrecht zur Tischebene und parallel zum Schenkelhals (ca. 45° zur Längsachse) aufgestellt, Kassette mit Sandsack oder Keilkissen abstützen

Varianten

Antetorsionsaufnahme der Hüften im Sitzen
– Patient mit Rücken zum Rasterwandstativ setzen (z. B. auf einen Holzkasten), Becken am Stativ beide Oberschenkel jeweils exakt 20° von der Mediosagittalen abgespreizt
– Filmformat: 20×40 cm (18×43 cm)
– Empfindlichkeitsklasse: 400
– Streustrahlenraster: ja (Rasterwandstativ)
– Belichtung: 80 kV, Automatik, mittlere Messkammer unterer Kassettenrand 1–2 cm unter Sitzfläche
Antetorsionsaufnahme nach Rippstein
– Patient in Rückenlage, Beinhaltegerät bis ans Becken heranschieben
– Beine auf dem Haltegerät so einstellen, dass Hüfte und Knie rechtwinklig gebeugt und beide Hüften jeweils 20° von der Mediosagittalen abgespreizt sind
– Sonst wie Aufnahme im Sitzen

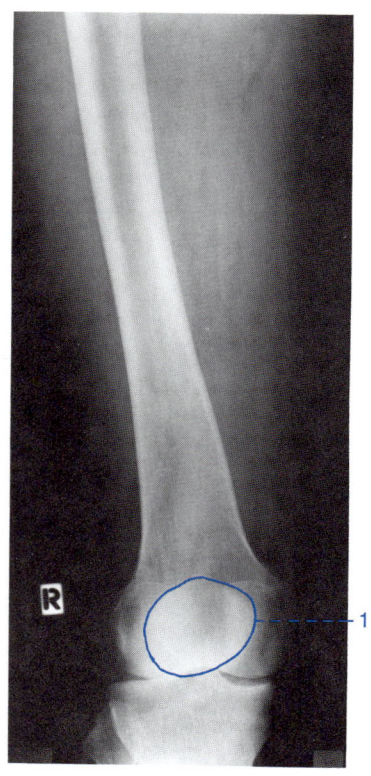

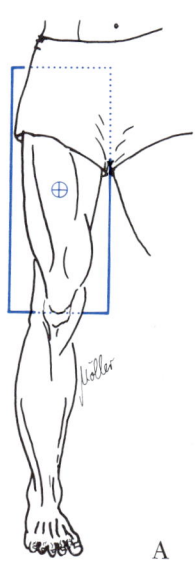

A

- **Kriterium der guten Aufnahme**
  - Oberschenkel exakt a.-p.
  - Hüftgelenk (Trochantor major lateral randständig) oder Kniege-lenk (Patella [1] projiziert sich auf Femurmitte) mit abgebildet

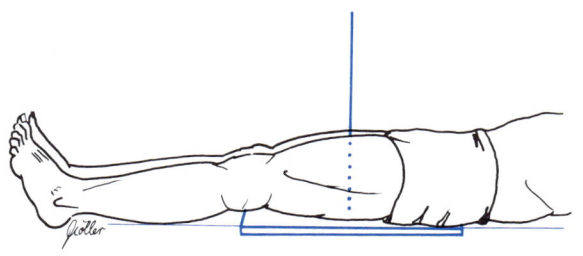

B

Aufnahmetechnik

Filmformat: 20×40 cm (18×43 cm), hoch
Empfindlichkeitsklasse: 400 (200), Ausgleichsfolie +/– (+ = oben)
FFA: 115 cm
Streustrahlenraster: ja (r 8 [12])
Brennfleckgröße: groß (Brennflecknennwert: ≤ 1,3)
Belichtung: 70–80 kV, Automatik, mittlere Messkammer

Patientenvorbereitung

– Unterkörper entkleiden bis auf Unterwäsche

Lagerung

– Rückenlage
– Beine gestreckt, leicht innenrotiert
– Gegenseitiges Bein etwas abgespreizt
  Entweder
A. *(mit Hüftgelenk)*
– oberer Kassettenrand: Spina iliaca anterior superior
  oder
B. *(mit Kniegelenk)*
– unterer Kassettenrand: ca. 5 cm unter Kniegelenkspalt
– Gonadenschutz (Bleischürze)

Einstellung
– Strahlengang: a.-p., senkrecht zum Film
– Zentralstrahl auf Kassettenmitte
– Einblenden, Seitenbezeichnung
– Atemstillstand nach Exspiration

Variante

Oberschenkel mit beiden Gelenken
– Filmformat: 20×60 cm
– Obere Begrenzung: Spina iliaca anterior superior

Tipps & Tricks
– Entweder Keilfilter oder Reismehl zum Schwärzungsausgleich.
– Beinlängsachse am besten vom Fußende ausrichten.
– Rotation durch Sandsack über Unterschenkel fixieren.

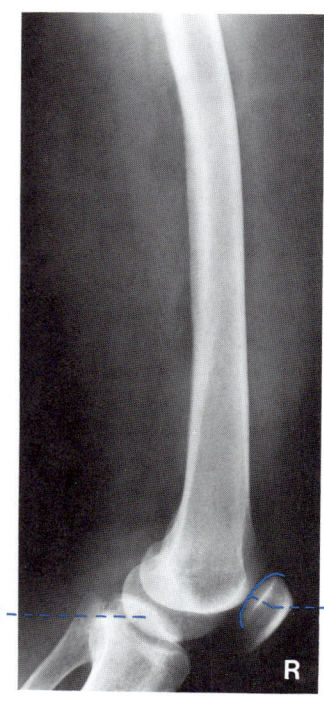

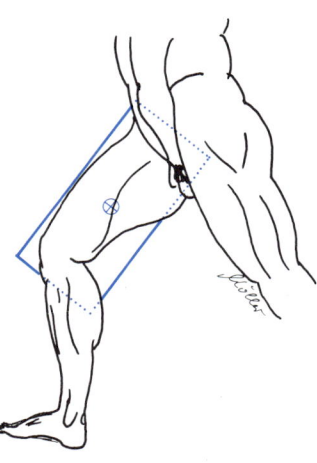

■ **Kriterium der guten Aufnahme**
- Oberschenkel streng seitlich
- Hüft- oder Kniegelenk (1) mit abgebildet
- Patella (bei Aufnahme mit Kniegelenk) frei projiziert (2)

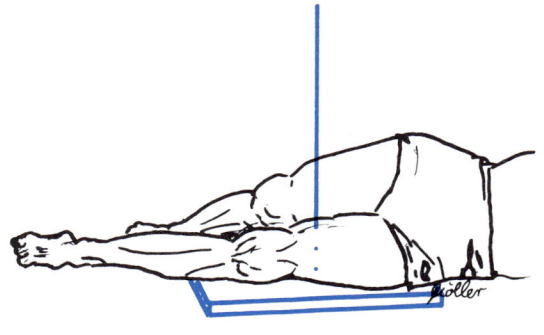

Aufnahmetechnik
Filmformat: 18×43 cm (20×40 cm), hoch
Empfindlichkeitsklasse: 200 (400), Ausgleichsfolie +/–
FFA: 115 cm
Streustrahlenraster: ja (Untertischaufnahme, r 8 [12])
Brennfleckgröße: groß (Brennflecknennwert: ≤ 1,3)
Belichtung: 70–80 kV mit Hüft- bzw. 60–65 kV mit Kniegelenk
  Automatik, mittlere Messkammer

Patientenvorbereitung
– Unterkörper entkleiden bis auf Unterwäsche

Lagerung

– Seitenlage, zu untersuchendes Bein liegt lateral auf dem Raster-
  tisch, in Hüfte und Knie gebeugt
– Anderes Bein entweder
  A. (Oberschenkel mit Hüftgelenk) überstreckt nach dorsal hinter
  das aufzunehmende Bein (oberer Kassettenrand [+] in Höhe der
  Spina iliaca anterior superior)
  oder
  B. (Oberschenkel mit Kniegelenk) stark gebeugt und unterpolstert
  vor das aufzunehmende Bein (unterer Kassettenrand [–] ca. 5 cm
  unter Kniegelenkspalt)
– Gonadenschutz (bei Männern Hodenkapsel)

Einstellung
– Strahlengang: seitlich (mediolateral), senkrecht zum Film
– Zentralstrahl auf Kassettenmitte (entspricht A = proximalem
  und B = distalem Femurdrittel)
– Einblenden, Seitenbezeichnung
– Atemstillstand nach Exspiration

Variante
Abbildung des Oberschenkels mit beiden Gelenken:
– Filmformat: 20×60 cm
– Oberer Kassettenrand in Höhe der Spina iliaca anterior superior,
  sonst wie A.

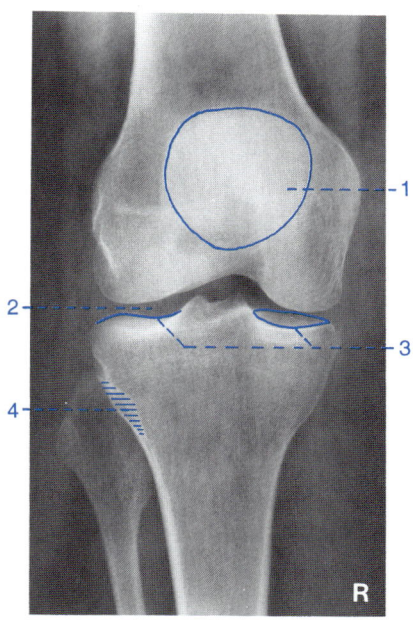

Kriterium der guten Aufnahme

– Patella mittelständig (1)
– Kniegelenkspalt frei einsehbar (2)
– planparallele Darstellung des Tibiaplateaus (3)
– Fibulaköpfchen nur oben innen von Tibia
  überlagert (4)

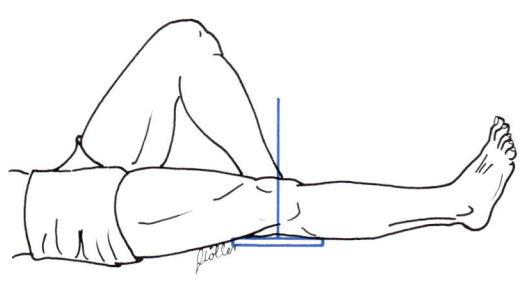

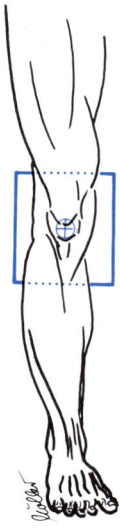

Aufnahmetechnik

Filmformat: 18×24 cm, hoch (oder 24×30 cm, quer, zweigeteilt)
Empfindlichkeitsklasse: 200 (400)
FFA: 115 (105) cm
Streustrahlenraster: ja (nein)
Brennfleckgröße: klein (Brennflecknennwert: $\leq$ 1,3)
Belichtung:
– Untertisch mit Raster: 60–75 kV, Automatik, mittlere Messkammer
– Übertisch ohne Raster: 50–55 kV; 25–30 mAs, …mAs, …mAs

Patientenvorbereitung

– Unterkörper entkleiden bis auf Unterwäsche

Lagerung

– Rückenlage, Bein gestreckt, leicht innenrotiert
  (bis Kniescheibe mittelständig)
– Anderes Bein abgespreizt
– Unterschenkel mit Sandsack fixieren
– Gonadenschutz (große Bleischürze)

Einstellung

– Strahlengang: a.-p., senkrecht zum Film
– Zentralstrahl auf Kniegelenkspaltmitte (2 cm = 1 Fingerbreit unter
  oberen Patellapol) und Kassettenmitte
– Einblenden, Seitenbezeichnung

Tipps & Tricks

– Kann Knie nicht ganz gestreckt werden: Knie unterpolstern,
  Zentralstrahl ca. 1–2 cm nach distal verschieben.
– FFA erhöhen, um einer Vergrößerung zu begegnen (Belichtungs-
  korrektur bei freier Belichtung: pro 10 cm 1 Belichtungspunkt).
– Bei Verdacht auf Kreuzbandläsion Knie leicht beugen lassen zur
  freien Darstellung der Tubercula intercondylaria.

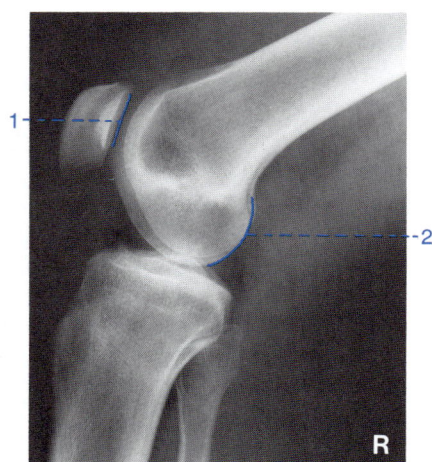

Kriterium der guten Aufnahme
- Patellarückfläche frei abgrenzbar (1)
- Femurkondylen decken sich (insbesondere Dorsalseite, 2)
- Kniegelenkspalt frei einsehbar
- Tuberositas tibiae beurteilbar

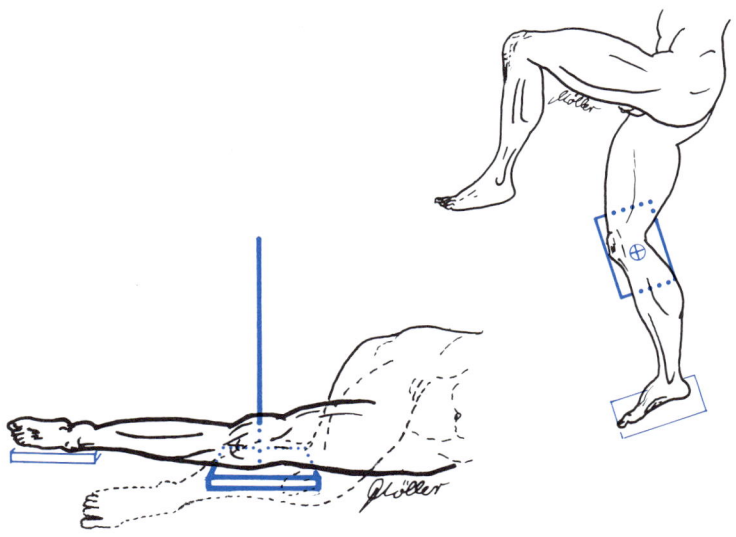

Aufnahmetechnik

Filmformat.: 18×24 cm, hoch (oder 24×30 cm, quer, zweigeteilt)
Empfindlichkeitsklasse: 200 (400)
FFA: 115 (105) cm
Streustrahlenraster: ja (nein)
Brennfleckgröße: klein (Brennflecknennwert: $\leq$ 1,3)
Belichtung:
- Untertisch mit Raster: 60–75 kV, Automatik, mittlere Messkammer
- Übertisch ohne Raster: 55–70 kV; 25–30 mAs, …mAs, …mAs

Patientenvorbereitung

- Unterkörper entkleiden bis auf Unterwäsche

Lagerung

- Seitenlage, Knieaußenseite auf Kassette (bzw. Tisch)
- Knie 30° (bis 45°) gebeugt
- Unterschenkel parallel zur Plattenebene
  (Ferse bzw. Kalkaneus mit Schaumstoff unterpolstern)
- Gegenseitiges Bein vor das aufzunehmende Bein lagern
- Gonadenschutz (Bleischürze)

Einstellung

- Strahlengang: seitlich, senkrecht zum Film
- Zentralstrahl auf Kniegelenkspaltmitte (2 cm unter oberen Patella-pol) und Kassettenmitte
- Einblenden, Seitenbezeichnung

Variante

Bei bewegungseingeschränkten Patienten Kassette anstellen und Aufnahme in horizontalem Strahlengang anfertigen

Tipps & Tricks

- Bei bekannter Osteoporose Spannung erniedrigen (ca. 55 kV).
- Aufnahmen nicht zu dunkel anfertigen, da sonst Weichteilveränderungen nicht zu erkennen.

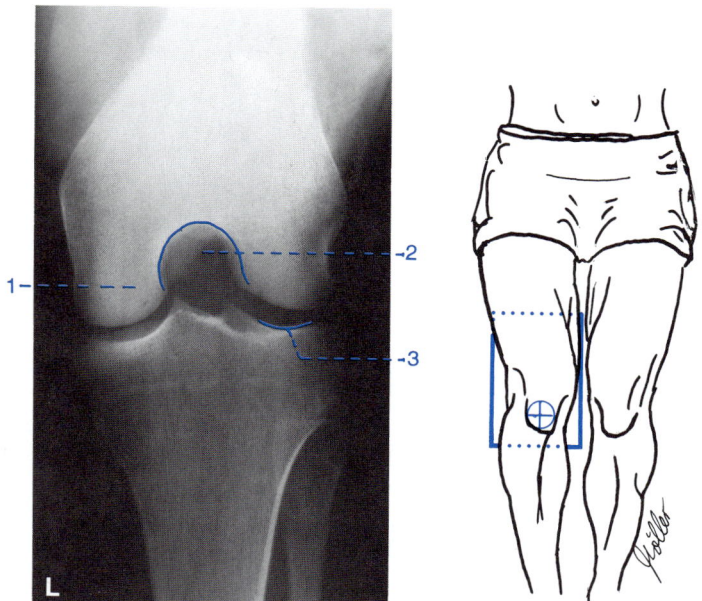

■ **Kriterium der guten Aufnahme**
- Kniegelenkspalt (Fossa intercondylaria) frei einsehbar (1)
- Femurkondylen überlagerungsfrei (2)
- Tibiaplateau lateral strichförmig (3)

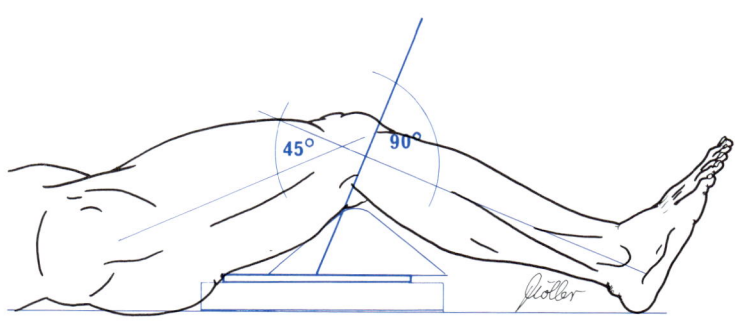

Aufnahmetechnik
Filmformat: 18×24 cm, hoch (Sattelkassette)
Empfindlichkeitsklasse: 200
FFA: 105 cm
Streustrahlenraster: nein (Übertischaufnahme)
Brennfleckgröße: klein (Brennflecknennwert: ≤ 1,3)
Freie Belichtung: 50–60 kV; 25–32 mAs, …mAs, …mAs

Patientenvorbereitung
– Unterkörper entkleiden bis auf Unterwäsche

Lagerung

– Rückenlage
– A. Kassette wird auf eine Schaumstoffunterlage und unter einen Dreieckschaumstoffkeil gelegt
– Darauf wird das aufzunehmende Knie gelegt, um 45° gebeugt
– Patella in Mittelposition (Bein leicht innenrotiert)
– Anderes Bein abgespreizt
Oder
– B. Sattelkassette auf Dreieckschaumstoffkeil in Kniekehle
– Gonadenschutz (Bleischürze)

Einstellung
– Strahlengang: 90° zur Unterschenkelachse
  (ca. 30–45° kaudokranial zum Film)
– Zentralstrahl auf Kniegelenkspaltmitte (2–3 cm unter Patellaspitze) und Kassettenmitte
– Einblenden, Seitenbezeichnung

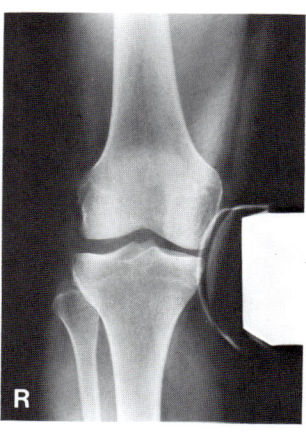

Kriterium der guten Aufnahme

Für Knie a.-p.
- Kniegelenkspalt frei einsehbar
- Tibiaplateau planparallel
- Fibulaköpfchen nur oben innen von Tibia überlagert

Für Knie seitlich
- Patellarückfläche frei abgrenzbar
- Femurkondylen decken sich weitgehend
- Kniegelenkspalt frei einsehbar

1/2   1/2

15 kp

15 kp

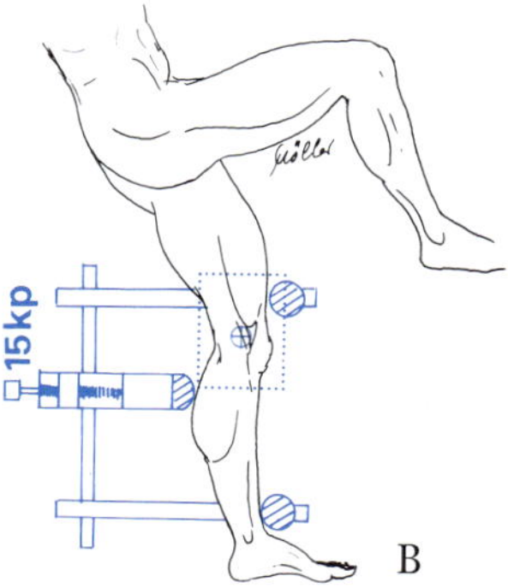

B

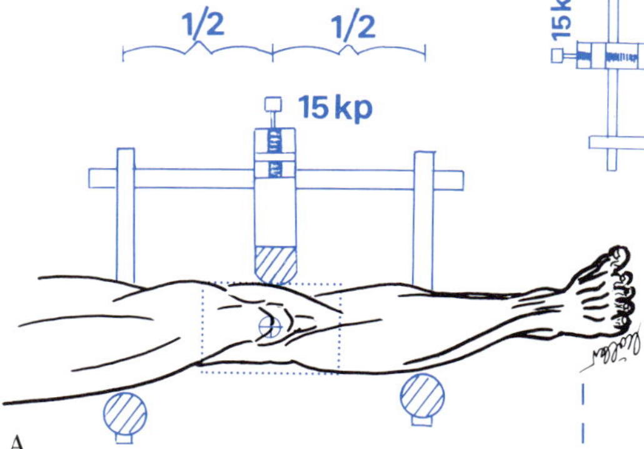

A

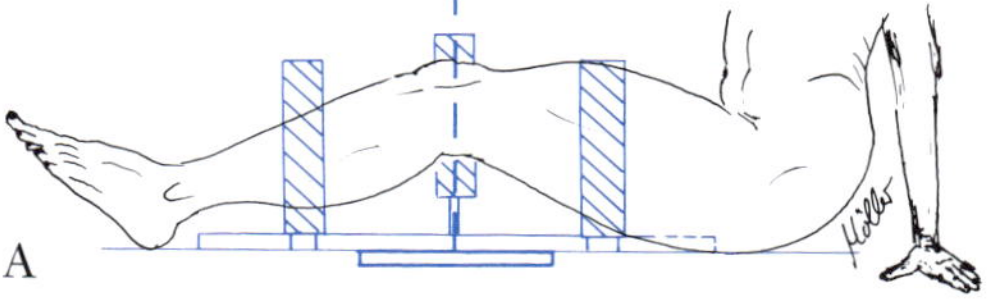

A

Einstellung
- Strahlengang: a.-p. bzw. seitlich, senkrecht zum Film
- Zentralstrahl auf Kniegelenkspaltmitte (2 cm = 1 Fingerbreit unter oberen Patellapol) und Kassettenmitte
- Einblenden, Seitenbezeichnung, Auflagedruck notieren (15 kp)

Aufnahmetechnik

Filmformat: 18×24 cm, hoch (oder 24×30 cm, quer, zweigeteilt)
Empfindlichkeitsklasse: 200 (400)
FFA: 115 (105) cm
Streustrahlenraster: ja (nein)
Brennfleckgröße: klein (Brennflecknennwert: $\leq$ 1,3)
Belichtung:
– Untertisch mit Raster: 60–75 kV, Automatik, mittlere Messkammer
– Übertisch ohne Raster: 55–70 kV; 25–30 mAs, …mAs, …mAs

Patientenvorbereitung

– Unterkörper entkleiden bis auf Unterwäsche
– Sich vergewissern, dass keine Fraktur am Ober- und Unterschenkel vorliegt (je nach Beschwerden Röntgenaufnahme anfertigen)

Lagerung

A. Knie a.-p. (zur Prüfung der Innen- und Außenbänder)
– Patient sitzend, Bein 15° (bis 30°) gebeugt, leicht innenrotiert (bis Kniescheibe mittelständig), anderes Bein abgespreizt
– Fuß in Halteapparat einlegen (unteres und oberes Gegenlager außen am Ober- bzw. Unterschenkel)
– Druckplatte des Supportes zur Prüfung der Außenbänder auf den Kniegelenkspalt innen exakt in der Mitte zwischen den Gegenlagern (bei Prüfung der Innenbänder genau umgekehrt)
– Auflagedruck auf 15 kp einstellen
B. Knie seitlich (Prüfung der vorderen oder hinteren Kreuzbänder)
– Seitenlage, Knieaußenseite unten, Knie 10–20° gebeugt
– Bein in Halteapparat einlegen (zur Prüfung des vorderen Kreuzbandes: unteres Gegenlager an distaler Unterschenkelvorderseite, oberes Gegenlager ca. handbreit über Kniegelenkspalt an distaler Oberschenkelvorderseite, Drucklager des Supportes ca. 6 cm unterhalb Kniekehle von dorsal; zur Prüfung des hinteren Kreuzbandes umgekehrt: Gegenlager jeweils an Unter- und Oberschenkelhinterseite, Support von vorne in Höhe der Tuberositas tibiae)
– Auflagedruck auf 15 kp einstellen
– Gonadenschutz (große Bleischürze)

Tipps & Tricks

– Kurz vor Auslösen der Aufnahme Auflagedruck überprüfen.
– Bei Überprüfung des vorderen Kreuzbandes bei muskulösen Sportlern evtl. 20 kp Auflagedruck verwenden.

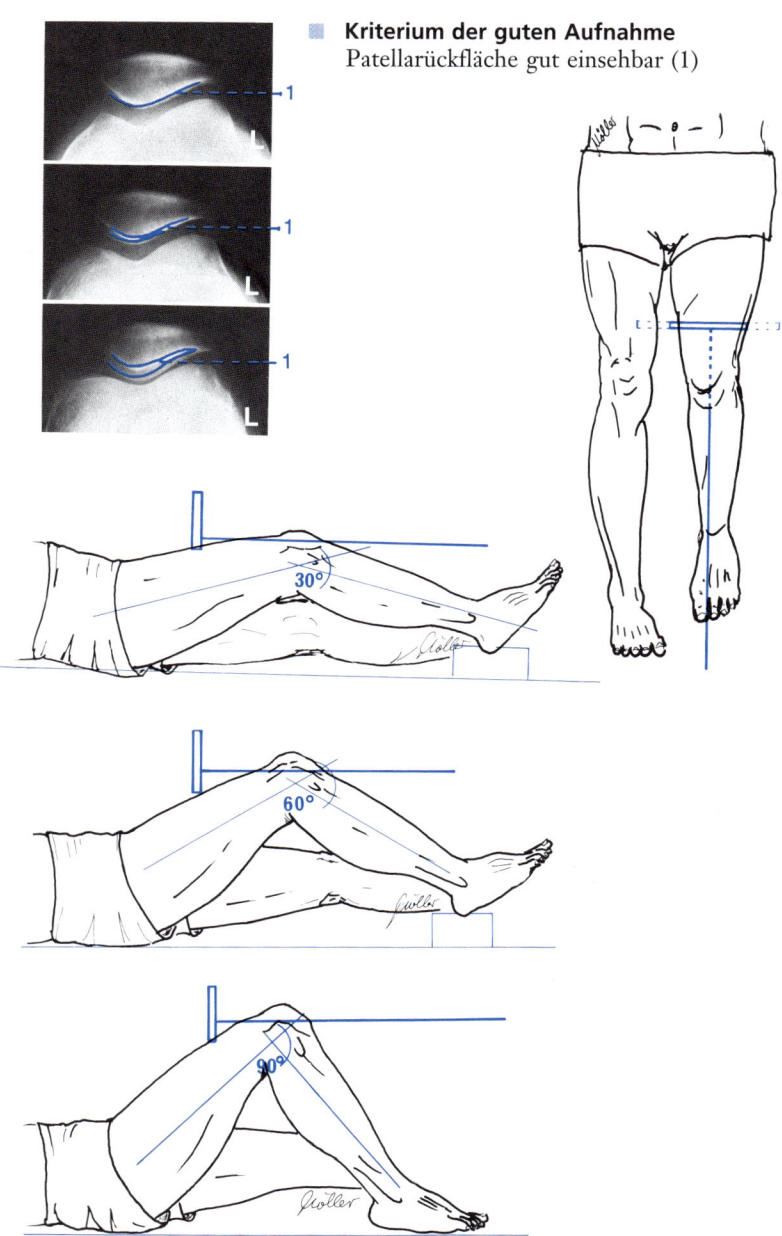

■ **Kriterium der guten Aufnahme**
Patellarückfläche gut einsehbar (1)

Aufnahmetechnik
Filmformat: 18×43 cm, quer, dreigeteilt
Empfindlichkeitsklasse: 200
FFA: 105 cm
Streustrahlenraster: nein (Übertischaufnahme)
Brennfleckgröße: klein (Brennflecknennwert: ≤ 1,3)
Freie Belichtung: 50–60 kV; ca. 25 mAs, …mAs, …mAs

Patientenvorbereitung
– Unterkörper entkleiden bis auf Unterwäsche

Lagerung

– Patient sitzt auf dem Aufnahmetisch
– Bein angewinkelt:
    1. Aufnahme: 150° (30°)
    2. Aufnahme: 120° (60°)
    3. Aufnahme: 90° (90°)
    (Winkel aus Längsachse Ober-/Unterschenkel)
– Patella parallel zum Tisch
– Kassette auf Oberschenkel senkrecht zum Tisch angestellt
  (entweder Halteapparat oder Patient hält Kassette selbst)
– Oberrand der Kassette = handbreit oberhalb Patella
– Gonadenschutz (Bleischürze)

Einstellung
– Strahlengang: horizontal kaudokranial (parallel zur Patella)
– Zentralstrahl auf unteren Patellarand, mittig, senkrecht auf Kassettenmitte
– Einblenden, Seitenbezeichnung

Variante
Patella axial nach Settegast
– Bauchlage, Oberschenkel liegt dem Untersuchungstisch auf,
  Knie mit Vorderseite auf Kassette
– Unterschenkel weit abwinkeln, bis Winkel Ober-/Unterschenkel 45°
– Strahlengang und Zentralstrahl s. o.

Tipps & Tricks
Schablonen (aus Pappe: 30°, 60°, 90°) als Einstellhilfe seitlich ans
Knie anlegen.

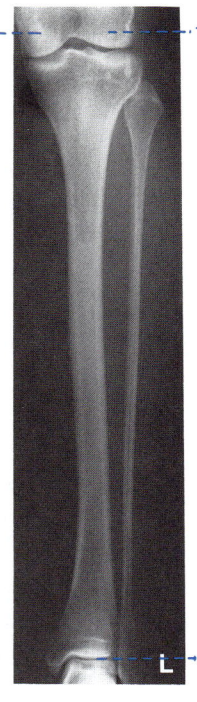

Kriterium der guten Aufnahme

– Unterschenkel in exakter a.-p. Projektion
– Knie- oder Sprunggelenk mit abgebildet
– Femurkondylen randständig bzw. Patella auf Femurmitte (1)
– OSG frei einsehbar (2)

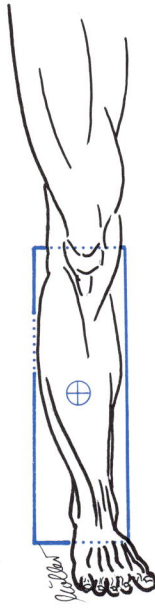

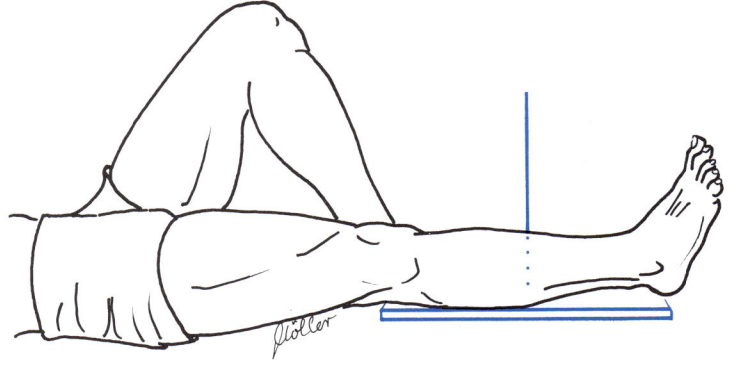

Aufnahmetechnik

Filmformat: 18×43 cm, hoch (oder 30×40 cm, geteilt; 20×40 cm [mit Knie], 15×20 cm [mit OSG] mit +/– Ausgleichsfolie [+ zum Knie])
Empfindlichkeitsklasse: 200 (400)
FFA: 115 (bzw. 105) cm
Streustrahlenraster: ja (nein)
Brennfleckgröße: klein (Brennflecknennwert: ≤ 1,3)
Belichtung:
– Untertisch mit Raster, 60–75 kV, Automatik, mittlere Messkammer
– Übertischaufnahme ohne Raster
    mit Kniegelenk: 55–70 kV, 25 mAs, …mAs, …mAs
    mit OSG: 55–70 kV; 5–8 mAs, …mAs, …mAs

Patientenvorbereitung
– Unterkörper entkleiden bis auf Unterwäsche

Lagerung

– Rückenlage, Bein gestreckt, leicht innenrotiert:
    A. mit Kniegelenk: Patella frontalisiert
    B. mit OSG: innenrotiert, Fuß leicht angezogen gegenseitiges Bein abgespreizt
– Kassette:
    A: mit Kniegelenk: oberer Kassettenrand 4 cm oberhalb Kniegelenkspalt
    B: unterer Kassettenrand in Höhe Fußsohle
– Gonadenschutz (große Bleischürze)

Einstellung
– Strahlengang: a.-p., senkrecht zum Film
– Zentralstrahl auf Kassettenmitte
– Einblenden, Seitenbezeichnung

Tipps & Tricks
– Evtl. Reismehlsack zum Schwärzungsausgleich auf OSG und Unterschenkel (besser Verlaufsfolie).
– Um eine orthograde Darstellung des gewünschten Gelenkes zu erhalten, auf das Gelenk zentrieren und dann den Zentralstrahl so weit kippen, dass das Filmformat ausgeleuchtet ist.
– Fixierung der Rotation mit Sandsack.

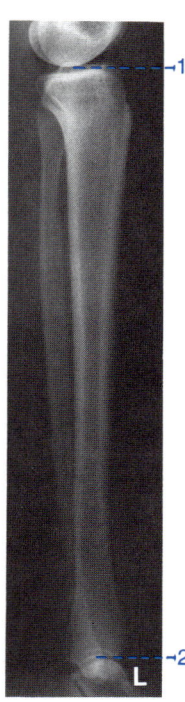

■ **Kriterium der guten Aufnahme**
- Unterschenkel streng seitlich
- Knie- (1) oder oberes Sprunggelenk (2) mit abgebildet

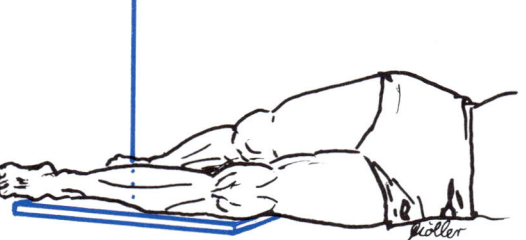

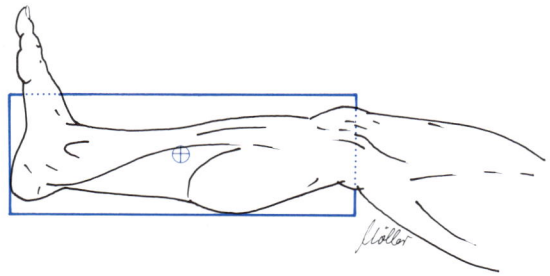

Aufnahmetechnik

Filmformat: 18×43 cm, hoch (oder 30×40 cm, geteilt; 20×40 cm [mit Knie], 15×20 cm [mit OSG] mit +/– Ausgleichsfolie [+ zum Knie])
Empfindlichkeitsklasse: 200 (400)
FFA: 115 (bzw. 105) cm
Streustrahlenraster: ja (nein)
Brennfleckgröße: klein (Brennflecknennwert: ≤ 1,3)
Belichtung:
– Untertischaufnahme mit Raster, 60–75 kV, Automatik, mittlere Messkammer
– Übertischaufnahme ohne Raster
    mit Kniegelenk: 55–70 kV; 25 mAs, …mAs, …mAs
    mit OSG: 55–70 kV; 5–8 mAs, …mAs, …mAs

Patientenvorbereitung
– Unterkörper entkleiden bis auf Unterwäsche

Lagerung

– Seitenlage, Knie ca. 30° gebeugt
– Außenseite des Unterschenkels liegt parallel zur Kassette
– Gegenseitiges Bein hinter das aufzunehmende Bein lagern
– Kassette:
A. mit Kniegelenk: oberer Kassettenrand 4 cm oberhalb Kniegelenkspalt, Ferse leicht unterpolstern
B. mit OSG: unterer Kassettenrand in Höhe Fußsohle, Zehen mit Schaumstoffkeil leicht unterpolstern, Fuß leicht anziehen lassen
– Gonadenschutz (große Bleischürze)

Einstellung
– Strahlengang: seitlich (mediolateral), senkrecht zum Film
– Zentralstrahl auf Kassettenmitte
– Einblenden, Seitenbezeichnung

Tipps & Tricks
– Seitenlage: Außen- und Innenknöchel auf einer Ebene.
– Evtl. Verlaufsfolie oder Reismehl.
– Evtl. Schrägaufnahmen (jeweils 45° Innen- und Außenrotation)

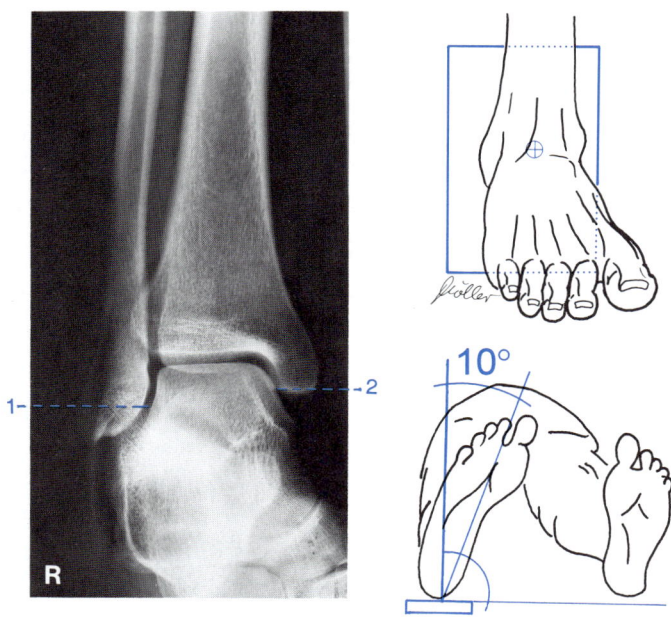

■ **Kriterium der guten Aufnahme**
- Sprunggelenk vollständig (Innen- und Außenknöchel) einschließlich distaler Fibula abgebildet
- freie Gelenkeinsicht zwischen Malleolus medialis und Talus (innen, 1) und zwischen Malleolus lateralis und Talus (außen, 2)

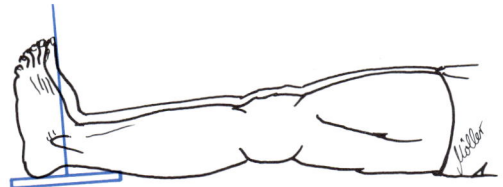

Aufnahmetechnik

Filmformat: 18×24 cm, quer, zweigeteilt
Empfindlichkeitsklasse: 200
FFA: 105 cm
Streustrahlenraster: nein (Übertischaufnahme)
Brennfleckgröße: klein (Brennflecknennwert: 0,6 [≤ 1,3])
Freie Belichtung: 50–60 kV; 20 mAs, …mAs, …mAs

Patientenvorbereitung

– Unterschenkel freimachen

Lagerung

– Rückenlage, Bein gestreckt, Fuß leicht innenrotiert (ca. 10–15°)
– Fußrücken angezogen (Fußsohle 90° zum Unterschenkel)
– Gegenseitiges Bein abgespreizt
– Gonadenschutz (Bleischürze)

Einstellung

– Strahlengang: a.-p., senkrecht zum Film
– Zentralstrahl auf Sprunggelenkspaltmitte (1 cm oberhalb Innen-
  knöchelspitze) und Kassettenmitte
– Einblenden, Seitenbezeichnung

Tipps & Tricks

– Kontrolle der Innenrotation des Fußes: kleiner Zeh etwa in
  Sprunggelenkmitte
– Malleolengabel parallel zum Film (sind gleichweit von Kassette
  entfernt).

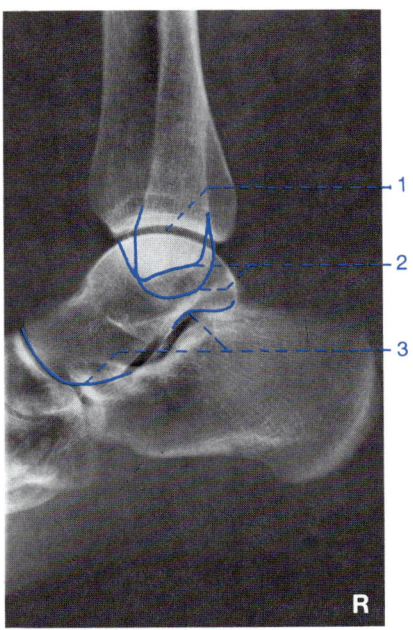

Kriterium der guten Aufnahme

- Oberes (1) und unteres (3) Sprunggelenk rein seitlich (Malleolen decken sich, 2)
- Kalkaneus und Talus komplett mit abgebildet
- Fibula projiziert sich ins mittlere bis untere Drittel der Tibiagelenkfläche

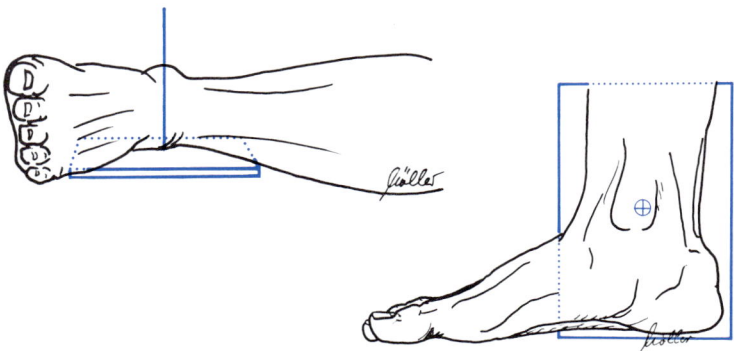

Aufnahmetechnik
Filmformat: 18×24 cm, quer, zweigeteilt (oder 18×24 cm, hoch)
Empfindlichkeitsklasse: 200
FFA: 105 cm
Streustrahlenraster: nein (Übertischaufnahme)
Brennfleckgröße: klein (Brennflecknennwert: 0,6 [≤ 1,3])
Freie Belichtung: 50–60 kV; 10–16 mAs, …mAs, …mAs

Patientenvorbereitung
– Unterschenkel freimachen

Lagerung
– Seitenlage, aufzunehmendes Bein mit Außenknöchel unten (filmnah)
– Fuß leicht angezogen (Unterschenkel/Fußsohle = 90°)
– Streng seitlich (Malleolen liegen genau übereinander)
– Flaches Keilkissen unter den Vorfuß legen
– Anderes Bein abgespreizt
– Gonadenschutz (große Bleischürze)

Einstellung
– Strahlengang: seitlich (mediolateral), senkrecht zum Film
– Zentralstrahl auf Sprunggelenkspaltmitte (Mitte des Innenknöchels) und Kassettenmitte
– Einblenden, Seitenbezeichnung

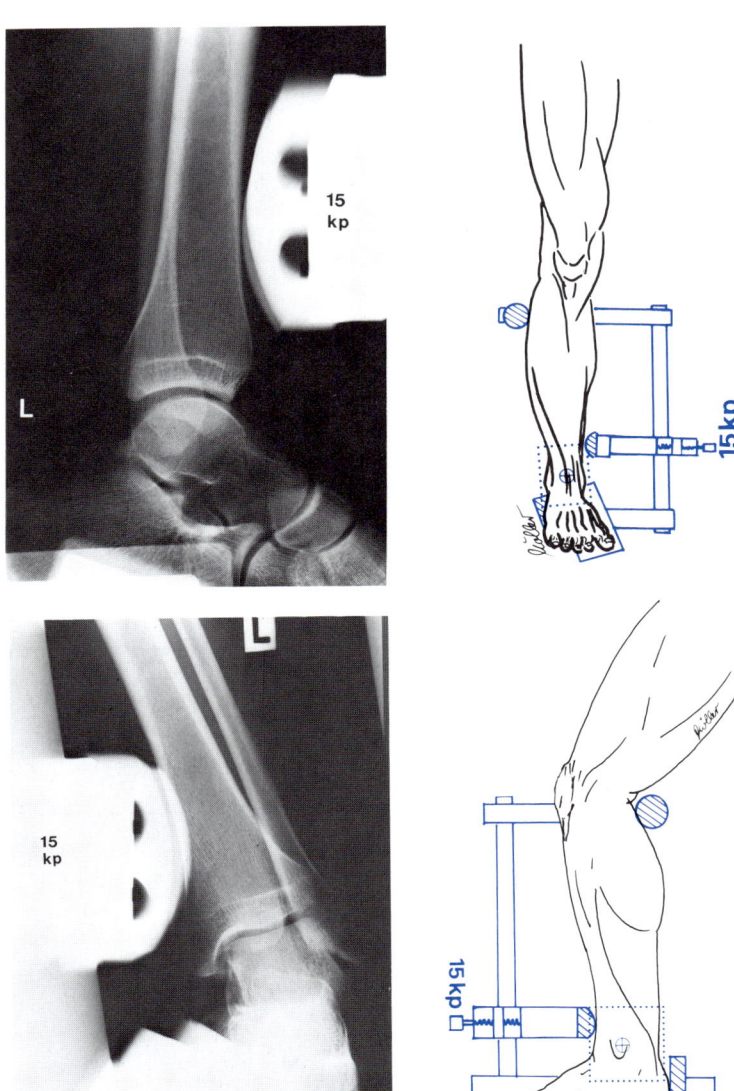

■ **Kriterium der guten Aufnahme**
- Sprunggelenk vollständig (Innen- und Außenknöchel) abgebildet
- freie Gelenkeinsicht

Aufnahmetechnik

Filmformat: 18×24 cm, quer, zweigeteilt
Empfindlichkeitsklasse: 200
FFA: 105 cm
Streustrahlenraster: nein (Übertischaufnahme)
Brennfleckgröße: klein (Brennflecknennwert: 0,6 [≤ 1,3])
Freie Belichtung: 50–60 kV; 20 mAs, …mAs, …mAs

Patientenvorbereitung

– Unterschenkel freimachen
– Fraktur ausschließen (evtl. Röntgenaufnahmen anfertigen)

Lagerung

A. Wie OSG a.-p. (zur Prüfung der Innen- und Außenbänder)
– Patient sitzt, Bein im Knie um 20° gebeugt (Knierolle)
– Gegenseitiges Bein abgespreizt
– Fuß in Halteapparat einlegen (Ferse im Fußhalteteil fixieren, oberes Gegenlager am proximalen Unterschenkel außen, Druckplatte des Supportes 1 QF über dem Malleolus medialis = Prüfung der Außenbänder; Innenbänder = umgekehrt)
– Auflagendruck auf 15 kp einstellen
B. Wie OSG seitlich (zur Prüfung des Talusvorschubes)
– Seitenlage, krankes Bein mit Außenknöchel unten (filmnah)
– Fuß leicht angezogen (Unterschenkel/Fußsohle = 90°)
– Streng seitlich (Malleolen liegen genau übereinander)
– Anderes Bein abgespreizt
– Fuß in Halteapparat einlegen (unteres Gegenlager an der Ferse, Oberes Gegenlager ca. handbreit unterhalb des Kniegelenkes an der Wade, Drucklager des Supportes 2–3 QF oberhalb des Malleolus medialis von vorne auf die Tibia)
– Auflagedruck auf 15 kp einstellen, ca. 1 min bis Aufnahme warten
– Gonadenschutz (große Bleischürze)

Einstellung

– Strahlengang: a.-p. bzw. seitlich, senkrecht zum Film
– Zentralstrahl auf Sprunggelenkspaltmitte (1 cm oberhalb Innenknöchelspitze) und Kassettenmitte
– Einblenden, Bezeichnen von Seite und Auflagedruck (15 kp)

Tipps & Tricks

Kurz vor Auslösen der Aufnahme Auflagedruck überprüfen

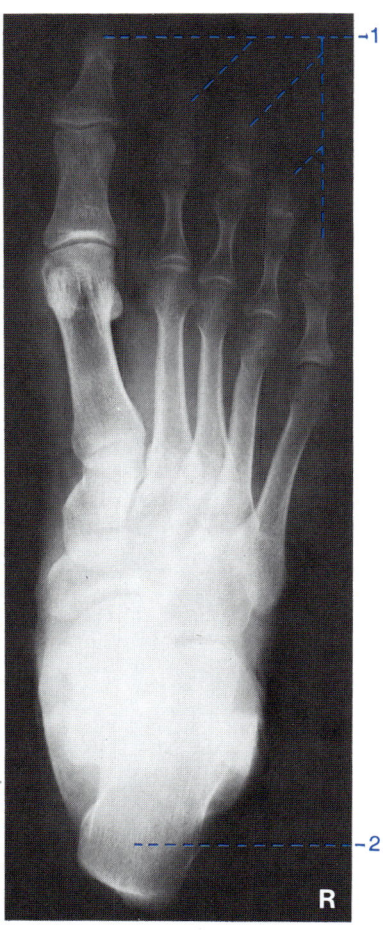

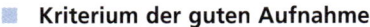

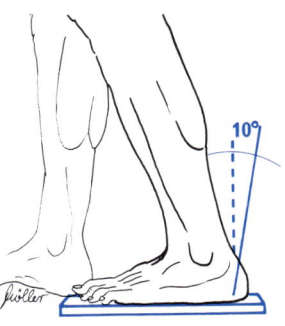

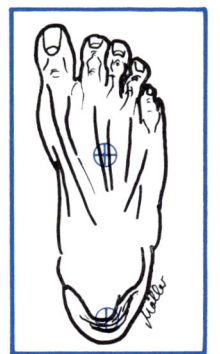

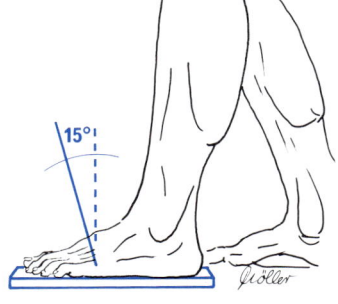

■ **Kriterium der guten Aufnahme**
– Überlagerungsfreie Abbildung
  des ganzen Fußes von End-
  gliedern (1) bis Kalkaneus (2)
– gute Belichtung

Aufnahmetechnik
Filmformat: 24×30 cm, hoch
Empfindlichkeitsklasse: 100 (200) (evtl. –/+-Kassette)
FFA: 105 cm
Streustrahlenraster: nein (Übertischtechnik)
Brennfleckgröße: klein (Brennflecknennwert: 0,6 [≤ 1,3])
Freie Belichtung:
1. 50 kV; (8–10 mAs), …mAs, …mAs
2. 46 kV; …mAs, …mAs, …mAs

Patientenvorbereitung
– Unterkörper entkleiden bis auf Unterwäsche

Lagerung

– Patient steht mit dem Fuß fest auf der Kassette, die auf dem Boden liegt, Fixierung des Fußes auf der Kassette
– Aufnahme 1: Aufzunehmenden Fuß so weit wie möglich im Fußgelenk strecken, anderen Fuß hinter der Kassette zum Abstützen, evtl. Hände an Stuhllehne abstützen lassen
– Aufnahme 2: Fuß (Fußsohle absolut unverändert) im Sprunggelenk stark beugen
anderer Fuß vor die Kassette, Hände evtl. auf dem Oberschenkel dieser Seite abstützen
– Gonadenschutz (Bleischürze: 1. vorne, 2. hinten)

Einstellung
Aufnahme 1
– Strahlengang: 15° von vorne schräg dorsoplantar (bzw. senkrecht)
– Zentralstrahl auf Mittelfuß
Aufnahme 2
– Strahlengang: –10° von hinten schräg dorsoplantar
– Zentralstrahl auf Mitte Fersenbein
– Einblenden, Seitenbezeichnung

Tipps & Tricks
– Evtl. Reismehl (nicht bei Frage nach pcP) oder Filter als Schwärzungsausgleich.

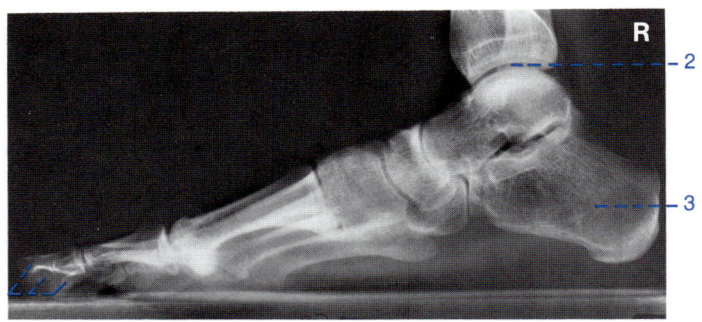

Kriterium der guten Aufnahme

- Abbildung des ganzen Fußes (einschließlich oberes Sprunggelenk [OSG, 1], Endglieder [2] und Kalkaneus [3])
- OSG seitlich dargestellt (1)

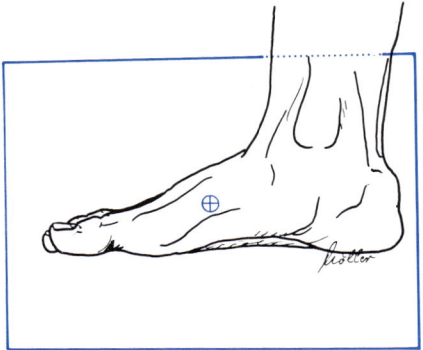

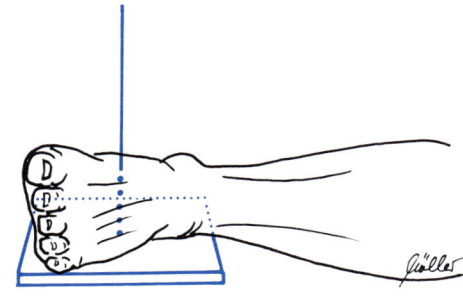

Aufnahmetechnik

Filmformat: 24×30 cm, quer
Empfindlichkeitsklasse: 100 (200)
FFA: 105 cm
Streustrahlenraster: nein (Übertischaufnahme)
Brennfleckgröße: klein (Brennflecknennwert: 0,6 [≤ 1,3])
Freie Belichtung: 50 kV; 10 mAs, …mAs, …mAs

Patientenvorbereitung

– Fuß freimachen (Schuhe, Strümpfe, Hosen ausziehen)

Lagerung

– Patient liegt seitlich auf dem Untersuchungstisch, Kleinzehenseite
  auf dem Film
– Mittelfuß in Filmmitte
– Ferse evtl. mit Keilkissen anheben
– Knie unterpolstern
– Anderes Bein nach vorne lagern
– Gonadenschutz (große Bleischürze)

Einstellung

– Strahlengang: seitlich (mediolateral), senkrecht auf Film
– Zentralstrahl auf Fußmitte und Filmmitte
– Einblenden, Seitenbezeichnung

Varianten

– Aufnahme evtl. auch im Stand mit Holzblock aus Unterlage oder in
  Rückenlage mit Holzblock als Abstützung der Fußsohle (rechtwinklig
  zur Unterschenkelachse)
– Bei Kleinkindern Fuß mittels Brettchen soweit wie möglich in Dorsal-
  flexion bringen (zur Klumpfußdarstellung)

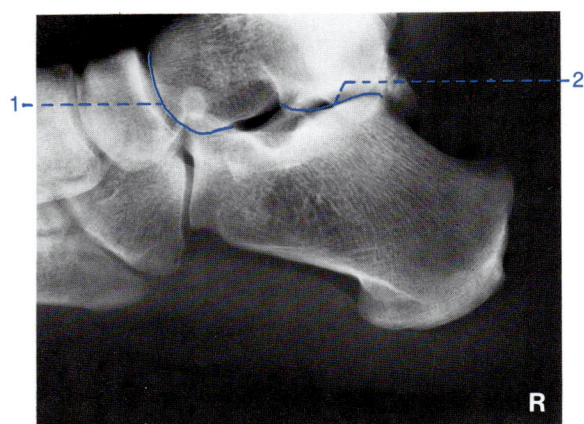

■ **Kriterium der guten Aufnahme**
– Rein seitliche Abbildung
– Kalkaneus komplett dargestellt
– unteres Sprunggelenk (1 und 2) gut einsehbar

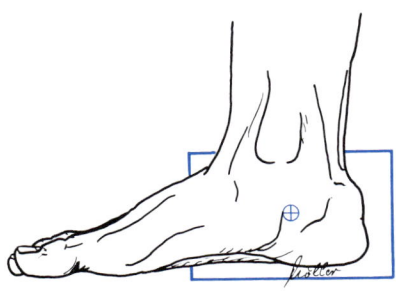

Aufnahmetechnik

Filmformat: 13×18 cm, quer (oder 18×24 cm, quer, zweigeteilt)
Empfindlichkeitsklasse: 200 (100)
FFA: 105 cm
Streustrahlenraster: nein (Übertischaufnahme)
Brennfleckgröße: klein (Brennflecknennwert: 0,6 [≤ 1,3])
Freie Belichtung: 40–50 kV; 16–20 mAs, …mAs, …mAs

Patientenvorbereitung

– Fuß freimachen (Schuhe, Strümpfe, Hosen ausziehen)

Lagerung

– Patient liegt seitlich auf der zu untersuchenden Seite, Kleinzehen-
  seite (laterale Seite) auf dem Film
– Ferse unterpolstern (ca. 10–15° anheben)
– Bein in Hüfte und Knie gebeugt
– Anderes Bein nach vorne lagern
– Ferse in Kassettenmitte
– Gonadenschutz (Bleischürze)

Einstellung

– Strahlengang: seitlich mediolateral, senkrecht auf den Film
– Zentralstrahl auf Kalkaneus (2–3 cm unter und hinter Malleolus
  medialis) und Filmmitte
– Einblenden, Seitenbezeichnung

Tipps & Tricks

Zur Beurteilung der Achillessehne (Ruptur?) Weichstrahltechnik
(35–40 kV) verwenden.

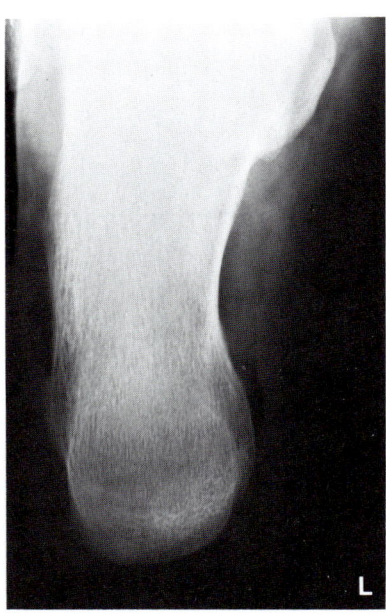

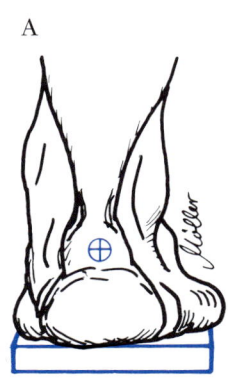

A

Kriterium der guten Aufnahme
- Hinterer Kalkaneusteil frei abgebildet
- Kalkaneus komplett und unverkürzt dargestellt

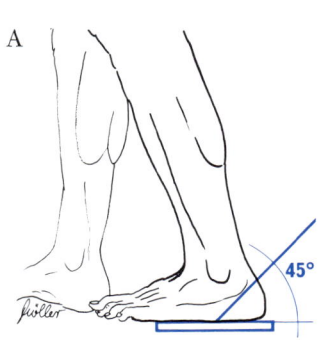

A

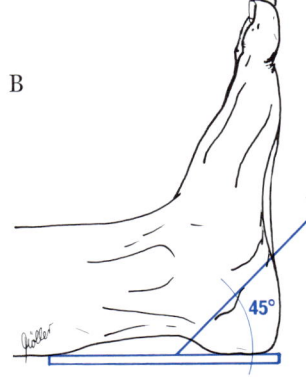

B

Aufnahmetechnik
Filmformat: 13×18 cm, hoch
Empfindlichkeitsklasse: 200 (100)
FFA: 105 cm
Streustrahlenraster: nein (Übertischaufnahme)
Brennfleckgröße: klein (Brennflecknennwert: 0,6 [≤ 1,3])
Freie Belichtung: 50–60 kV; 16–20 mAs, …mAs, …mAs

Patientenvorbereitung
– Fuß freimachen (Schuhe, Strümpfe, Hosen ausziehen)

Lagerung

– A. Patient stellt Fuß auf Kassette, Fuß im OSG gebeugt
– B. Rückenlage, Fußspitze angezogen (evtl. Zehen mit Band so weit
  wie möglich in Richtung Unterschenkel ziehen, Fuß und Unterschenkel dabei in einer Ebene = leicht innenrotiert) Ferse auf Kassette (unterer Kassettenrand)
– Gonadenschutz (große Bleischürze)

Einstellung
– Strahlengang: A. 45° schräg dorsoplantar,
                B. 45° schräg plantodorsal
– Zentralstrahl auf Kalkaneusmitte und Filmmitte
– Einblenden, Seitenbezeichnung

Tipps & Tricks
Evtl. Reismehl zum Schwärzungsausgleich, um auch proximale Fer-
senbeinanteile gut zu belichten, dann ca. 55 kV.

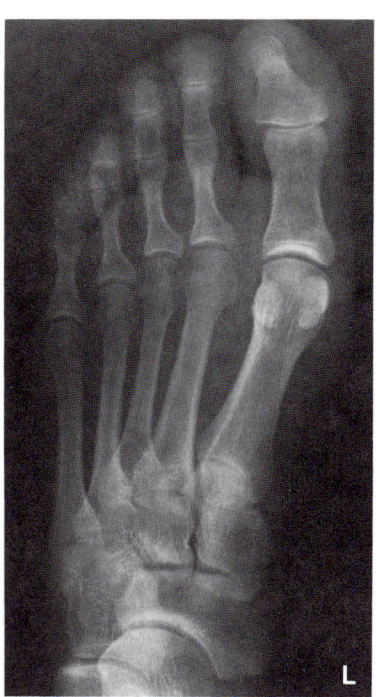

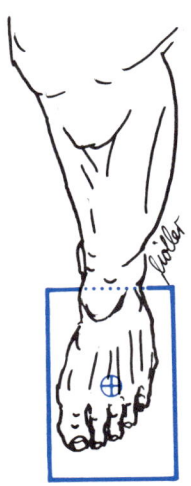

■ **Kriterium der guten Aufnahme**
Vollständige Abbildung des Vorfußes (und Mittelfußes) ohne Überlagerungen

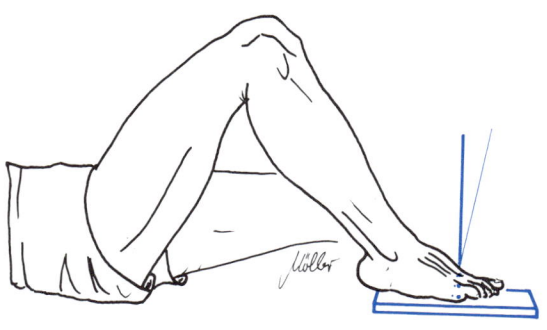

Aufnahmetechnik

Filmformat: 18×24 cm, quer, zweigeteilt
Empfindlichkeitsklasse: 200 (100)
FFA: 105 cm
Streustrahlenraster: nein (Übertischaufnahme)
Brennfleckgröße: klein (Brennflecknennwert: 0,6 [≤ 1,3])
Freie Belichtung: 45–55 kV; 8–10 mAs, …mAs, …mAs

Patientenvorbereitung

– Fuß freimachen (Schuhe, Strümpfe, Hosen ausziehen)

Lagerung

– Patient sitzt auf dem Röntgentisch, Bein angezogen, Vorfuß und Mittelfuß stehen mit der Fußsohle auf der Kassette
– Gonadenschutz (große Bleischürze)

Einstellung

– Strahlengang: senkrecht auf Filmmitte (oder 10° kaudokranial)
– Zentralstrahl auf das Metatarsale-III-Köpfchen (oder wenn Mittelfuß mit abgebildet werden soll, auf Mitte des Metatarsale III) und Filmmitte
– Einblenden, Seitenbezeichnung

Variante

Überlagerungsfreie Darstellung der Zehen
– Filmformat 13×18 cm
– Freie Belichtung: 40 kV; 8 mAs, …mAs, …mAs
– Sonst wie oben
– Patient liegt in Bauchlage auf dem Untersuchungstisch
– Innenrotierter Fuß liegt mit Zehenrücken der Kassette auf
– Mit Schaumstoffkeil unterstützen

Tipps & Tricks

– Evtl. Ausgleichsfilter oder Reismehlsack verwenden.
– Zehen evtl. mit Zellstofföllchen oder Watte spreizen.

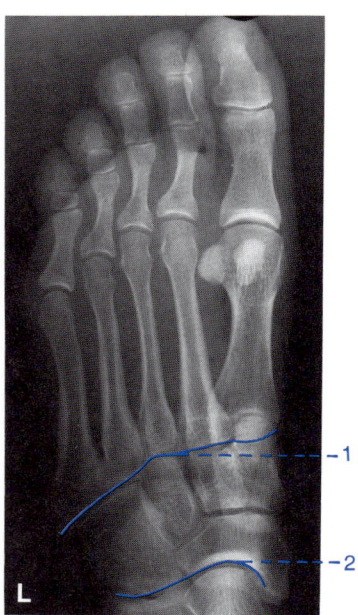

■ **Kriterium der guten Aufnahme**
- Vollständige Abbildung des Vor- oder Mittelfußes ohne wesentliche Überlagerungen
- gute Einsehbarkeit des Lisfranc- (1) und Chopart-Gelenkes (2)

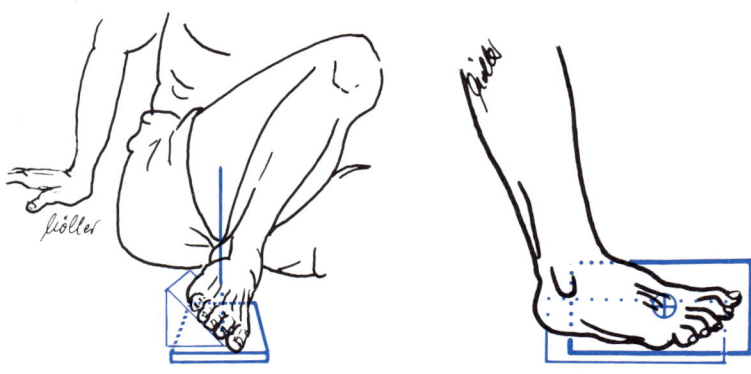

Aufnahmetechnik

Filmformat: 24×30 cm, quer, zweigeteilt
Empfindlichkeitsklasse: 200 (100)
FFA: 105 cm
Streustrahlenraster: nein (Übertischaufnahme)
Brennfleckgröße: klein (Brennflecknennwert: 0,6 [≤ 1,3])
Freie Belichtung:
- Vorfuß schräg: 45–55 kV; 8–10 mAs, …mAs, …mAs
- Fuß (Mittel- und Vorfuß) schräg: 45–55 kV; 13 mAs, …mAs, …mAs
- evtl. Ausgleichsfilter

Patientenvorbereitung
- Fuß freimachen (Schuhe, Strümpfe, Hosen ausziehen)

Lagerung

- Patient sitzt auf Röntgentisch, Bein angezogen, Fuß (Vorfuß) auf Kassette
- Unterschenkel (und Fuß) 45° nach innen gelagert (Kleinzehenseite 45° angehoben, durch Schaumstoffkeil abgestützt)
- Gonadenschutz (große Bleischürze)

Einstellung
- Strahlengang: senkrecht auf Filmmitte
- Zentralstrahl entweder auf
  a) Metatarsale-III-Köpfchen (Vorfuß) und Filmmitte oder
  b) Mitte des Metatarsale III (Vor- und Mittelfuß) und Filmmitte
- Einblenden, Seitenbezeichnung

Tipps & Tricks
Zehen durch Zellstoffröllchen spreizen.

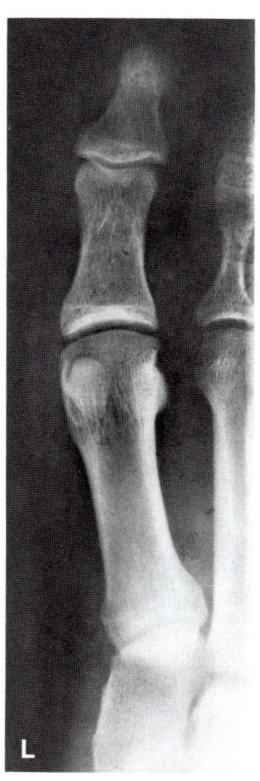

■ **Kriterium der guten Aufnahme**
Vollständige Abbildung der Großzehe ohne Überlagerungen

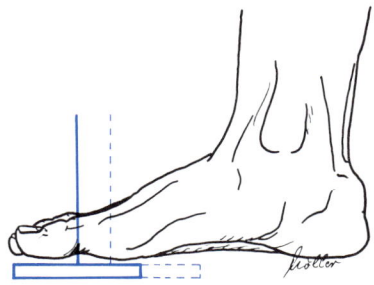

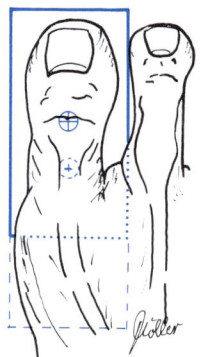

Aufnahmetechnik
Filmformat: 13×18 cm, hoch, zweigeteilt
Empfindlichkeitsklasse: 200 (100)
FFA: 105 cm
Streustrahlenraster: nein (Übertischaufnahme)
Brennfleckgröße: klein (Brennflecknennwert: 0,6 [≤ 1,3])
Freie Belichtung: 45–55 kV; 8 mAs, …mAs, …mAs

Patientenvorbereitung
– Fuß freimachen (Schuhe, Strümpfe)

Lagerung

– Patient sitzt auf Röntgentisch, Bein angezogen, Großzehe flach auf Kassette
– Polster (Watte) zwischen 1. und 2. Zehe
– Gonadenschutz (große Bleischürze)

Einstellung
– Strahlengang: dorsoplantar, senkrecht auf Filmmitte
– Zentralstrahl auf Großzehengrundgelenk und Filmmitte
– Einblenden (Endglieder oder Großzehenstrahl), Seitenbezeichnung

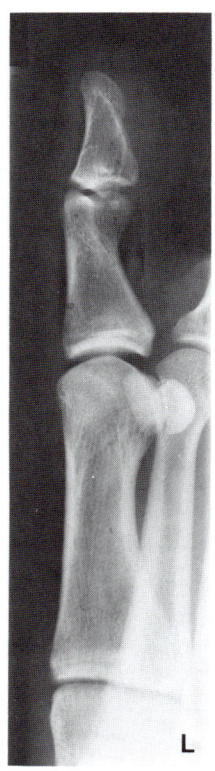

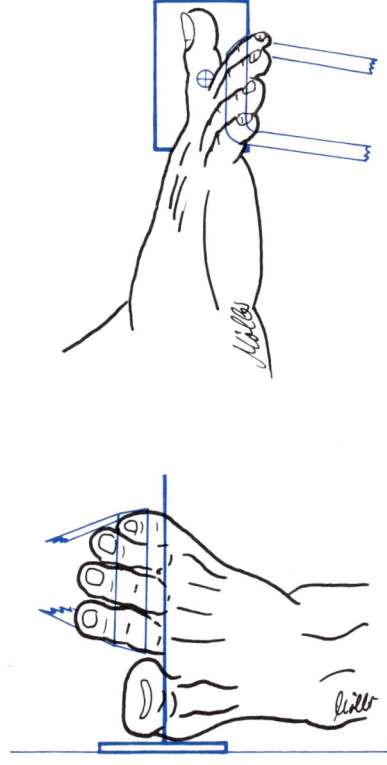

■ **Kriterium der guten Aufnahme**
Seitliche Abbildung der Zehe

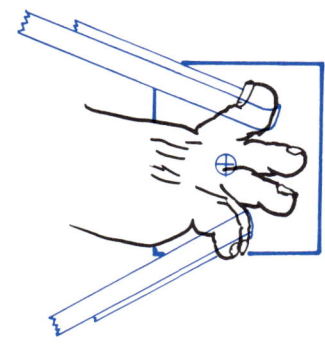

Aufnahmetechnik

Filmformat: 13×18 cm, hoch, zweigeteilt
Empfindlichkeitsklasse: 200 (100)
FFA: 105 cm
Streustrahlenraster: nein (Übertischaufnahme)
Brennfleckgröße: klein (Brennflecknennwert: 0,6 [≤ 1,3])
Freie Belichtung: 45–55 kV; 6,4–12 mAs, …mAs, …mAs

Patientenvorbereitung

– Fuß freimachen (Schuhe, Strümpfe)

Lagerung

Zehen 1–3
– Patient liegt auf gesunder Seite, die Großzehe liegt der Kassette seitlich auf
– a) Großzehe: Die 2.–5. Zehen werden durch ein Band nach unten gezogen
  b) Zehen 2 und 3: Die Großzehe wird mit je einem Band nach oben, die 4. und 5. Zehe nach unten gezogen
Zehen 4 und 5
– Patient liegt auf kranker Seite, die Kleinzehe liegt der Kassette seitlich auf
– Entweder werden die Zehen 4 und 5 mit je einem Band unterschiedlich stark angehoben, oder die Zehen 1–3 werden gemeinsam angehoben
– Gonadenschutz (Bleischürze)

Einstellung

– Strahlengang: seitlich mediolateral oder lateromedial, senkrecht auf Filmmitte
– Zentralstrahl auf Zehengrundgelenk und Filmmitte
– Einblenden, Seitenbezeichnung

(Fortsetzung auf S. 204)

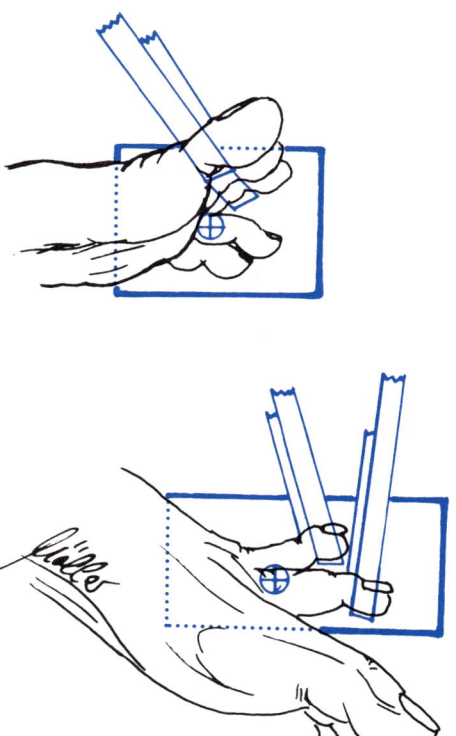

Übrige Nativdiagnostik

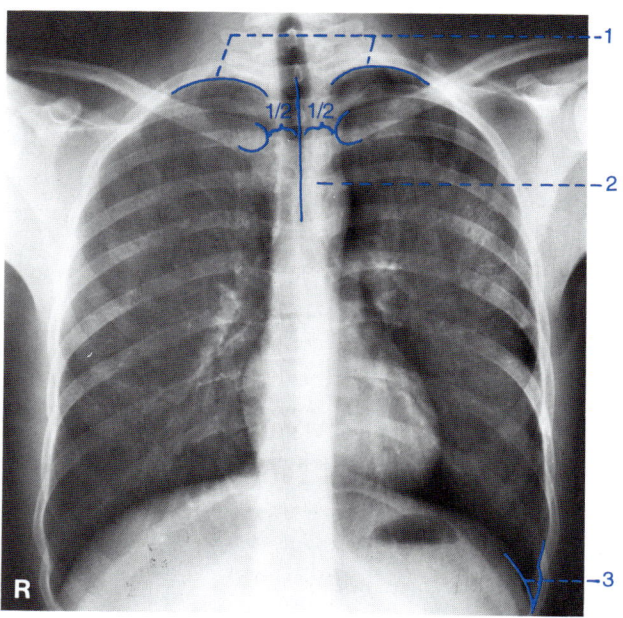

Kriterium der guten Aufnahme

- Lunge komplett abgebildet (Lungenspitze [1] und Zwerchfellrippenwinkel [2] einsehbar)
- Symmetrische Thoraxdarstellung (Schlüsselbeinköpfe vom Dornfortsatz gleich weit entfernt, Wirbelsäule [3] verläuft mittig
- Aufnahme scharf

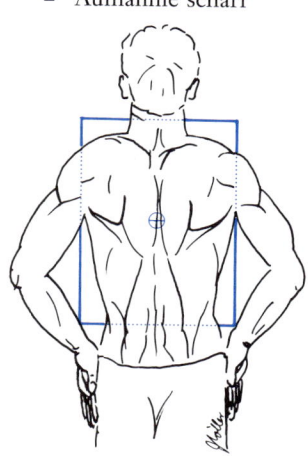

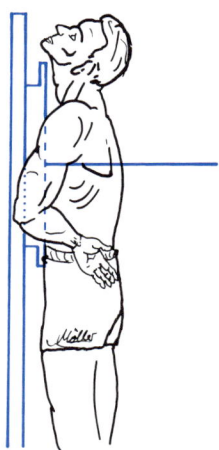

Aufnahmetechnik

Filmformat: 40×40 cm (oder 35×43 cm, hoch)

Empfindlichkeitsklasse: 400 (200)

FFA: 200–180 cm

Streustrahlenraster: ja (Untertischaufnahme, r 12 [8])

Brennfleckgröße: klein (bei sehr dicken Patienten groß) (Brennflecknennwert: ≤ 1,3)

Belichtung: 125 kV, Automatik, rechte laterale Messkammer

Patientenvorbereitung

– Oberkörper freimachen
– Schmuck (Halskette, Ohrringe) abnehmen lassen
– Haar nach oben binden lassen

Lagerung

– Patient steht mit der Brust zum Stativ, leicht vorgeneigt
– Brustwand und beide Schultern liegen an (Schultern dabei hängen
   lassen)
– Arme in Hüfte stemmen, Ellenbogen nach vorne
– Kopf mit Kinn über Kassettenrand nach vorne legen
– Oberer Kassettenrand 3 QF über Schulterhautgrenze
– Gonadenschutz (Bleischürze)

Einstellung

– Strahlengang: dorsoventral, senkrecht zum Film
– Zentralstrahl auf Wirbelsäule in Höhe unterer Pol des Schulter-
   blattes
– Einblenden bis an die Hautgrenze der unteren Rippenbögen,
   Seitenbezeichnung
– Atemstillstand nach tiefer Inspiration

Variante

Thorax im Liegen

– Freie Belichtung: 90–110 kV, …mAs, …mAs, …mAs
– Streustrahlenraster: 8/40 Raster

Bei Verdacht auf Pneumothorax: Aufnahme nach Exspiration

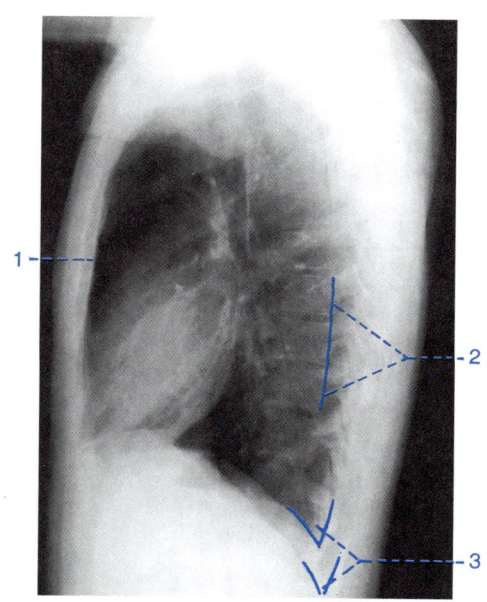

Kriterium der guten Aufnahme

- Lunge komplett abgebildet (Zwerchfellrippenwinkel einsehbar, 3)
- Sternum lateral randgebend (keine Rippen vor Sternum vorgelagert, 1)
- hintere Wirbelkörperkanten einfach konturiert (2)

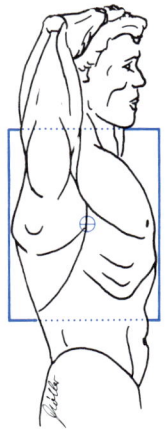
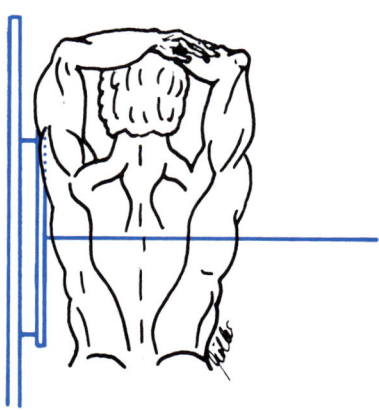

Aufnahmetechnik

Filmformat: 30×40 cm (40×40 cm oder 35×43 cm) hoch
Empfindlichkeitsklasse: (400) 200
FFA: 200–180 cm
Streustrahlenraster: ja (Untertischaufnahme, r 12 [8])
Brennfleckgröße: groß (Brennflecknennwert: ≤ 1,3)
Belichtung: 125 kV, Automatik, mittlere Messkammer

Patientenvorbereitung

– Oberkörper freimachen
– Schmuck (Halskette, Ohrringe) abnehmen lassen
– Haar nach oben binden lassen

Lagerung

– Patient steht links anliegend, streng seitlich
– Arme über Kopf (bzw. Stirn, Hände fassen Ellenbogen)
– Oberkörper leicht nach vorne gebeugt (Katzenbuckel)
– Oberer Kassettenrand 3 QF über Schulterhautgrenze
  (Vertebra prominens = HWK 7)
– Gonadenschutz (Bleischürze)

Einstellung

– Strahlengang: seitlich, senkrecht zum Film
– Zentralstrahl auf vordere Axillarlinie in Höhe der Brustwarze
  (bzw. Sternumspitze)
– Einblenden, Seitenbezeichnung
– Atemstillstand nach tiefer Inspiration

Variante

Nur bei speziellen Fragestellungen rechtsanliegend

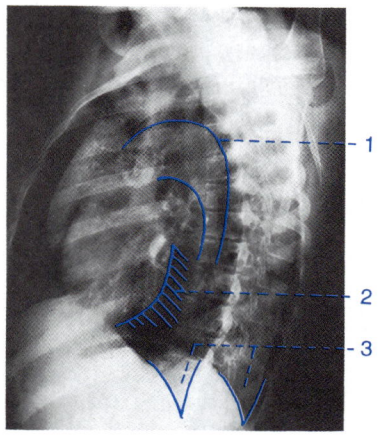 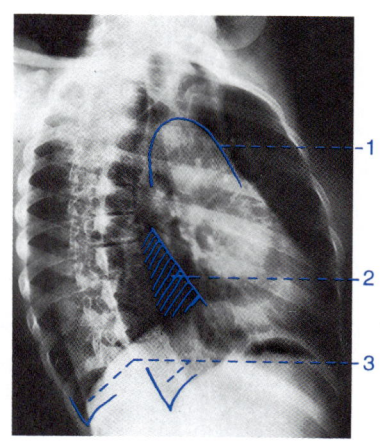

■ **Kriterium der guten Aufnahme**

A. Aortenbogen verkürzt (1), Retrokardialraum frei einsehbar (Herzschatten von Wirbelsäule frei projiziert, 2), Speiseröhre überlagerungsfrei dargestellt

B. Aortenbogen aufgedreht (1), Retrokardialraum frei einsehbar (Herzschatten von Wirbelsäule frei projiziert, 2) Lunge von Spitze bis Zwerchfell-Rippen-Winkel (3) abgebildet

Erster schräger Durchmesser
(Fechterstellung)

Zweiter schräger Durchmesser
(Boxerstellung)

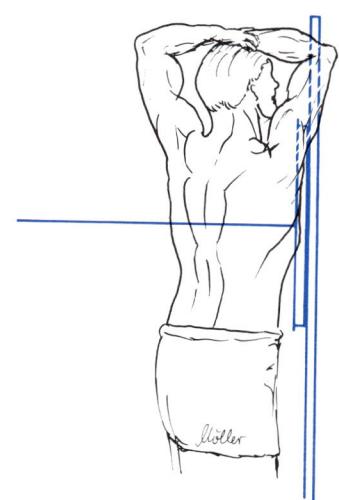 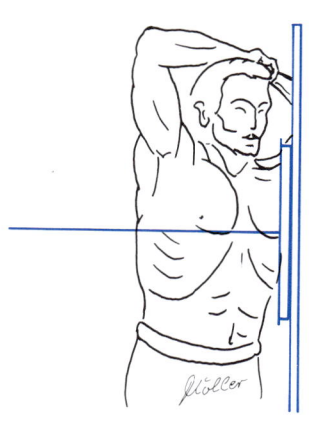

Aufnahmetechnik

Filmformat: 35×43 cm (40×40 cm oder 35×35 cm)

Empfindlichkeitsklasse: 400 (200)

FFA: 200–180 cm

Streustrahlenraster: ja (Untertischaufnahme am Rasterwandstativ,
   r 12 [8])

Brennfleckgröße: groß (Brennflecknennwert: ≤ 1,3)

Belichtung: 125 kV, Automatik, laterale Messkammern

Patientenvorbereitung

- Oberkörper freimachen
- Schmuck (Halskette, Ohrringe) abnehmen lassen
- Lange Haare nach oben binden lassen

Lagerung

- A. Erster schräger Durchmesser (RAO, Fechterstellung): Patient steht schräg im Winkel von 45° (bis 60°) zur Filmebene mit rechter vorderer Brustwand am Stativ
- B. Zweiter schräger Durchmesser (LAO, Boxerstellung): Patient steht schräg im Winkel von 45° (bis 35°) zur Filmebene mit linker vorderer Brustwand am Stativ
- Arme über den Kopf
- Oberer Kassettenrand 3 QF über Schulterhautgrenze
- Gonadenschutz (kleine Bleischürze)

Einstellung

- Strahlengang: schräg dorsoventral, senkrecht zum Film
- Zentralstrahl auf Wirbelsäulen-(nicht Dornfortsatz-)Linie (etwa handbreit neben Dornfortsatzlinie) in Höhe der Schulterblattspitze
- Einblenden auf Hautgrenze, Seitenbezeichnung
- Atemstillstand nach Inspiration

Tipps & Tricks

Evtl. Breischluck zur Markierung der hinteren Herzkontur.

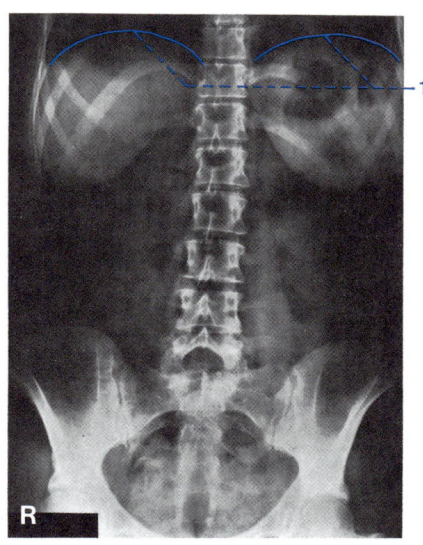

■ **Kriterium der guten Aufnahme**

Zwerchfell mit beiden Kuppen (1) und möglichst gesamtes Abdomen komplett und symmetrisch abgebildet

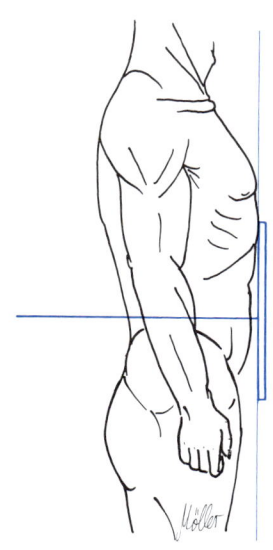
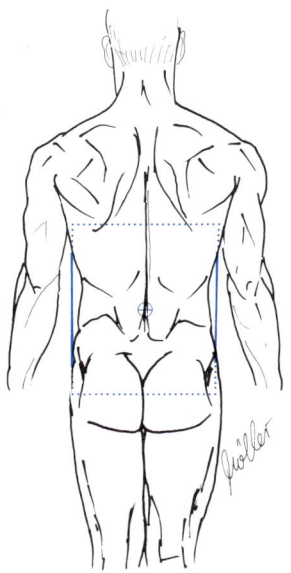

Aufnahmetechnik

Filmformat: 35×43 cm, hoch

Empfindlichkeitsklasse: 400

FFA: 115 cm

Streustrahlenraster: ja (Untertischaufnahme am Rasterwandstativ,
   r 12 [8])

Brennfleckgröße: groß (Brennflecknennwert: $\leq$ 1,3)

Belichtung: 100–125 kV, Automatik, beide äußeren Messkammern

Patientenvorbereitung

– Komplett entkleiden

Lagerung

– Patient steht mit Bauch am Stativ
– Oberer Kassettenrand in Höhe von Processus xyphoideus
– Gonadenschutz (bei Männern Hodenkapsel)

Einstellung

– Strahlengang: dorsoventral, senkrecht zum Film
– Zentralstrahl auf Wirbelsäule 2 cm oberhalb der Beckenschaufel
  in Kassettenmitte
– Einblenden mindestens bis an die Hautgrenze bzw. 1 cm weniger
  als Format
– Seitenbezeichnung sowie Bezeichnung „stehend"
– Atemstillstand nach Exspiration

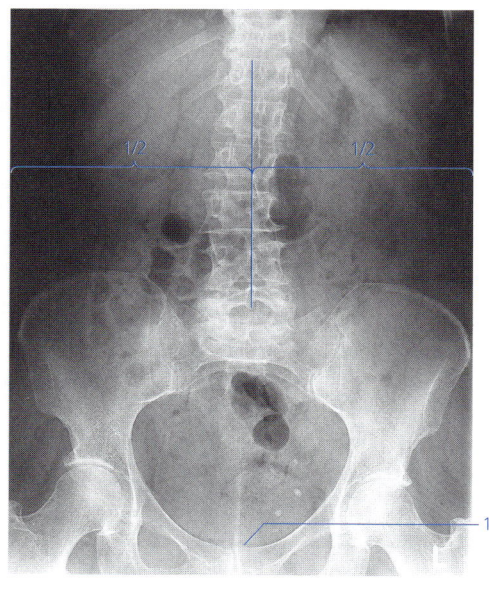

- **Kriterium der guten Aufnahme**
  - Symphysenoberrand (1) darge-
    stellt (wenn möglich auch Zwerch-
    fellkuppen)
  - Wirbelsäule verläuft über
    Filmmitte (2)

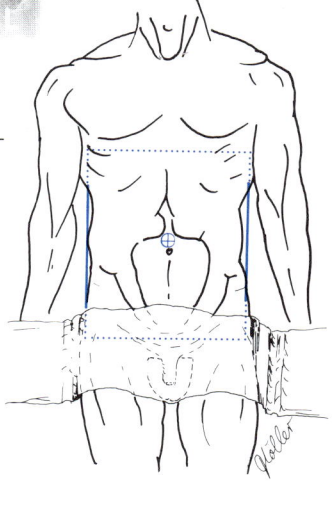

Aufnahmetechnik
Filmformat: 35×43 cm, hoch
Empfindlichkeitsklasse: 400
FFA: 115 cm
Streustrahlenraster: ja (Untertischaufnahme, r 12 [8])
Brennfleckgröße: groß (Brennflecknennwert: ≤ 1,3)
Belichtung: 80–90 kV, Automatik, beide äußeren Messkammern

Patientenvorbereitung
- Komplett entkleiden

Lagerung

- Rückenlage, Arme seitlich am Körper
- Unterer Kassettenrand 2 cm unterhalb des oberen Symphysenrandes
- Gonadenschutz (bei Männern Hodenkapsel)

Einstellung
- Strahlengang: ventrodorsal, senkrecht zum Film
- Zentralstrahl ca. 1 Fingerbreit oberhalb des Beckenkammes in Medianebene auf Kassettenmitte
- Seitlich Einblenden bis an die Spina iliaca anterior superior beidseits
- Seitenbezeichnung sowie Bezeichnung „im Liegen"
- Atemstillstand nach Exspiration

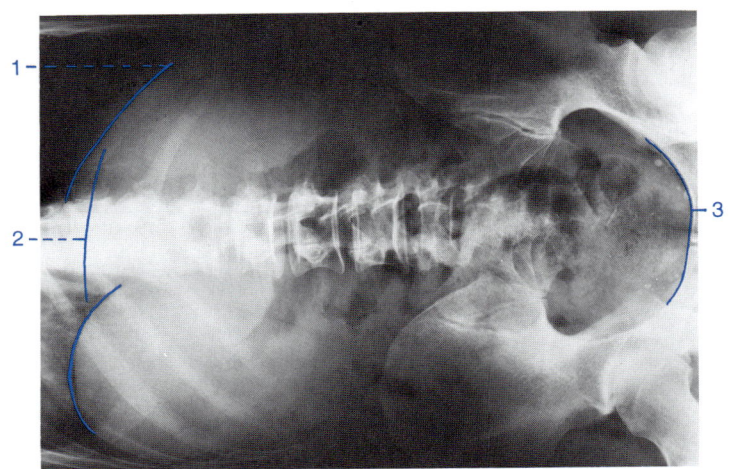

Kriterium der guten Aufnahme

- Gute Belichtung des gesamten Abdomens, insbesondere des rechten Sinus phrenicocostalis (1)
- gesamtes Abdomen (vom Zwerchfell [2] bis Symphysenoberrand [3]) abgebildet

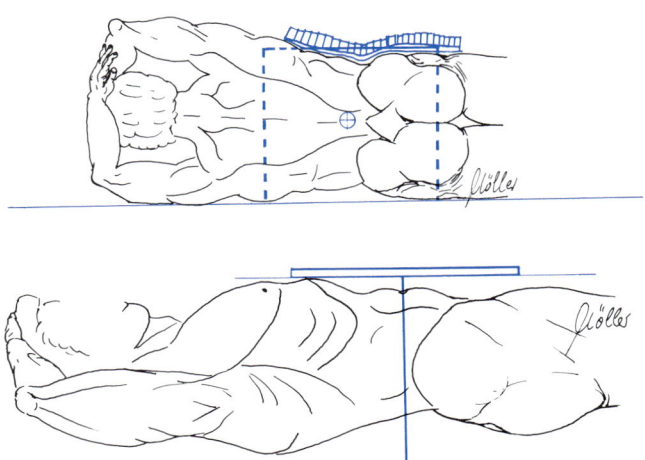

Aufnahmetechnik
Filmformat: 35×43 cm, hoch
Empfindlichkeitsklasse: 400
FFA: 115 cm
Streustrahlenraster: ja (Rasterwandstativ, r 12 [8])
Brennfleckgröße: groß (Brennflecknennwert: ≤ 1,3)
Belichtung: 100–125 kV, Automatik, mittlere Messkammer (–1)

Patientenvorbereitung
– Komplett entkleiden

Lagerung

– Patient liegt mit Rücken (oder Bauch bei dicken Patienten)
 der Kassette an
– Arme über dem Kopf, Beine zur Stabilisierung leicht angewinkelt
 (Patient muß mindestens 5 min auf der linken Seite gelegen haben,
 um evtl. Luft Zeit zum Aufsteigen zu geben)
– Kassettenoberrand 1 QF über Processus xyphoideus
– Atemstillstand nach Exspiration
– Gonadenschutz (bei Männern Hodenkapsel)

Einstellung
– Strahlengang: ventrodorsal (oder dorsoventral), horizontal,
 senkrecht zum Film
– Zentralstrahl: auf Wirbelsäule 2 QF über Beckenkamm in Kassettenmitte
– Zum Schwärzungsausgleich „Indianer" (Strahlenkranz) verwenden
– Einblenden mindestens bis an die Hautgrenze bzw. 1 cm weniger
 als Format
– Seitenbezeichnung sowie Bezeichnung „linke Seitenlage"
– Atemstillstand nach Exspiration

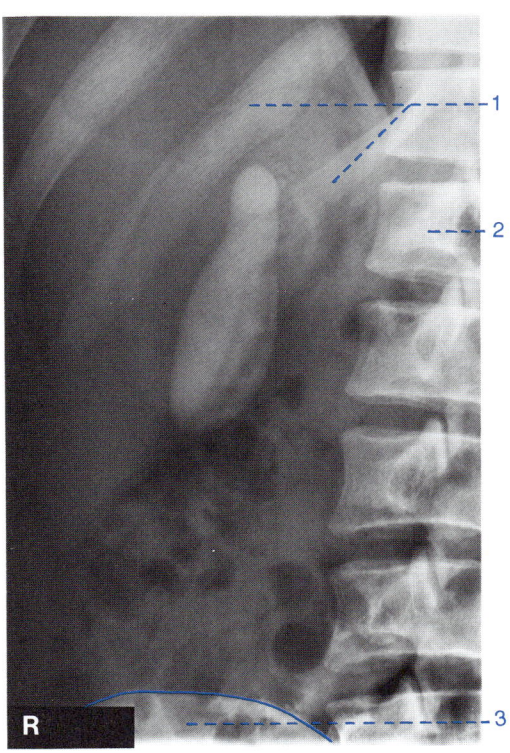

R

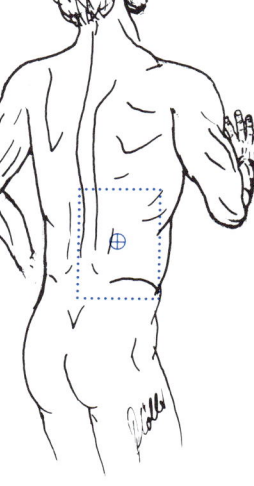

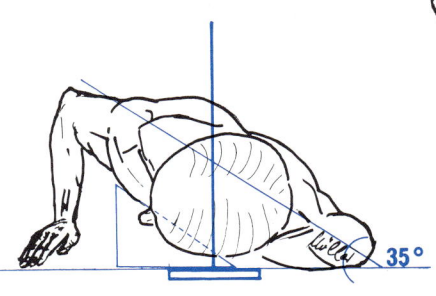

■ **Kriterium der guten Aufnahme**
- Unterste Rippe (1) und Beckenkamm (3) dargestellt
- Wirbelsäule (2) verläuft über Filmrand

35°

Aufnahmetechnik
Filmformat: 24×30 cm, hoch
Empfindlichkeitsklasse: 400
FFA: 115 cm
Streustrahlenraster: ja (Untertischaufnahme, r 12 [8])
Brennfleckgröße: groß (Brennflecknennwert: ≤ 1,3)
Belichtung: 70–80 kV, Automatik, mittlere Messkammer

Patientenvorbereitung
– Bis auf Unterhose entkleiden

Lagerung

– Bauchlage, rechte Seite um ca. 35° (20–45°) angehoben, mit Keilkissen unterpolstert (der linke Arm liegt am Körper entlang, der
  rechte stützt sich leicht ab, Patient kann zusätzlich zur stabileren
  Lage Knie leicht anziehen)
– Rechte Körperseite (Mitte zwischen unterster Rippe und Beckenkamm) liegt in Kassettenmitte
– Gonadenschutz

Einstellung
– Strahlengang: schräg ventrodorsal, senkrecht zum Film
– Zentralstrahl auf Kassettenmitte (ca. handbreit lateral der Dornfort-
  satzlinie und der Mitte zwischen unterster Rippe und Beckenkamm)
– Seitlich einblenden bis an die Hautgrenze, Seitenbezeichnung
– Atemstillstand nach Exspiration

Variante
Evtl. Zonographie der Gallenblase:
– 70 kV, mittlere Schichtdicke, Schichttiefe 8–12 cm

Tipps & Tricks
Zentralstrahl auf Haut mit Stift markieren (für spätere Aufnahmen
oder Korrekturen)
– Dicker Patient: Gallenblase (und Zentrierung) liegt mehr oben
  und außen (20° Anheben reicht).
– Dünner Patient: Gallenblase (und Zentrierung) liegt tiefer im
  Becken und weiter medial (bis zu 45° rechts anheben).

■ **Kriterium der guten Aufnahme**
- Gesamter Drüsenkörper und Axillarfalte (1) sind überlagerungsfrei (ohne Hautfalten) und scharf (nicht veratmet) dargestellt
- Mamille (2) randständig (projiziert sich nicht in die Mamma)
- Bei der kraniokaudalen Aufnahme soll das Fettgewebe zur Thoraxwand hin als dunkler Rand zu erkennen sein, bei der mediolatera-
  len soll sich der Pektoralismuskel als helles Band abbilden

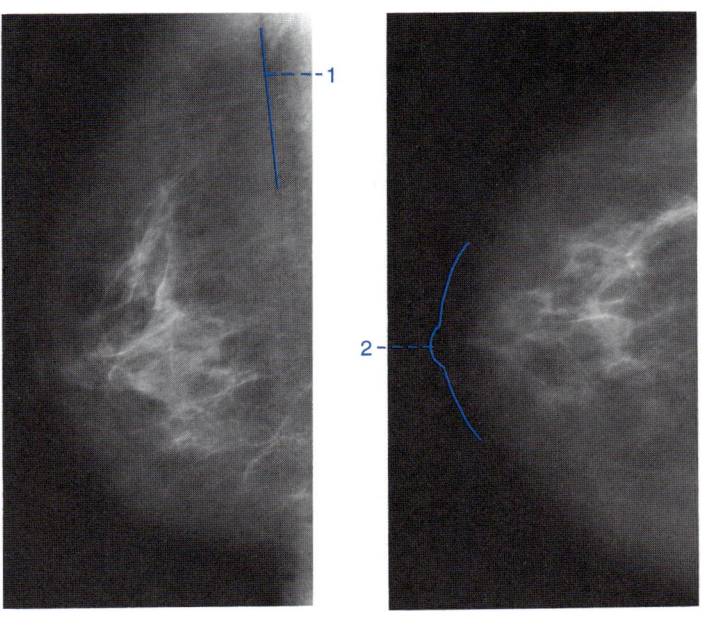

kraniokaudal   mediolateral

Variante

Axilläre Einstellung: Schwenkbügel wird um 45° gedreht. Sonst wie me-
diolaterale Aufnahmetechnik (Axillarfalte weit nach vorne ziehen)

Aufnahmetechnik

Filmformat: 18×24 cm
Empfindlichkeitsklasse: Spezialfilm 25
FFA: 60 cm
Streustrahlenraster: ja (bewegtes Spezialraster r 4, 27 L/cm; r 5, 30 L/cm)
Brennfleckgröße: klein (Brennflecknennwert: ≤ 0,4)
Belichtung: 25–35 kV, Automatik
– bei kleinen Brüsten thoraxwandnahe (vordere) Messkammer
– bei älteren Patientinnen oder großer Mamma thoraxferne (hintere) Kammer

Patientenvorbereitung
– Oberkörper freimachen

Lagerung

Kraniokaudal
– Patientin steht vor vertikal ausgerichtetem Mammographiegerät
– Mamma mittig auf Kassettenhalter positionieren, Gerät entsprechend höhenregulieren, bis Mamille tangential zur Filmebene
– Patientin umfasst mit der Hand der aufzunehmenden Seite den seitlichen Haltegriff des Stativs (Ellenbogen zeigt dabei nach oben, um axilläres Drüsengewebe zu straffen)
– Der Oberkörper wird gering vom Gerät weggedreht (um auch die äußeren Quadranten vollständig zu erfassen)
Mediolateral
– Schwenkbügel um 90° drehen
– Patientin steht mit der Außenseite der Mamma am Gerät
– Oberkörper vorgebeugt, Bauch eingezogen
– Hand des rechtswinklig gebeugten Armes umfasst den Haltegriff
– Mamma mittig positionieren und Oberkörper zur aufzunehmenden Seite drehen, bis die Mamille tangential zur Filmebene liegt
– Die MTR zieht die Mamma vorsichtig nach vorne auf die Platte
– Jetzt erfolgt die Kompression (die Mamma wird weit nach vorne gezogen, mit zunehmender Kompression gleitet die Hand der MTR in Richtung Mamille unter der Kompressionsplatte heraus)
Achtung: Keine Hautfalten produzieren, bei seitlicher Aufnahme insbesondere die Axillarfalte ohne Überlagerung darstellen
– Gonadenschutz (kleine Bleischürze)

Einstellung
– Strahlengang: kraniokaudal bzw. mediolateral, senkrecht zum Film
– Atemstillstand

Kontrastmitteluntersuchungen

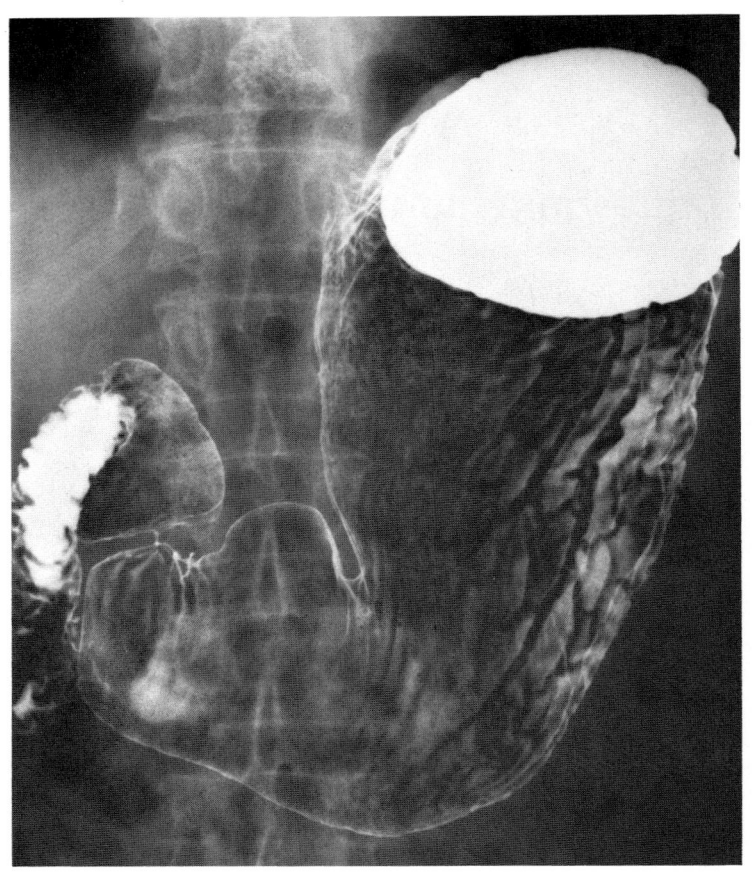

Patientenvorbereitung
- Nahrungskarenz, Nikotinabstinenz
- Keine Tabletten usw. am Untersuchungstag

Material und Aufnahmetechnik
- Becher High-density-Kontrastmittel (HD = ca. 200 g Bariumsulphat/ 100 ml, z. B. Micropaque HD oral)
- Trinkbecher für KM (ca. 150–220 ml)
- Trinkbecher mit ca. 10–15 ml Wasser
- CO_2-Granulat-Beutel (1 Brausetablette oder 1 gehäufter Teelöffel mit Brausepulver [ca. 300 ml Luft])
- 18er Nadel
- 2-ml-Spritze mit 2 ml Buscopan (20 mg) (cave: Glaukom und Tachykardie) oder
- Insulinspritze mit 15 Teilstrichen = 0,4 mg Glucagon
- Hautdesinfektionsmittel, Tupfer, Staubinde
- *Filmmaterial:* 2mal 18×24 cm, 3mal 24×30 cm
- Belichtung: 100–110 kV, Automatik, mittlere Kammer
  Brennflecknennwert: ≤ 1,3 (0,6)
  Streustrahlenraster: r 8
  Empfindlichkeitsklasse: 400
- Grundstellung des DL-Gerätes: vertikal
- Alle Aufnahmen in Exspiration

Technik
- Injektion von Buscopan bzw. Glucagon (im Liegen)
- Ein Schluck KM (ca. 15–20 ml)
1. Film: Vorderwand/Faltenrelief
- Bauchlage; 18×24 cm, quer
- Alles KM (bis auf einen Schluck) trinken lassen (im Stand), hierbei
- Ösophagus beobachten
2. Film: Übersicht in Prallfüllung
(kleine Kurvatur freiprojiziert, schnelles Arbeiten)
- Im Stand; 24×30 cm, hoch
- Brausepulver mit Wasser schlucken lassen
- Patienten links angestellt in die Horizontale fahren
- Von der Linksseitenlage auf den Bauch und wieder über die linke Seite auf den Rücken drehen lassen
- Um einen guten KM-Beschlag zu erreichen, wird diese Prozedur mindestens 3mal wiederholt
- Bei unbeweglichem Patient „Schunkelbewegungen" in Linksseitenlage
- Zum Schluss langsam über die rechte Seite auf den Bauch und auf die linke Seite drehen lassen (bei schlechtem Beschlag wiederholen)

3. Film: Übersicht in Doppelkontrast
– Rückenlage; 24×30 cm, quer (oder hoch)
4. Film: Zielaufnahmen im Doppelkontrast
– Von Linksseitenlage auf Rückenlage drehen; 24×30 cm, quer, viergeteilt
  1. Aufnahme: Antrum mit Pylorus, evtl. Bulbus
  2. Aufnahme: Angulus- und untere Korpusregion
  3. Aufnahme: oberes Korpus mit Fornixübergang (Schatzki-Position)
     leichte Rechtsseitenlage, Tisch 45° (KM fließt in Antrum und Kar-
     dia ab)
In dieser Position Hernienprüfung:
– Einen KM-Schluck nehmen lassen, Patient in Kopftieflage bringen
– Bauchlage, links etwas angehoben, pressen lassen. Bei pathologischem Befund:
  4. Aufnahme: Ösophagushernie
oder
  4. Aufnahme: Fornix und Kardia (im Stand)
5. Film: Kompressionsaufnahmen
– Im Stand; 18×24 cm, quer, viergeteilt, Tubus
  1. Aufnahme: Antrum
  2. Aufnahme: große Kurvatur
  3. Aufnahme: Bulbus
  4. Aufnahme: variabel, evtl. kleine Kurvatur, Bulbus

Varianten
Erste Untersuchungstechnische Variante
Entfaltet sich der Bulbus nicht bei der ersten Aufnahme (zusammen mit
dem Antrum), kann er jederzeit innerhalb des Schemas dargestgellt werden. Hierzu (auch bei Ösophagushernie) zwischen dem 4. und 5. Film
evtl. zusätzlich
6. Film:
– 18×24 cm, quer, zweigeteilt
  Zum Beispiel:
  1. Aufnahme: Fornix und Kardia
  2. Aufnahme: Bulbus
     Dann weiter mit 5. Film: Kompressionsaufnahme (s. oben)
Zweite Untersuchungstechnische Variante
Beginn gleich mit den Doppelkontrastuntersuchungen:
– Material und Technik wie oben.
– Filmmaterial: 2mal 18×24 cm, 2mal 24×30 cm

1. Film: Übersicht in Doppelkontrast
Rückenlage; 24×30 cm, quer (oder hoch)
2. Film: Zielaufnahmen im Doppelkontrast
Von Linksseitenlage auf Rückenlage drehen; 24×30 cm, quer, viergeteilt
    1. Aufnahme: Antrum mit Pylorus, evtl. Bulbus
    2. Aufnahme: Angulus- und untere Korpusregion
    3. Aufnahme: oberes Korpus mit Fornixübergang (Schatzki-Position)
       leichte Rechtsseitenlage, Tisch 45° (KM fließt in Antrum und Kardia ab)
In dieser Position Hernienprüfung:
– Einen KM-Schluck nehmen lassen, Patient in Kopftieflage bringen
– Bauchlage, links etwas angehoben, pressen lassen
   Bei pathologischem Befund:
    4. Aufnahme: Ösophagushernie
       oder
    4. Aufnahme: Fornix und Kardia (im Stand)
3. Film: Übersicht in Prallfüllung
(kleine Kurvatur freiprojiziert)
Im Stand; 24×30 cm, hoch
4. Film: Kompressionsaufnahmen
Im Stand; 18×24 cm, quer, viergeteilt, Tubus
    1. Aufnahme: Antrum
    2. Aufnahme: große Kurvatur
    3. Aufnahme: Bulbus
    4. Aufnahme: variabel, evtl. kleine Kurvatur, Bulbus
Indikationsabhängige Variante
– Bei Fragen nach Magenausgangsstenose, Perforation,
   evtl. Fremdkörper: Verwendung von jodhaltigem Kontrastmittel
– Filmmaterial: nach Bedarf, mindestens 1mal 24×30 cm als Übersicht,
   ggf. 18×24 cm, quer, zweigeteilt

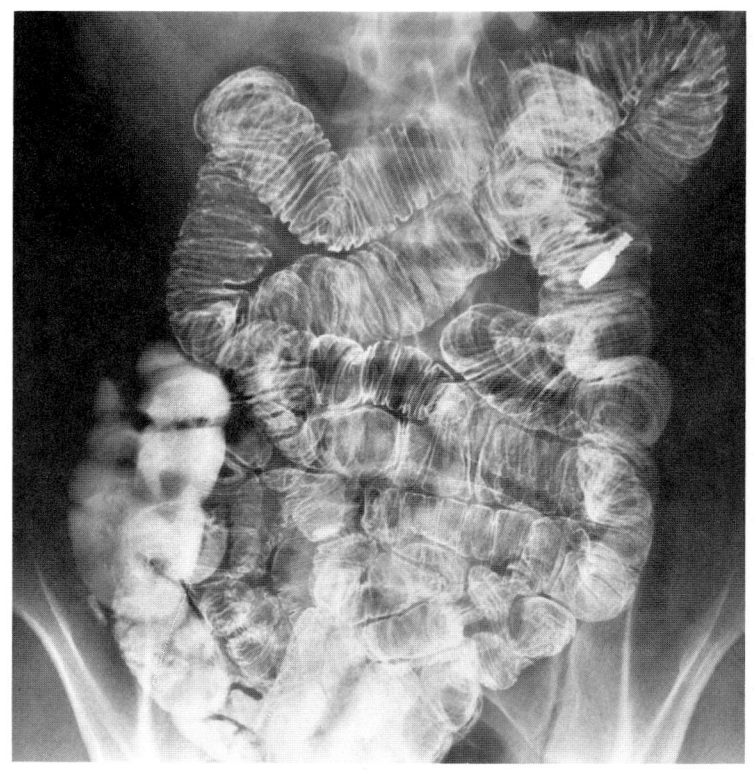

Patientenvorbereitung
- Abführmittel (z. B. Prepacol) am Nachmittag vor der Untersuchung und flüssige Kost am Abend
- Nahrungskarenz am Untersuchungstag
- Patient soll mit gefüllter Blase zur Untersuchung kommen

Material
- Plastikschlauch mit kleiner Metallspitze (z. B. Einmal-Duodenalsonde)
- Führungsdraht
- Schleimhautanästhesie-Gel (z. B. Xylocain-Gel) oder Spray bei oraler Sondenlegung
- 2 Blasenspritzen
- 2 Behälter für KM und Methylzellulose
- Verbindungsadapter zwischen Spritze und Sonde oder
- Kontrastmittelpumpe mit Reservoirbehälter für KM und Zellulose und entsprechendem Schlauchsystem
- Kontrast- und Distensionsmittel (Methode nach G. Antes): 500 (bis 900) ml verdünntes Kontrastmittel (spezifisches Gewicht 1,2–1,3, z. B. Micropaque, flüssig, mit H_2O im Verhältnis 1:2 verdünnt); 1500 (bis 2000) ml Methylzellulose (10 g in 0,2 l auf ca. 60° C erhitztem Wasser auflösen und gut mischen, 1800 ml kaltes Wasser hinzugeben und erneut mischen. Instillationstemperatur 18° C (oder körperwarm)
- Filmmaterial: 3mal 24×30 cm, 2mal 35×35 cm
  Empfindlichkeitsklasse: 400
- Belichtung: 110–130 kV, Automatik, mittlere Kammer
- Brennflecknennwert: ≤ 1,3

Technik
- Orientierende Durchleuchtung (KM, freie Luft, Darmgasverteilung?)
- Nach Nasen-Rachen-Anästhesie Einführen der Sonde (versteift mit Guide) transnasal im Stand
- Sonde weiter voranschieben, evtl. Patient in die Horizontale fahren (zuerst zur Passage des Pylorus Rechts-, dann zur Passage des duodenalen C Linksseitenlage, Sondenspitze flexibel machen)
- Reguläre Lage des distalen Schlauchanteils jenseits des Treitz-Bandes (zur Verhinderung eines Refluxes)
- Zügige Instillation des KM, anfangs unter DL (Geschwindigkeit 80 ml /min, Volumen meist ca. 300 ml)
1. Film: Jejunum im Monkontrast
- 24×30 cm, quer oder hoch
- Sofortige zügige Instillation der Methylzellulose (ca. 100–200 ml/min, Injektionsvolumen meist 500–1500 ml je nach Darmlänge)
  2.–3. Film: Jejunum und Ileum im Doppelkontrast, Zäkum
- 24×30 cm, je nach Übersichtlichkeit geteilt, evtl. mit Kompression

4.–5. Film: Jejunum und Ileum im Doppelkontrast (Übersicht, je nach Situation angehoben oder in Bauch- und Rückenlage)
– 35×35 cm

Nachsorge
– Sonde ziehen

Varianten
Untersuchungstechnische Variante – Methode nach J. Desaga

Patientenvorbereitung
– Orale Applikation von 3mal 200 mg Acetylcystein 2 Tage vor der Untersuchung
  Im übrigen wie oben beschrieben

Material
– Kontrastmittel: 2 g Guarin (z. B. HP-7000 = $^2/1$ Dosierlöffel) mit 3 ml Glycerin mischen und zu einem Bariumsulfat-Wasser-Gemisch (Verhältnis 1 : 1, z. B. 200 ml Micropaque und 200 ml Leitungswasser) hinzufügen; nach 4 Stdt. gebrauchsfertig
– Distensionslösung: 15 g Guarin (z. B. HP-7000 = $^5/1$ Dosierlöffel) mit 20 ml Glycerin mischen und zu 3000 ml Leitungswasser hinzufügen; 4 Std. quellen lassen, dann gebrauchsfertig und 24 Std. im Kühlschrank haltbar
– Vor Anwendung auf 37° C erwärmen
– Glucagon bereithalten
– Sonden-, Spritzen- oder Pumpenmaterial wie oben
Untersuchungstechnik wie oben
(Einlaufgeschwindigkeit des Distensionsmediums 100–120 ml/min)
Aufnahmetechnische Variante
Anstelle der Zielaufnahmen mit 24×30 cm kann auch eine 100-mm-Kamera Verwendung finden

Tipps & Tricks
Im Zweifelsfall lieber etwas weniger KM einlaufen lassen und großzügiger mit der Methylzellulose sein. Sollte wegen starker Verdünnung im oberen Jejunum ein schlechter Wandbeschlag resultieren, kann zwischen der Methylzellulosegabe ohne weiteres 50–100 ml Barium nachgegeben werden.

Patientenvorbereitung
– Zwei Tage vor der Untersuchung Diät- und Abführmaßnahmen entsprechend Anleitung (z. B. Prepacol X-Prep, Cascara-Salax)

Material und Aufnahmetechnik
– Kontrastmittel (ca. 50 g Bariumsulphat/100 ml, ca. 1–1,5 l, angewärmt)
– Einmal-Kolonbeutel mit Zuleitungsschlauch, Rektalkatheter (Olive) und Y-Verbindungsstück mit Gebläseball für die Luftgabe (z. B. Pneumokolon)
– Evtl. Kontrastmittelpumpe mit Pumpenzuleitung und Schlauchsystem Kolon (evtl. zusätzlich Druckbegrenzer mit Zuleitungsschlauch)
– Filmmaterial: 4mal 24×30 cm, 2mal 35×35 cm
  Empfindlichkeitsklasse: 400
– Belichtung: $\geq$ 100 kV, Automatik, mittleres Messfeld
  Brennflecknennwert: $\leq$ 1,3
  Streustrahlenraster: r 8
– Ausgangslage des DL-Gerätes: horizontal

Technik
– Orientierende Durchleuchtung (KM-Reste, Verkalkungen, freie Luft?)
– Rektale Kurzuntersuchung (Stenose, Tumor;
  Blut oder Stuhl am Handschuh?)
– Einführen der Olive
– Linksseitenlage des Patienten
– Instillation des KM unter DL-Kontrolle ggf. unter Druckerhöhung (z. B. Kontrastmittelpumpe)
– KM über die linke Flexur in den Anfangsteil des Querkolons laufen lassen
– Dann durch Rechtsseitenlagerung oder Luftinsufflation bis etwas über die rechte Flexur vorantreiben
– Patienten aufrichten und KM entleeren lassen (entweder in den Kolonbeutel oder Patient zur Toilette schicken)
– Anschließend in Linksseitenlage Luftinsufflation (ggf. mit Rollerpumpe und Druckbegrenzer) unter DL-Kontrolle, bis die entsprechenden Darmabschnitte entfaltet sind.
1. Film: Sigma frei herausgedreht
– Einstellung unter Durchleuchtung (meist leicht links oder rechts angehoben in Rückenlage)
– 24×30 cm quer, ungeteilt

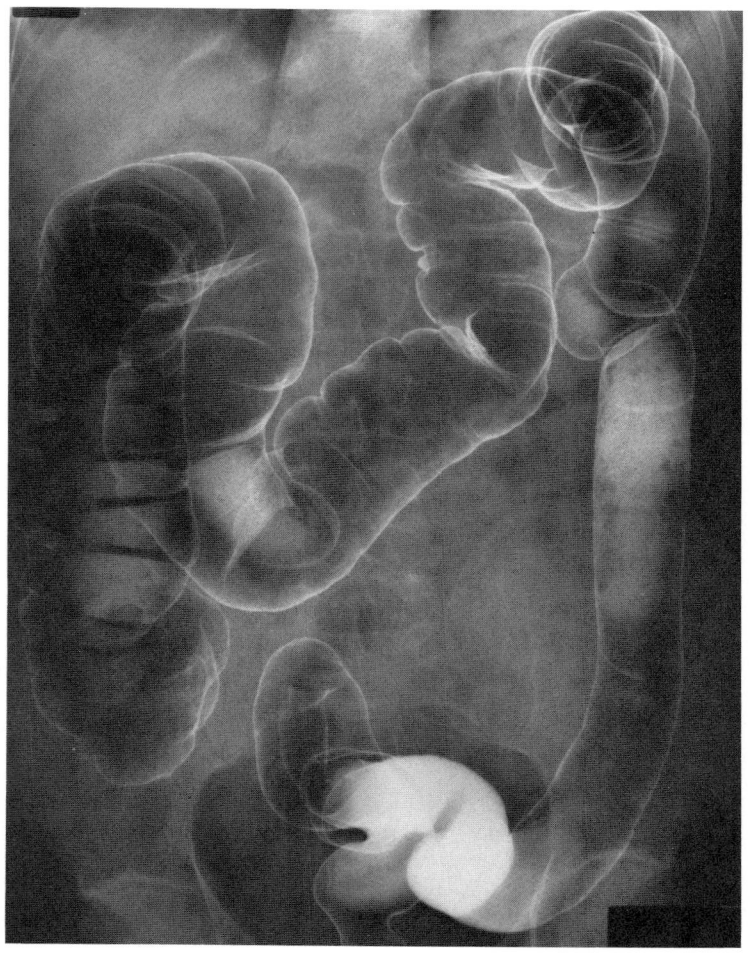

2. Film:
- 24×30 cm, quer, zweigeteilt
1. Aufnahme: Rektum seitlich im Doppelkontrast (Vorderkante des Sakrums mitdargestellt, Hüftköpfe projizieren sich übereinander), Linksseitenlage
2. Aufnahme: Rektum a.-p. im Doppelkontrast
   Rückenlage (oder Bauchlage, evtl. Kopftieflage)
3. Film: Colon transversum a.-p. (Zäkum evtl. mit freiprojiziert)
- Rückenlage
- 35×35 cm, ungeteilt
4. Film: Linke Kolonflexur
- Im Stand unter Durchleuchtung freiprojiziert (meist linker vorderer Schrägdurchmesser)
- 24×30 cm, hoch, ungeteilt
5. Film: Rechte Kolonflexur
- Im Stand unter Durchleuchtung freiprojiziert (meist rechter vorderer Schrägdurchmesser)
- 24×30 cm, hoch, ungeteilt
6. Film: Übersicht
- Im Stand a.-p.
- 35×35 cm, ungeteilt

Varianten
Untersuchungstechnische Variante: Kolon in Hypotonie
Material (zusätzlich zu oben):
- 18er Nadel
- 2-ml-Spritze mit 2 ml Buscopan (20 mg) (cave Glaukom und Tachykardie)
  oder
- Insulinspritze mit 15 Teilstrichen = 0,4 mg Glucagon
- Cutasept, Tupfer, Staubinde
- Injektion von Buscopan (bzw. Glucagon) vor Beginn der Instillation (oder bei Bedarf)
Filmtechnische Variante: Bucky-Tisch-Methode (nach Welin)
- Filmmaterial: 6mal 24×30 cm, 5mal 30×40 cm
- Empfindlichkeitsklasse: 400
- FFA: 115 cm
- Streustrahlenraster: ja (Untertischaufnahme, r 8)
- Brennfleckgröße: groß (Brennflecknennwert: ≤ 1,3)
- Belichtung: ≥ 100 kV, Automatik, Kammer abhängig von Aufnahmeposition (mittlere oder beide seitlichen Kammern)
Sonst Material und Technik wie oben

1. Film: Rektum p.-a. im Doppelkontrast
- Bauchlage
- 24×30 cm, hoch, ungeteilt

2. und 3. Film: Rektum rechts bzw. links angehoben
- Bauchlage, ca. 30–45° angehoben
- 24×30 cm, hoch, ungeteilt

4. Film: Rektum seitlich
- Linksseitenlage
- 24×30 cm, hoch, ungeteilt

5. und 6. Film: Abdomenübersicht im Liegen, rechts bzw. links angehoben
- Rückenlage, ca. 30–45° angehoben, Zentrierung (auf Nabel)
- 30×40 cm, ungeteilt

7. Film: Abdomenübersicht im Liegen mit horizontalem Strahlengang
- Linksseitenlage, Zentrierung (auf Nabel)
- 30×40 cm, ungeteilt

8. Film: Abdomenübersicht im Liegen mit horizontalem Strahlengang
- Rechtsseitenlage, Zentrierung (auf Nabel)
- 30×40 cm, ungeteilt

9. Film: Abdomenübersicht im Stand
- Zentrierung (auf Nabel)
- 30×40 cm, ungeteilt

10. Film: Abdomenübersicht im Stand (vor allem für rechte Kolonflexur)
- ca. 45° RAO, Zentrierung auf 2 QF oberhalb des Nabels, rechter Oberbauch
- 24×30 cm, ungeteilt

11. Film: Abdomenübersicht im Stand (vor allem für linke Kolonflexur)
- ca. 45° LAO, Zentrierung auf 4 QF oberhalb des Nabels, linker Oberbauch
- 24×30 cm, ungeteilt

Komplikationen und ihre Behebung
- Rektumperforation: Deshalb besonderes Augenmerk auf den Beginn der Instillation des KM und der Luft!
- Schmerzen bei Lunftinsufflation: Entstehen manchmal durch segmentale Überblähung. Abhilfe durch Umlagerung (nichtgeblähte, oralwärtige Darmschlinge nach oben)
- Wenn sich die Darmschlingen nicht entfalten: Buscopan (s. Variante)

Patientenvorbereitung
– Nüchtern seit 3 Std.
– Abführende und entblähende Maßnahmen am Vortag
– Kreatinin unter 3 mg/dl (mit hohen KM-Dosen unter Umständen auch bis 6 mg/dl)

Material und Aufnahmetechnik
– Kontrastmittel (Dosierung: 1 ml/kg Körpergewicht bei Erwachsenen: Kinder bis zum 1. Lebensjahr 3 ml/kg Körpergewicht [maximal 20 ml, minimal 12 ml], bis zum 2. Lebensjahr 2,5 ml/kg Körpergewicht [maximal 20 ml], bis zum 3. Lebensjahr 1,5 ml/kg Körpergewicht [maximal 25 ml], meist 60%ig)
– Flügel- bzw. Verweilkanüle (21 G bzw. 18 G)
  Filmmaterial: 2mal 35×43 cm (bei Idealbedingungen)
  Empfindlichkeitsklasse: 400
  FFA: 115 cm
  Streustrahlenraster: ja (Untertischaufnahme, r 12 [8])
  Brennfleckgröße: groß (Brennflecknennwert: ≤ 1,3)
  Belichtung: ca. 70–90 kV, Automatik, beide äußeren Messkammern

Technik
1. Film: 43×35 cm, hoch, ungeteilt
– Leeraufnahme
– Rückenlage, untere Bildgrenze = Symphysenoberrand
– Evtl. seitlich angehobene Aufnahme, evtl. Leertomographie
– Injektion des KM
2. Film: 43×35 cm, hoch, ungeteilt
– 14 min. nach Injektion
– Rückenlage, untere Bildgrenze = Symphysenoberrand
  Weitere Zusatzaufnahmen, wenn erforderlich:
Zonographie
– 24×30 cm, quer, ungeteilt
– Lineare Verwischungstechnik, 8° Verwischungswinkel
– Schichttiefe ca. 8–9 cm, Zeit ca. 2 s
– Rückenlage, Zentrierung auf Nierenregion (oberer Kassettenrand etwa in Höhe Processus xyphoideus)
Bei Bedarf *Schichtaufnahmen*
– 3mal 24×30 cm, hoch, ungeteilt
– Lineare Verwischungstechnik, 30° Schichtwinkel
– Schichtabstand 1 cm
– Zentrierung auf Nieren
– Schichthöhe meist 9, 10, 11 cm (Normalpatient)

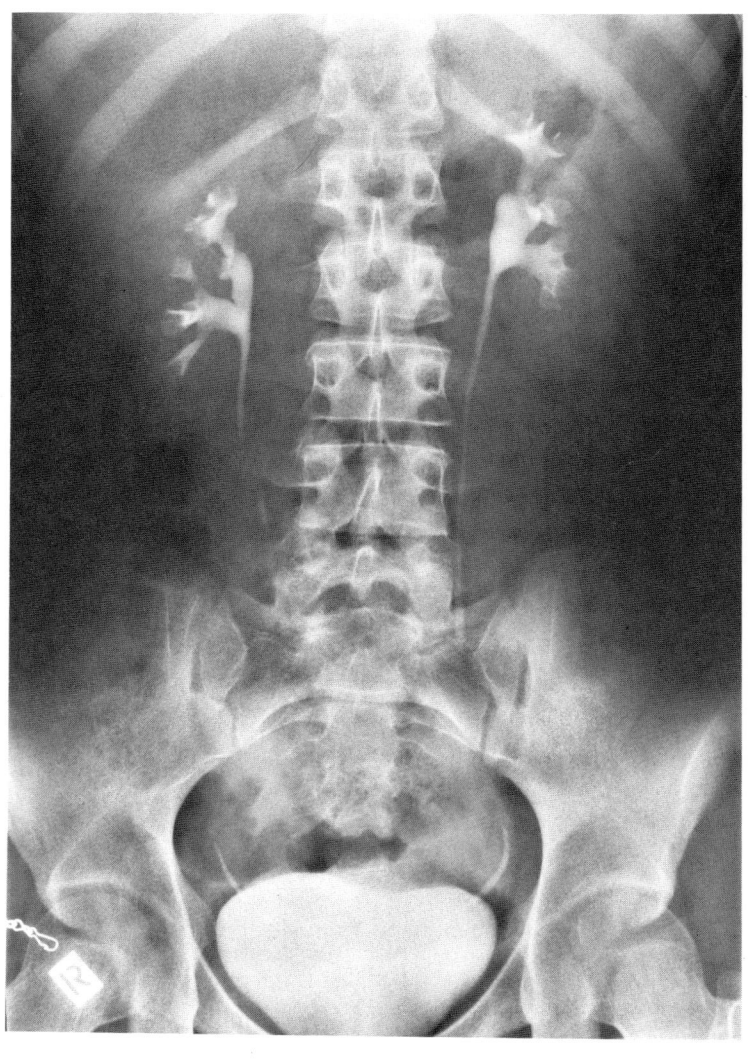

Bei Bedarf *seitlich angehobene Aufnahmen*
Kompressionsaufnahmen (zur besseren Füllung der Nierenbecken)
(cave: Kompression bei Harnwegsobstruktion oder Infektion)
- Entweder Kompressorium anlegen oder Bauchlage des Patienten, nach 15 min Aufnahme anfertigen
Entweder
- 24×30 cm, quer, ungeteilt
- Rückenlage, Zentrierung auf Nieren
oder
- 43×35 cm, hoch, ungeteilt
- Rückenlage (Kompressorium entfernen)
- untere Bildgrenze = Symphysenoberrand
Blasenaufnahmen
1. Film: volle Blase
- 24×30 cm, hoch, ungeteilt
- untere Bildgrenze = 2 cm unter Symphysenoberrand
2. Film: Blase nach Entleerung
- 18×24 cm, quer, ungeteilt
- untere Bildgrenze = 2 cm unter Symphysenoberrand
Alle Aufnahmen in Expiration und Atemstillstand
Bei Bedarf *Spätaufnahmen*
(z. B. stumme Niere, Obstruktion): 30 min, 1, 2, 12, 24 Std.
nach Injektion

Varianten
(im Rahmen eines Ausscheidungsprogramms)
- Stehurogramm in a.-p. oder in seitlichem Strahlengang in Ruhe und beim Pressversuch
- Frühurogramm als a.-p.-Aufnahme in Rückenlage bei der Frage nach Nierenarterienstenose
- Veratmungsurogramm zur Frage der entzündlichen Fixation der Niere als a.-p.-Aufnahme mit langer Belichtungszeit und niedrigen mA-Werten
- Schrägaufnahmen bei Frage nach Ureterstein: Gegenseite wird um 45° angehoben (bei Steinverdacht hinter der Harnblase gleiche Seite um 45° anheben)

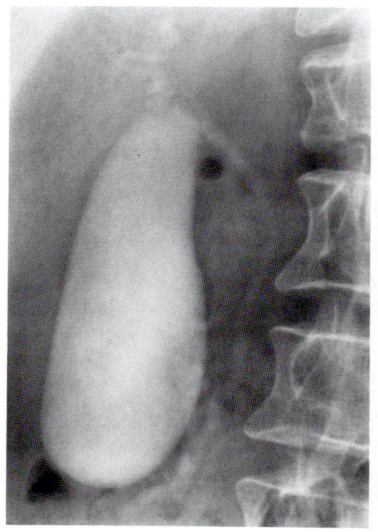
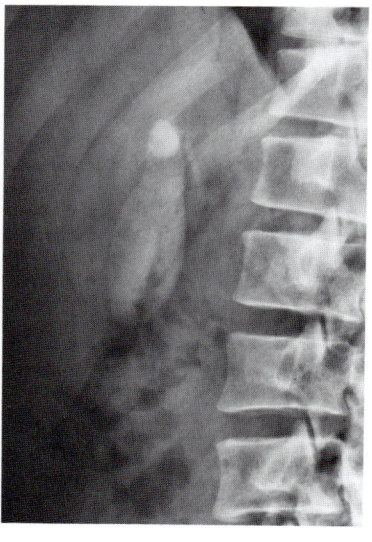

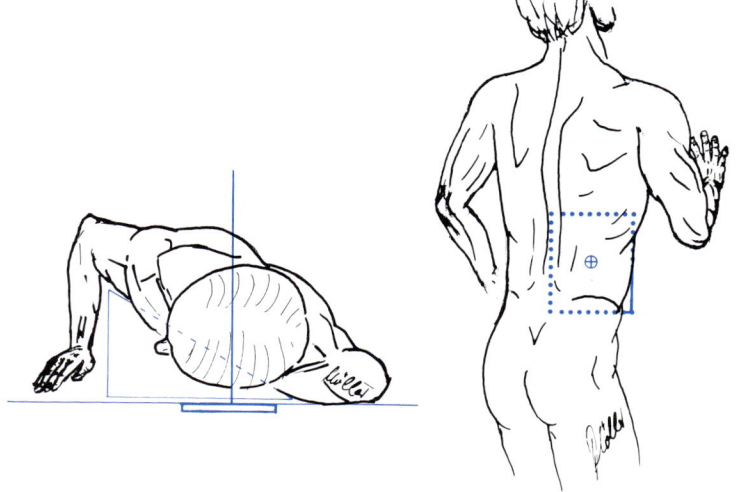

Patientenvorbereitung
– Nüchtern seit 12 Std.
– Bilirubin (unter 5 mg/dl)
– Leeraufnahme (s. u.)

Material
– 20 ml gallegängiges Kontrastmittel (als Kurzinfusion ca. 10–15 min)
– Verweil- bzw. Flügelkanüle (21 bzw. 18 G)
– Reizmahlzeit
– Filmmaterial: 5mal 24×30 cm
  Empfindlichkeitsklasse: 400
  FFA: 115 cm
  Streustrahlenraster: ja (Untertischaufnahme, r 12 [8])
  Brennfleckgröße: groß (Brennflecknennwert: ≤ 1,3)
  Belichtung: 70–80 kV, Automatik, mittlere Kammer

Technik
1. Film: Leeraufnahme
– Infusion des KM (50 ml über 30 min oder KM-Injektion 30 ml über 50 min)
2. Film: (fakultativ) 15 min nach Injektion
3. Film: 30 nach Injektion
Evtl. in $^1/_2$ Std. (bzw. 1 Std.) Abstand weitere Aufnahmen,
bis Homogenität der Blasengalle vorliegt
Evtl. Schichtaufnahmen der Gallenwege
– 3mal 24×30 cm, hoch, ungeteilt
– Lineare Verwischungstechnik, 8° Schichtwinkel
– Schichtabstand 1 cm
– Schichthöhe meist 7, 8, 9 cm (Normalpatient)
– Sonst wie Gallenblasenübersicht
4. Film:
– 24×30 cm, quer, zweigeteilt (Durchleuchtungsgerät)
– Tubus eingefahren
  1. Bild: im Stand unter Durchleuchtung und Kompression Freiprojektion der Gallenblase und der Gallenwege
  2. Bild: im Liegen unter Durchleuchtung und Kompression Freiprojektion der Gallenblase
– Applikation der Reizmahlzeit (Achtung: Kolikgefahr bei Konkrementen)
5. Film: 30 min nach Reizmahlzeit
6. Film:
– 24×30 cm, quer, zweigeteilt (Durchleuchtungsgerät)
– Tubus eingefahren
  1. Bild: im Stand unter Durchleuchtung und Kompression Freiprojektion der Gallenblase und der Gallenwege
  2. Bild: im Liegen unter Durchleuchtung und Kompression Freiprojektion der Gallenblase

Varianten

Untersuchungstechnische Variante: Kombination der „i. v. Galle" mit der „oralen Galle"

- Anfertigung der Leeraufnahme (s. o.) und Applikation des Cholangiographikums am Vortag
- Injektion des gallegängigen KM am Untersuchungstag (weiteres Vorgehen s. o.)

Tipps & Tricks

- Zu schnelle KM-Injektion kann Übelkeit hervorrufen (wegen hepatozellulärem Transportmaximum).
- Bei Zustand nach Cholezystektomie ist die Untersuchung mit dem 3. Film abgeschlossen, wenn Gallengänge gut kontrastiert.

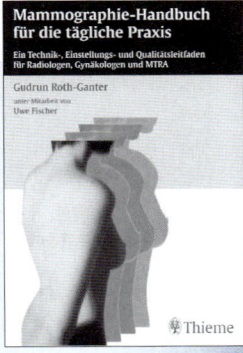

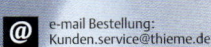
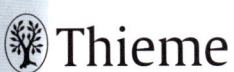

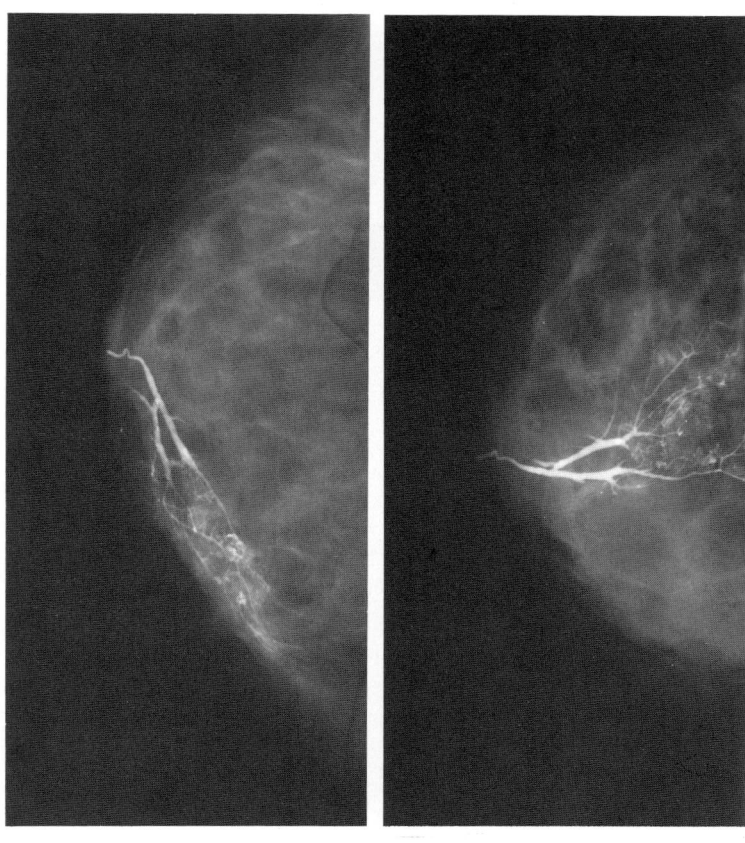

mediolateral   kraniokaudal

Patientenvorbereitung
– Mammographie in 2 Ebenen

Material (steril)
– Plastikschlauch mit aufgesetzter bzw. angearbeiteter stumpfer Kanüle mit Endloch (z. B. Galaktographie-Set) oder Dilatatoren der Größe 7, 8 und stumpfe Kanülen der Größe 7, 8
– 2-ml-Spritze (mit KM (50%ig))
– Evtl. Sprühverband
– Lochtuch, sterile Tupfer, Handschuhe
– Hautdesinfektionsmittel

Technik
– Nach Reinigung der Brustwarze dosierte Kompression der Mamma bis sich die Öffnung des sezernierenden Milchganges anfeuchtet
– Evtl. Abstrich von Mamillensekret zur zytologischen Untersuchung
– Evtl. Dilatation des Milchganges
– Einführen der stumpfen Kanüle
– Hochziehen der Brustwarze und Kompression
– Injektion von 0,5–2 ml KM (keine Luft!)
– Dabei Angaben der Patientin (Spannungsgefühl, ziehender Schmerz) beachten
– Nach Entfernen der Kanüle Verschluss des Milchganges durch Kompression (und evtl. Sprühverband)

Aufnahmen
Mammographie in 2 Ebenen mit mäßiger Kompression, um das Heraustreten der KM zu verhindern

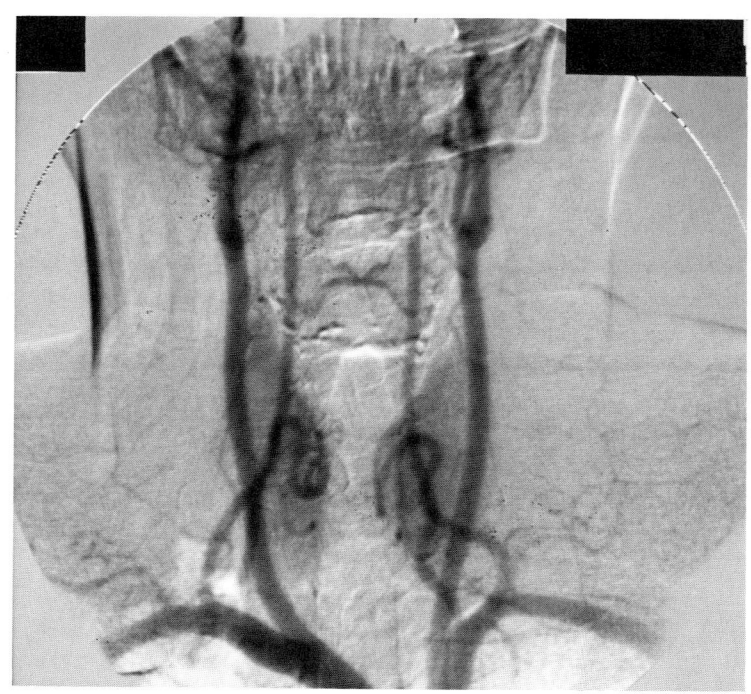

Aufnahmebedingungen
- Mindestens 2 Bilder/s
- Nach Atemkommando Injektion des KM bei Atemstillstand in Atemmittelstellung
- Gleichzeitig Anfertigung der Masken
- Venöse Phase abwarten (Dauer der Serie ca. 12 s bei sichtbarem Arterienverschluss auf 20 s verlängern, z. B. Subclavian-steal-Syndrom)
- Serie beenden

1. Serie
- Aortenbogenübersicht (30–45° LAO, evtl. 10–20° kraniokaudale Röhrenkippung für Gefäßabgang)

2. Serie
- Hals LAO, Kopf nach links gewendet (evtl. mit elektronischer Vergrößerung)

3. Serie
- Hals RAO, Kopf nach rechts gewendet (evtl. mit elektronischer Vergrößerung)

4. Serie
- Hals a.-p., Röhre 30–40° kraniokaudal geneigt (evtl. mit elektronischer Vergrößerung; zervikokranieller Gefäßübergang)

Patientenvorbereitung

- Nahrungskarenz von mindestens 3 Stunden
- Aufklärungsgespräch, Befragung nach Nieren- und Schilddrüsen-funktion (Kreatinin?)
- Schmuck, Brille, herausnehmbaren Zahnersatz ablegen lassen

Material

DSA-Tisch (peripher-venös)
- 1 große Spritze (20 oder 30 ml) mit NaCl
- evtl. 2-ml-Spritze mit 18er Nadel mit Lokalanästhetikum
- Tupfer
- Hautdesinfektionsmittel
- Staubinde
- Pflaster

Katheter
- Verweil- bzw. Flügelkanülen 14 und 16 G
- Zweiwegehahn (hochdruckstabil)
- Hochdruckverbindungsschlauch, evtl. mit Klemmen zur Befestigung am Tuch

Lagerung

- Rückenlage (evtl. Arm auf Armausleger lagern)

Technische Vorbereitungen

- Injektionsspritze füllen

Punktion

- V. cubitalis (nach Lokalanästhesie) mit Kanüle punktieren
- Verbindungsschlauch anschließen (auf Luftleere achten)
- Probeinjektion mit Kochsalz bei hohem Flow
- Anschluss an Injektor (mit befestigtem Verbindungsschlauch und Zweiwegehochdruckhahn)
- Evtl. Arm über Kopf nehmen lassen (gestreckte Einflussbahn)

Injektionsparameter

- Ca. 50 ml nichtionisches KM (350–370 mg Jod/ml KM)
- Geschwindigkeit:
  ca. 14–16 ml/s bei 16-G-Kanüle
  18–22 ml/s bei 14-G-Kanüle

Nachsorge

- Kontrolle auf KM-Reaktion
- Druckverband

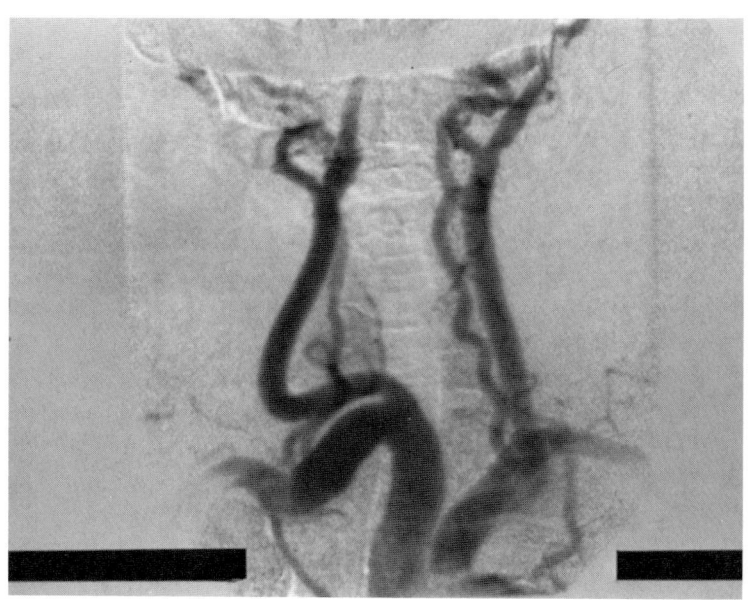

Patientenvorbereitung

- Nahrungskarenz von mindestens 3 Stunden
- Gerinnung (z. B. Quick-Wert), Kreatinin
- Thoraxröntgenaufnahme
- Aufklärungsgespräch, Befragung nach Nieren- und Schilddrüsenfunktion

Material

DSA-Tisch (zentral-venös, steril)

- Gefäß mit NaCl und Heparin (200 IE/100 ml)
- 2 große Spritzen (20 oder 30 ml) für NaCl
- 1 große Spritze (20–30 ml, Luer-Lock) für KM
- 10-ml-Spritze mit 21er (grün) Nadel für Lokalanästhesie (oder 2-ml-Spritze mit 18er Nadel bei Armvenenpunktion)
- Punktionskanüle (z. B. 18 G bei 0,38′- oder 19 G bei 0,35′-Führungsdraht)
- Skalpell
- Zweiwegehahn (Hochdruck)
- Sterile Tupfer (10 kleine, 10 große)
- Abdecktücher, Handschuhe
- Kontrastmittel, Lokalanästhetikum
- Hautdesinfektionsmittel (z. B. Cutasept)
- Einmalrasierer bei V. femoralis

Katheter

- Pigtailkatheter 5 French, Länge 65 cm (bei V. femoralis-Punktion) oder 90 cm (bei Armvenenpunktion)
- oder Pigtailkatheter 4 French (auf Flow und Guide-Durchmesser achten)
- J-Guide (z. B. 0,38′ oder 0,35′, 150 cm Länge)

Lagerung

- Rückenlage (bei Armvenenpunktion evtl. Arm auf Armausleger lagern)

Technische Vorbereitungen:

- Injektionspritze füllen, entlüften

Punktion

- V. femoralis oder V. cubitalis nach Lokalanästhesie und Hautinzision punktieren

(Fortsetzung von S. 247)

- Über eingeführten Guide den Katheter in die V. cava bis kurz vor den rechten Vorhof einführen
- Probeinjektion zur Lagekontrolle
- Anschluß an Injektor (entlüftet)

Injektionsparameter
- Ca. 30–50 ml nichtionisches KM (300–330 mg Jod/ml KM)
- Geschwindigkeit: 15–20 ml/s

Aufnahmebedingungen
- Mindestens 2 Bilder/s
- Nach Atemkommando Injektion des KM bei Atemstillstand in Exspiration
- Gleichzeitig Anfertigung der Masken
- Venöse Phase abwarten (Dauer der Serie ca. 12 s, bei sichtbarem Arterienverschluss auf 20 s verlängern: z. B. Subclavian-steal-Syndrom)
- Serie beenden

1. Serie
- Aortenbogenübersicht (30–45° LAO, evtl. 10–20° kraniokaudale Röhrenkippung für Gefäßabgang)

2. Serie
- Hals LAO, Kopf nach links gewendet (evtl. mit elektronischer Vergrößerung)

3. Serie
- Hals RAO, Kopf nach rechts gewendet (evtl. mit elektronischer Vergrößerung

4. Serie
- Hals a.-p., Röhre 30–40° kraniokaudal geneigt (evtl. mit elektronischer Vergrößerung; zervikokranieller Gefäßübergang)

Nachsorge
- Kontrolle auf KM-Reaktion
- Ca. 5 min Abdrücken (bei V. femoralis 5–10 min)
- Punktionsstelle mit Druckverband versorgen
- Nach ca. $1/2$ Std. Kontrolle vor Entlassung

Patientenvorbereitung

- Nahrungskarenz von 3 Stunden
- Gerinnung (z. B. Quick-Wert, PTT, Thrombozyten)
- Thorax in 2 Ebenen
- Aufklärungsgespräch (Befragung nach Nieren- und Schilddrüsenerkrankung)
- Schmuck, Brille, Zahnersatz ablegen lassen

Material

Angio-Tisch (steril)
- Gefäß mit NaCl und Heparin (200 IE/100 ml)
- 2 große Spritzen (20 oder 30 ml)
- 1 große KM-Spritze (Luer-Lock, z. B. 20 ml)
- 10-ml-Spritze mit 21er (grün) Nadel für Lokalanästhesie
- Tupfer (10 kleine, 10 große)
- Skalpell
- Punktionskanüle (z. B. 18 G bei 0,38′- oder 19 G bei 0,35′-Führungsdraht)
- Zweiwegehahn (Hochdruck)
- Sterile Abdecktücher
- Steriler Kittel, Handschuhe
- Einmalrasierer
- Hautdesinfektionsmittel
- Kontrastmittel, Lokalanästhetikum

Katheter
- Pigtailkatheter 5 French (100–110 cm)
- J-Guide mit weicher Spitze (z. B. 0,38′ oder 0,35′, 120–150 cm Länge)

Lagerung

- Rückenlage
- Ausrasieren der Leisten
- Hautdesinfektion
- Abdecken mit sterilen Tüchern

Technische Vorbereitungen

- Injektionspritze füllen, entlüften

Punktion (Seldinger-Technik)

- A. femoralis (nach Lokalanästhesie) punktieren (pulsierender Blutstrahl)

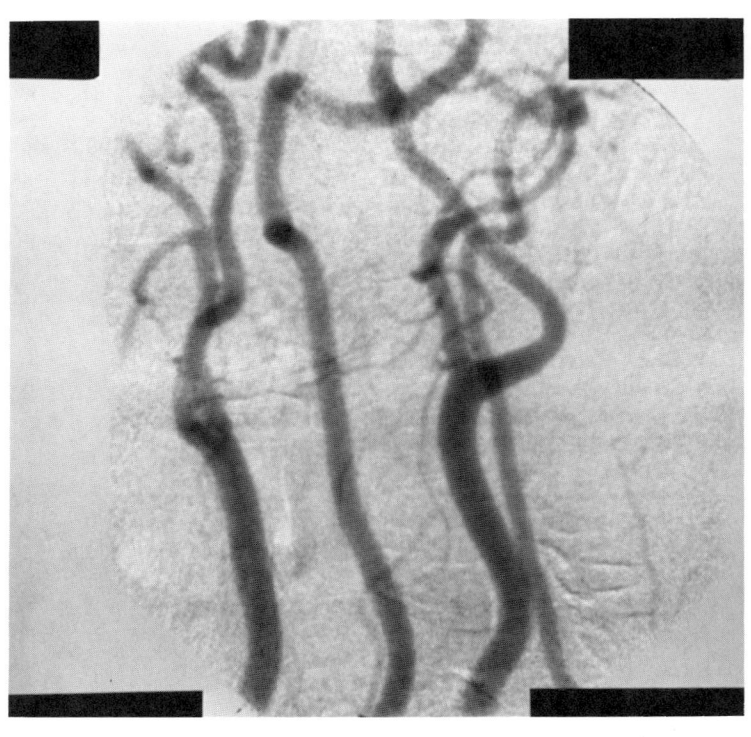

- Einführen des J-Guides
- Punktionskanüle entfernen
- Katheter über Guide einführen und vorschieben
- Guide entfernen
- Katheter im Anfangsteil der Aorta ascendens
  (ca. 2 cm distal der Klappe) plazieren
- Probeaspiration von Blut, Injektion von NaCl (freier Abstrom),
  Probeinjektion von KM zur Lagekontrolle
- Anschluss an Injektor

Injektionsparameter
- 30–40 ml nichtionisches KM (300–330 mg Jod/ml)
- Geschwindigkeit: 10–15 ml/s
- Keine Vorgabe

Aufnahmebedingungen
- 4 Bilder/s
- Injektion nach Beendigung der Masken
- Exspiratorischer Atemstillstand
1. Serie
- Aortenbogenübersicht (30–45° LAO;
  Tip: Katheter unter Durchleuchtung aufdrehen)
- Evtl. 10–20° kraniokaudale Röhrenkippung
2. Serie
- Rückenlage, Hals LAO (evtl. Vergrößerungstechnik)
- Kopf nach links gewendet (ca. 30–40° LAO)
3. Serie
- Rückenlage, Hals RAO (evtl. Vergrößerungstechnik)
- Kopf nach rechts gewendet (ca. 30–45° RAO)
4. Serie (fakultativ)
- Rückenlage, Hals a.-p. (evtl. Vergrößerungstechnik)
- Röhre 30° kraniokaudal geneigt

Nachsorge
- Kontrolle auf KM-Reaktion
- Ca. 10 min Abdrücken der Punktionsstelle
- Druckverband
- Bettruhe (12–24 Std.)

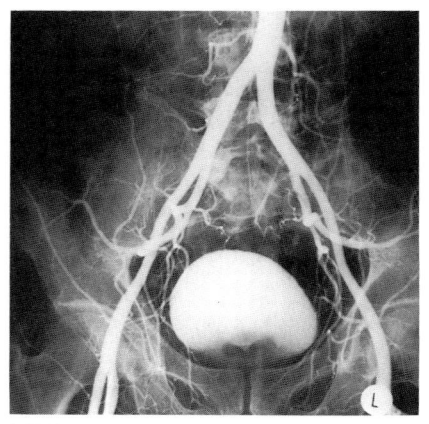

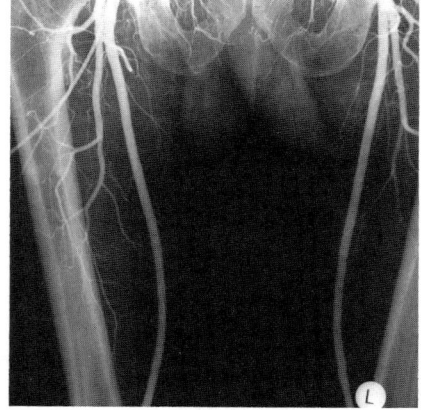

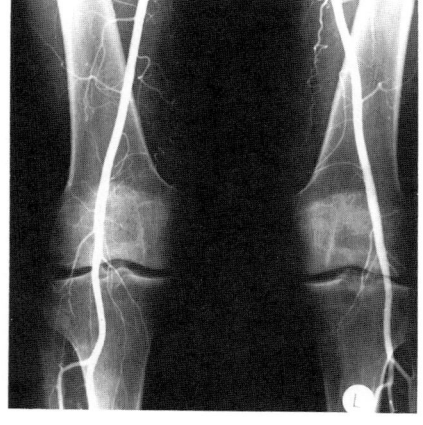

Patientenvorbereitung
- Nahrungskarenz von 3 Stunden
- Gerinnung (z. B. Quick-Wert über 50%, PTT, Thrombozyten)
- Evtl. Kreatinin
- Aufklärungsgespräch (Schilddrüsenerkrankung?)

Material und Aufnahmetechnik
Angio-Tisch (steril)
- Gefäß mit NaCl und Heparin (200 IE/100 ml)
- 2 große Spritzen (20 oder 30 ml) für NaCl
- 1 große Spritze (Luer-Lock, 20 ml) für KM
- 10-ml-Spritze mit 21er (grün) Nadel für Lokalanästhesie
- Tupfer (10 kleine, 10 große)
- Skalpell
- Punktionskanüle (z. B. 19 G bei 0,35′-Führungsdraht)
- Zweiwegehahn
- Sterile Abdecktücher
- Steriler Kittel, Handschuhe
- Hautdesinfektionsmittel, Kontrastmittel, Lokalanästhetikum
- Einmalrasierer
- Filmmaterial: 10 Kassettenfilme laden
- Röhrenspannung: ca. 66 kV (ca. 64 mAs [Probe], negative Abstufung der einzelnen Schritte: 5, 15, 20, 25 kV)

Katheter
- Pigtailkatheter 5 French (65 cm)
- J-Guide mit weicher Spitze (z. B. 0,35′, 150 cm Länge)

Lagerung

- Rückenlage
- Ausrasieren der Leisten
- Hautdesinfektion
- Abdecken mit sterilen Tüchern

Technische Vorbereitungen
- Leeraufnahme anfertigen (Zentralstrahl ca. 7 cm über Bauchnabel mit Darstellung der Nierengefäße bzw. ca. 7 cm unter dem Bauchnabel ohne Nierengefäße)
- Injektionsspritze füllen

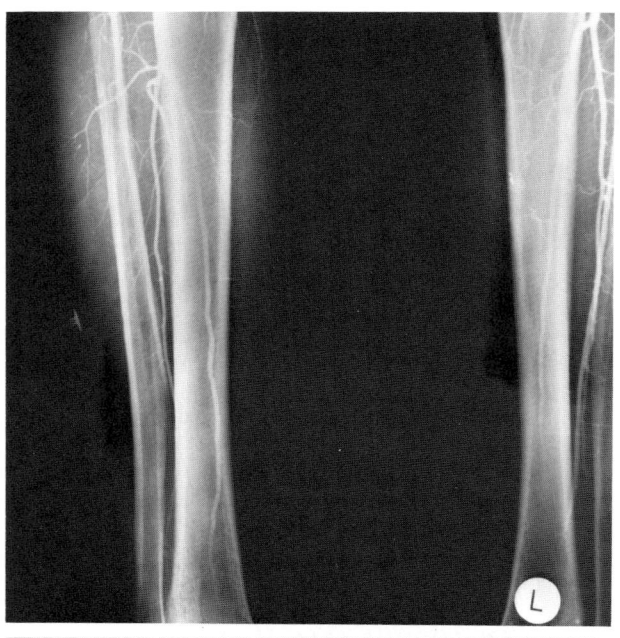

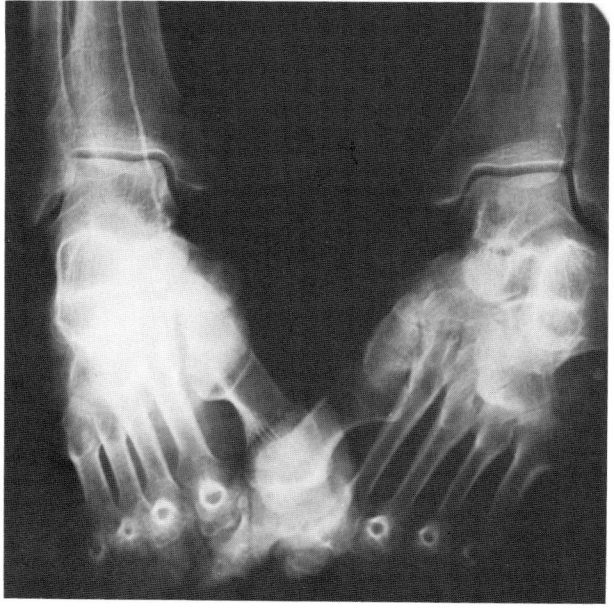

Punktion (Seldinger-Technik)

– A. femoralis (nach Lokalanästhesie) punktieren (pulsierender Blutstrahl)
– Einführen des J-Guides
– Punktionskanüle entfernen, evtl. Dilatator einsetzen
– Katheter (mit aufgesetztem und geöffnetem Hahn) über Guide einführen und vorschieben
– Guide entfernen, Katheter mit NaCl spülen, Hahn schließen
– Katheter plazieren (ca. 2 cm oberhalb der Bifurkation, etwa in Höhe L 4 oder in Höhe der Nierenarterien bei L 1–L 2)
– Probeaspiration von Blut, Injektion von NaCl (freier Abfluß?)
– Lagekontrolle durch KM-Probeinjektion
– Anschluss an Injektor

Injektionsparameter

– Ca. 80 ml nichtionisches KM
– Injektionsgeschwindigkeit und Vorgabe (je nach Gefäßsituation bzw. Flow Probeinjektion) oder nach Gehstrecke
– Gehstrecke über 200 m: Flow = 11 ml/s, Vorgabe 3 s
– Gehstrecke ca. 100 m: Flow: 10 ml/s, Vorgabe 5 s
– Gehstrecke 20–50 m: Flow: 8 ml/s, Vorgabe 7–8 s

Aufnahmebedingungen

– 4 Tischplattenverschiebungen = 5 Aufnahmestationen
– jeweils 2mal 1 Bild/s
– Beine leicht innenrotiert lagern (bei Genu varum Knieunterpolsterung zum Ausgleich)
– Bauch- bzw. Beckenetage in exspiratorischem Atemstillstand

Nachsorge

– Kontrolle auf KM-Reaktion
– Ca. 10 min Abdrücken der Punktionsstelle
– Druckverband
– Mindestens 24 Std. Bettruhe

Tipps & Tricks

Bei Patienten mit Körpergrößen unter 1,60 m reichen 3 Tischplattenverschiebungen = 4 Aufnahmestationen = 8 Kassettenfilme.

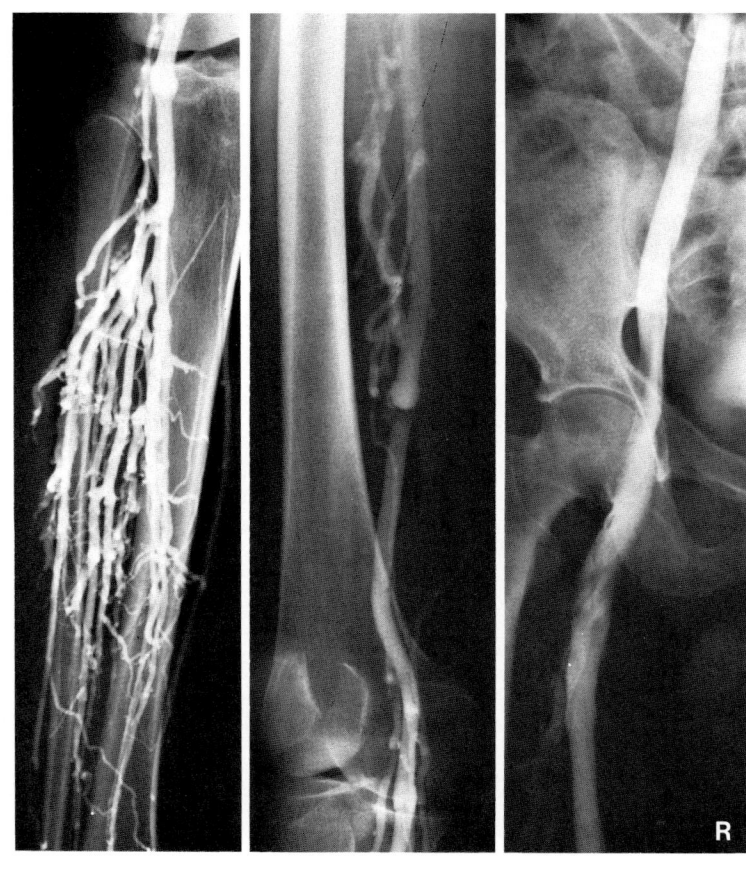

Patientenvorbereitung
- Nahrungskarenz von 3 Stunden
- Aufklärungsgespräch, Befragung nach Nieren- und Schilddrüsenerkrankung

Material
- Flügelkanüle (19–21 G) bzw. Verweilkanüle bei möglicher Lysetherapie
- Evtl. 1mal 20-ml-Spritze mit NaCl 0,9%
- 3mal 20-ml- (oder 1mal 50-ml-)Spritze mit KM
- Staubinde zur Kompression supramalleolär
- Evtl. zweite Staubinde zur Kompression am distalen Oberschenkel
- Tupfer, Pflaster, Hautdesinfektionsmittel
- Kontrastmittel
- Evtl. Haltegurt
- Evtl. Messstab
  Filmmaterial: 2mal 35×35 cm, evtl. 2mal 24×30 cm bereithalten

Technik
- Punktion einer oberflächlichen Vene am Fußrücken mit einer entlüfteten Flügelkanüle nach Anlage einer Staubinde oberhalb der Knöchelregion
- Punktionsort möglichst weit distal (meist V. hallucis dorsalis)
- Ca. 45° Schräglage des Tisches bei Rückenlage des Patienten
- Sog. Hängelage mit Handgriffen zum Abstützen oder Einbeinstand auf Holzklotz für Standbein
- Evtl. Maßstab anbringen
- Zügige Handinjektion des KM (40–60 ml)

1. Film: 35×35 cm, dreigeteilt
1. Bild: Unterschenkel 30° innenrotiert
2. Bild: Unterschenkel seitlich (maximal außenrotiert)
3. Bild: Knieregion mit distalem und mittlerem Oberschenkel (seitlich, pressen lassen: V. saphena parva)
- Danach weiter pressen lassen, um guten Kontrast für Ablaufphase = Bild 4 zu erhalten)
- Patient unter Durchleuchtung in Horizontale fahren, evtl. Bein anheben und Wadendruck (cave: Thrombose)

2. Film: 35×35 cm, dreigeteilt
4. Bild: mittlerer und proximaler Oberschenkel (pressen lassen)
Bei Suffizienz der Klappen der V. saphena magna weiter mit
5. Bild: Inguinal- und Iliakalregion
6. Bild: Abfluss in die V. cava inferior oder Spätaufnahme des Unterschenkels in Innenrotation

Nachsorge
– Bein hochlagern, ausstreichen
– Kanüle entfernen, Verband, Treppen steigen lassen
– Bei bettlägerigen Patienten Beine wickeln

Varianten
Untersuchungstechnische Variante
Bei Insuffizienz der V. saphena magna Änderung der Reihenfolge des 2. Filmes:
4. Bild: proximaler Oberschenkel und Inguinalregion (Abfluss in V. iliaca externa und communis und insuffiziente Mündungsklappe dargestellt)
5. Bild: proximaler und mittlerer Anteil der insuffizienten V. saphena magna
6. Bild: distaler Insuffizienzpunkt der V. saphena magna

Tipps & Tricks
– Füllen sich nicht alle Unterschenkelvenen von Anfang an, Änderung der Expositionsreihenfolge des
   1. Films: 35×35 cm, dreigeteilt
   1. Bild: Knie mit distalem Oberschenkel seitlich
   2. Bild: Unterschenkel seitlich
   3. Bild: Unterschenkel 30° innenrotiert
– Bei immer noch ungenügender Füllung manuelles Auspressen des KM aus dem Vorfuß
– Bei immer noch ungenügender Füllung evtl. zweite Injektion nach Anlage einer zweiten Staubinde im Bereich des distalen Oberschenkels.

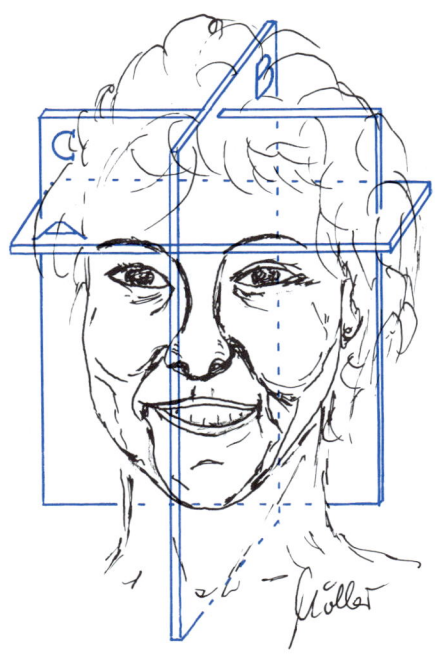

A = axiale (= horizontale) Schnittführung
B = sagittale Schnittführung
C = koronare (= frontale) Schnittführung

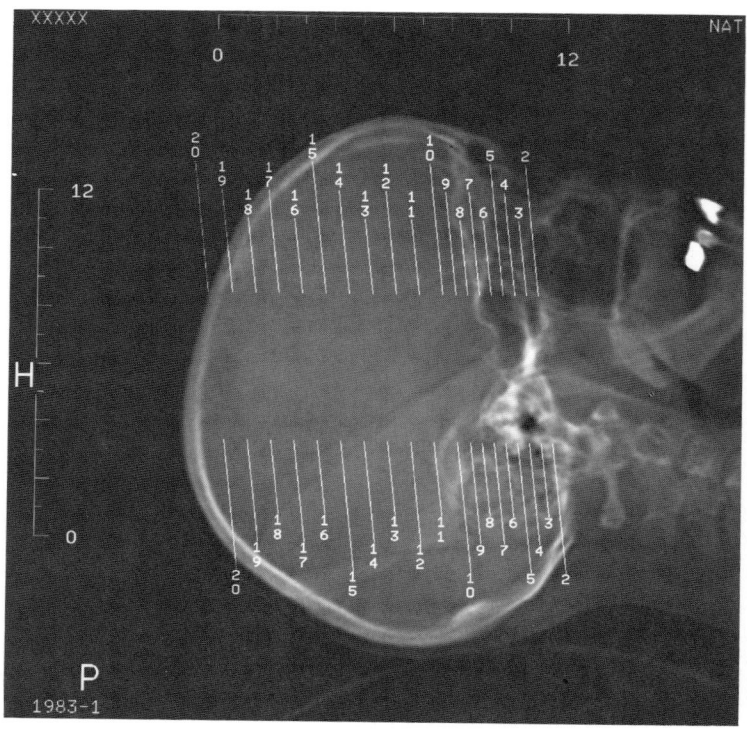

Patientenvorbereitung
– Nahrungskarenz von 3 Stunden (KM-Gabe)

Lagerung
– Rückenlage
– Arme entlang des Körpers
– Kopf in Kopfschale fixiert

Einstellung
– Schichtanfang: Schädelbasis
– Schichtende: Scheitel
– Atemlage: flache Atmung
Geräteeinstellung
– Digitales Übersichtsbild: seitlich
– Neigung der Abtasteinheit: parallel zur Kanthomeatallinie
– Schichtdicke:
  4 mm Schädelbasis bis Tentoriumrand
  8 mm Tentoriumrand bis Scheitel
– Schichtabstand:
  4 mm Schädelbasis bis Tentoriumrand
  8 mm Tentoriumrand bis Scheitel
Dokumentation
– Weichteilfenster:
  Hintere Schädelgrube: Lage (WL) 40–60 HE,
                         Breite (WW) 120 HE
  Übriges Neurokranium: Lage (WL) 35–50 HE,
                         Breite (WW) 70–100 HE

Variante
– Kontrastmittelinjektion bei pathologischem Befund bzw. bei Fragestellung nach Tumor oder Metastase: 50 ml nichtionisches KM (300er) i. v. vor der Untersuchung
– Knochenfenster bei Frage nach Fraktur: Lage (WL) 300–600 HE, Breite (WW) 1000–2000 HE
– Schichten bei Schädelbasis- oder Felsenbeinfrakturen: Schichtdicke 2 mm, Schichtabstand 2 mm Hochauflösungsmodus (wenn vorhanden), Knochenfenster

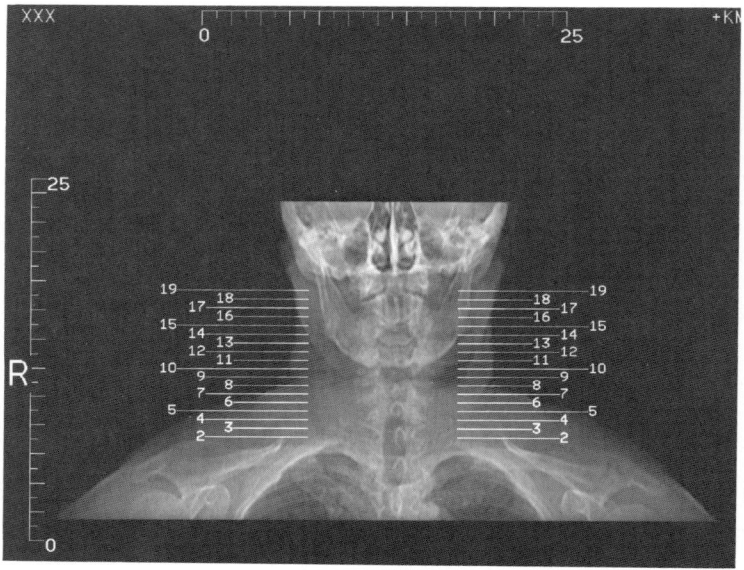

Patientenvorbereitung
– Nahrungskarenz von 3 Stunden (KM-Gabe)

Kontrastmittel
– 100–150 ml nichtionisches KM (ca. 300er) als Infusion

Lagerung
– Rückenlage
– Arme am Körper entlang
– Fixierung des Kopfes

Einstellung
– Schichtanfang: Mundboden
– Schichtende: Supraklavikulargrube
– Atemlage: exspiratorischer Atemstillstand, nicht schlucken
Geräteeinstellung
– Topogramm (Scanogramm): a.-p., wenn erforderlich
– Neigung der Abtasteinheit: 0
– Schichtdicke: 4 mm
– Schichtabstand: 6 mm
– Vorgrößerung: Mundboden bzw. Hals formatfüllend abbilden
Bei Spiral-CT:
– Schichtdicke 5 mm
– Rekonstruktionsindex 5 mm
– Pitchfaktor 1,25–1,5
Dokumentation
– Weichteilfenster: Lage (WL) 40–60 HE, Weite (WW) 300 HE

Variante
100 ml KM als maschinelle Bolusinjektion bei Spiral-CT
Flow: 2,5 ml/s, Delay ca. 25–30 sek

Tipps & Tricks
20 ml KM direkt vor der Untersuchung in Bolustechnik i. v. applizieren, anschließend schnelle KM-Infusion (bei „konventionellem" CT).

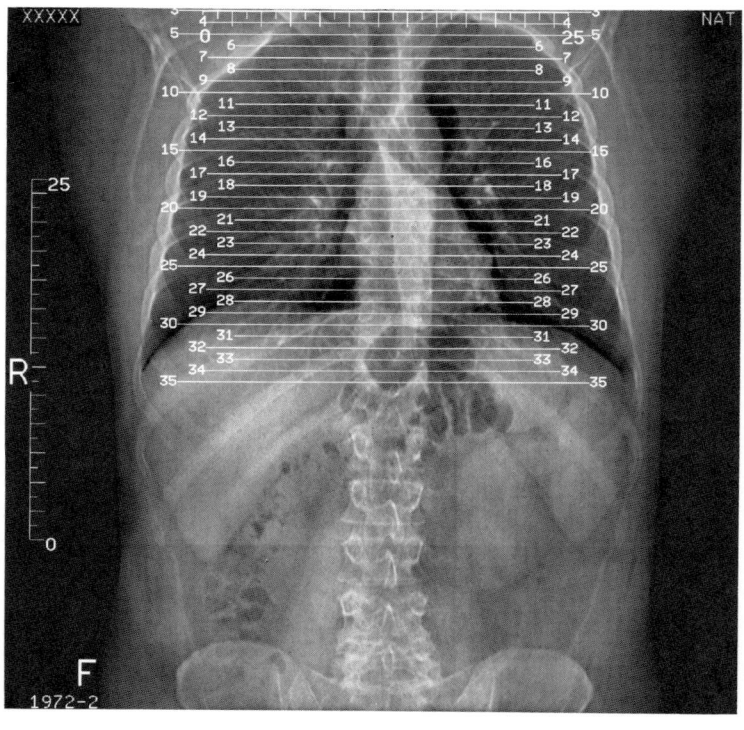

Patientenvorbereitung
- Nahrungskarenz von 3 Stunden (KM-Gabe)
- Thorax in 2 Ebenen

Lagerung
- Rückenlage
- Arme hinter dem Kopf verschränkt

Einstellung
- Schichtanfang: Lungenspitze
- Schichtende: Randsinus
- Atemlage: inspiratorischer Atemstillstand

Geräteeinstellung
- Digitales Übersichtsbild: a.-p.
- Neigung der Abtasteinheit: 0
- Schichtdicke: 8–10 mm
- Schichtabstand: 8–10 mm

Bei Spiral-CT:
- Schichtdicke 8 mm
- Rekonstruktionsindex 5 mm
- Pitchfaktor 1,5
- Aufnahmerichtung: kaudokranial

Dokumentation
- Weichteilfenster: Lage (WL) 40–60 HE,
  Breite (WW) 200–500 HE
- Lungenfenster: Lage (WL) –600 bis –800 HE,
  Breite (WW) 1000–2000 HE

Variante
Kontrastmittelinjektion bei pathologischem Befund, insbesondere
im Hilusbereich i. v. KM-Gabe:
- 100 ml nichtionisches KM (300er) in Bolustechnik (evtl. mit Injektor)
  auf den pathologischen Herd (2,5 ml/s, Delay 25 s)
- Evtl. Schichtdicke auf 4 bzw. 2 mm umstellen
- Evtl. HR-(high resolution-)Programm in einzelnen Bereichen
- Thorax-CT bei Kindern evtl. auf 5 mm Schichtdicke reduzieren

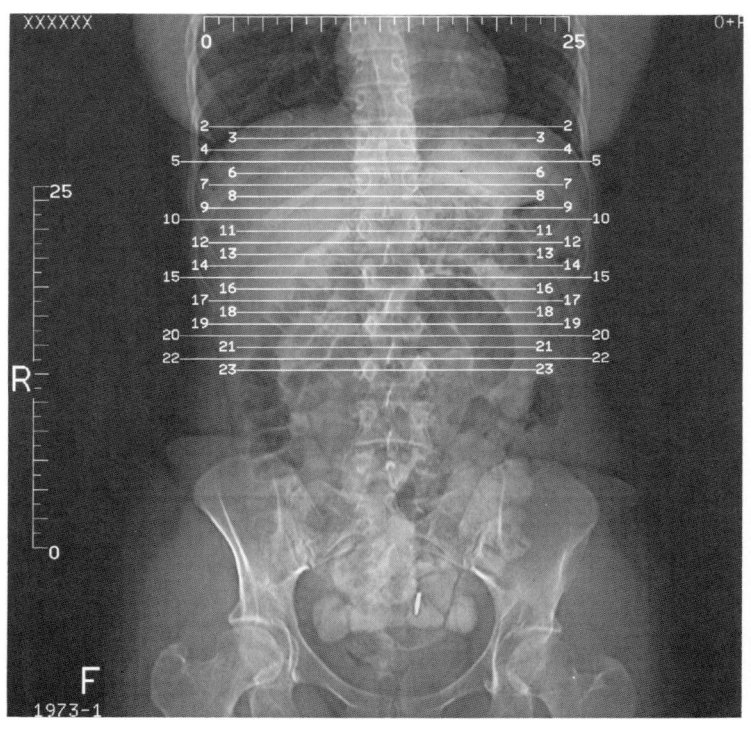

Patientenvorbereitung
- Nahrungskarenz von 3 Stunden (KM-Gabe)

Kontrastmittel
- Bei Bedarf ca $^1/_2$–1 Std. vor der Untersuchung Applikation von 500 ml für CT geeignetes KM oral (jodhaltiges KM in 3%iger Verdünnung [cave: Hyperthyreose, Allergie] oder Micropaque CT)
- Die letzten 100 ml unmittelbar vor der Untersuchung (Fragestellung, z. B. Pankreas, beachten)
- I.v. Injektion von nichtionischem KM nach Bedarf (100 ml, 300er, arterielle Phase 2,6–3 ml/s, Delay 25 s; portal-venöse Phase 2,5 ml/s, Delay 50 s)
- Evtl. Injektion von Buscopan (Glucagon) zur Dämpfung der Darmperistaltik

Lagerung
- Rückenlage
- Arme hinter dem Kopf verschränkt

Einstellung
- Schichtanfang: Zwerchfellkuppe
- Schichtende: entsprechend Fragestellung, mindestens bis Nierenunterrand
- Atemlage: exspiratorischer Atemstillstand
Geräteeinstellung
- Digitales Übersichtsbild: a.-p.
- Neigung der Abtasteinheit: 0
- Schichtdicke: 8–10 mm
- Schichtabstand: 8–10 mm
Bei Spiral-CT:
- Schichtdicke 8 mm
- Rekonstruktionsindex 8 mm
- Pitchfaktor 1,5
- Aufnahmerichtung: kraniokaudal
Dokumentation
- Weichteilfenster: Lage (WL) 40–60 HE, Weite (WW) 200–500 HE

Tipps & Tricks
- Patient beim Auflegen kurz in Rechtsseitenlage drehen (zur Kontrastierung des Duodenums).
- Aufnahmen in Rechtsseitenlage (fraglicher Pankreasbefund).
- Bei Frage nach Pankreaserkrankungen 4 mm Schichtdicke und -abstand wählen.

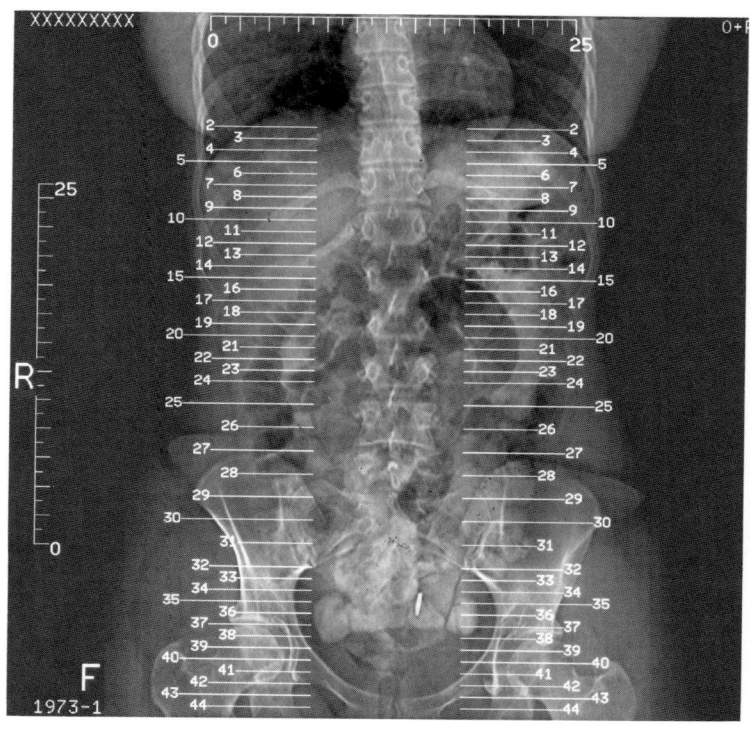

Patientenvorbereitung
– Nahrungskarenz von 3 Stunden (KM-Gabe)

Kontrastmittel

Ca. 1^1/$_2$ Std. vor der Untersuchung fraktionierte Applikation bis kurz vor Untersuchungsbeginn von 1000 ml für CT geeignetes KM oral (z. B. Micropaque CT oder jodhaltiges KM in 3%iger Verdünnung; cave: Hyperthyreose, Allergie)
– Kurz vor der Untersuchung noch einige Schluck KM trinken lassen
– Evtl. Scheidentampon einführen lassen
– Evtl. rektale Instillation von geeignetem KM (ca. 500–1000 ml)
– Evtl. Injektion von Buscopan (Glucagon) zur Dämpfung der Darmperistaltik
– Evtl. 100 ml nichtionisches KM (300er) als Bolusinjektion (mit Injektor: 2,5 ml/s, Delay 25 s)

Lagerung
– Rückenlage
– Arme hinter dem Kopf verschränkt

Einstellung
– Schichtanfang: Zwerchfellkuppe
– Schichtende: etwa Sitzbeinunterrand
– Atemlage: exspiratorischer Atemstillstand
Geräteeinstellung
– Digitales Übersichtsbild: a.-p., wenn erforderlich
– Neigung der Abtasteinheit: 0
– Schichtdicke: 8–10 mm
– Schichtabstand: 8–10 mm von Zwerchfellkuppe bis Nierenunterrand und im kleinen Becken, 16–20 mm im übrigen Bereich
Bei Spiral-CT:
– Schichtdicke 8 mm
– Rekonstruktionsindex 8 mm
– Pitchfaktor 1,5
– je nach Gerät evtl. 2 Datensätze, Aufnahmerichtung: kraniokaudal
Dokumentation
– Weichteilfenster: Lage (WL) 40–50 HE,
                    Breite (WW) 200–500 HE

Tipps & Tricks
Evtl. Spätaufnahme (z. B. bei schlechter Darmkontrastierung oder nach i.v. KM-Injektion bei fraglichem Nieren- bzw. Harnblasenprozess).

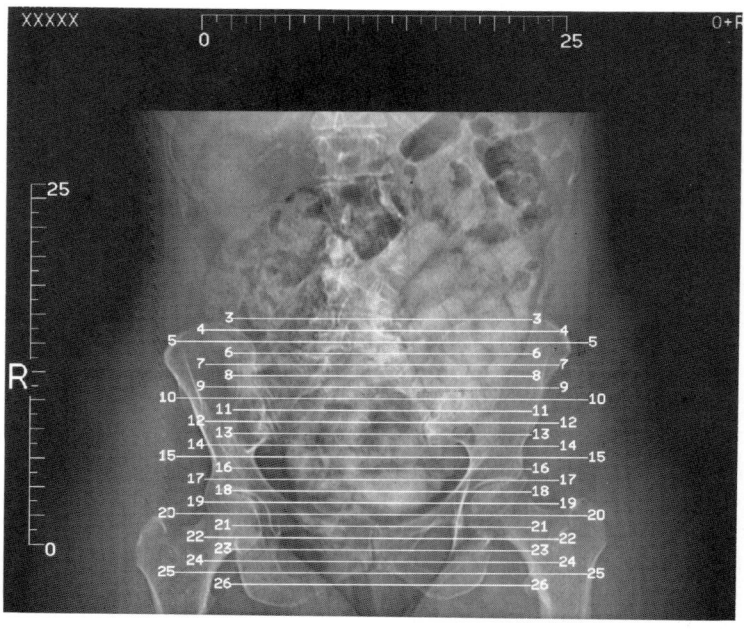

Patientenvorbereitung
- Nahrungskarenz von 3 Stunden (KM-Gabe)
- Harnblase vor der Untersuchung nicht entleeren (Untersuchung mit gefüllter Harnblase)

Kontrastmittel
- Ca. $1^1/_2$–2 Std. vor der Untersuchung zügige Applikation von 1000 ml für CT geeignetes KM oral (z. B. jodhaltiges KM in 3%iger Verdünnung; cave: Hypertyhreose, Allergie oder Micropaque CT)
- Evtl. Scheidentampon einführen lassen
- Evtl. rektale Instillation von angewärmtem geeignetem KM (ca. 500 ml oder als Einmaleinlauf = 250 ml)
- Evtl. Injektion von Buscopan (Glucagon) zur Dämpfung der Darmperistaltik
- Evtl. 100 ml nichtionisches KM (300er) als Bolusinjektion (mit Injektor: 2,5 ml/s, Delay 60–70 s)

Lagerung
- Rückenlage
- Arme hinter dem Kopf oder auf der Brust verschränkt

Einstellung
- Schichtanfang: Crista iliaca
- Schichtende: etwa Sitzbeinunterrand
- Atemlage: exspiratorischer Atemstillstand oder flache Atmung

Geräteeinstellung
- Digitales Übersichtsbild: a.-p.
- Neigung der Abtasteinheit: 0
- Schichtdicke: 8–10 mm; 2–5 mm im Bereich besonderer Fragestellung (z. B. Prostata-, Harnblasentumor)
- Schichtabstand: 8–10 mm bzw. bei besonderer Fragestellung entsprechend geringer (s. Schichtdicke)

Bei Spiral-CT:
- Schichtdicke 8 mm
- Rekonstruktionsindex 8 mm
- Pitchfaktor 1,5
- Aufnahmerichtung: kraniokaudal

Dokumentation
- Weichteilfenster: Lage (WL) 40–60 HE, Weite (WW) 200–500 HE

Tipps & Tricks
Spätaufnahmen 20–30 min nach KM-Injektion bei fraglichem Blasen- oder Prostataprozess mit gefüllter Blase (Dünnschnitttechnik).

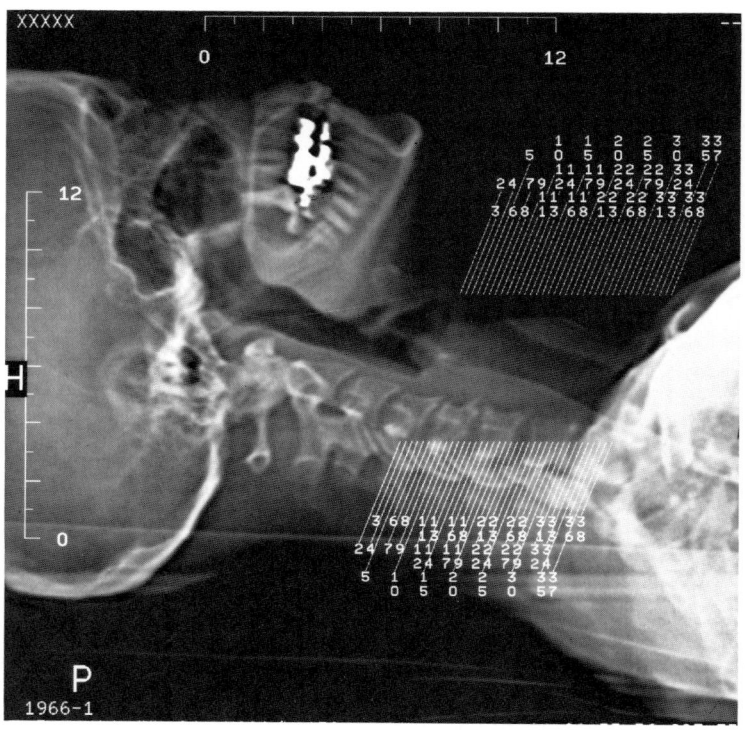

Patientenvorbereitung
- HWS in 2 Ebenen
- Neurologische Untersuchung

Lagerung
- Rückenlage
- Arme entlang des Körpers
- Schultern nach unten ziehen lassen (evtl. mit Hilfsmittel: Schlinge um Füße, Seil mit Schlaufe usw.)

Einstellung
- Schichtanfang: nach klinischen Angaben
- Schichtende: nach klinischen Angaben
- Atemlage: Atemstillstand, nicht schlucken

Geräteeinstellung
- Digitales Übersichtsbild: seitlich
- Neigung der Abtasteinheit: parallel zur Bandscheibe, dann meist mit einem Winkel kontinuierlich (zur besseren Rekonstruktion)
- Schichtdicke: 2–4 mm
- Schichtabstand: 2–4 mm

Bei Spiral-CT (zur Wirbelkörperdarstellung):
- Schichtdicke 3 mm
- Rekonstruktionsindex 2 mm
- Pitchfaktor 1,25–1,5

Dokumentation
- Weichteilfenster: Lage (WL) 30–40 HE, Breite (WW) 200–300 HE
- Evtl. Knochenfenster: Lage 200–500 HE, Breite ca. 1000–1800 HE

Varianten
Myelo-CT (S. 275, CT der LWS).

Tipps & Tricks
- Digitales Übersichtsbild mit allen Scans dokumentieren.
- Sagittale Rekonstruktion über pathologischen Befund (Dokumentation in Knochen- und Weichteilfenster).
- Entsprechende Wirbelkörperhöhen jeweils beschriften (C4, C5 bzw. im Zwischenwirbelraum C4/C5).

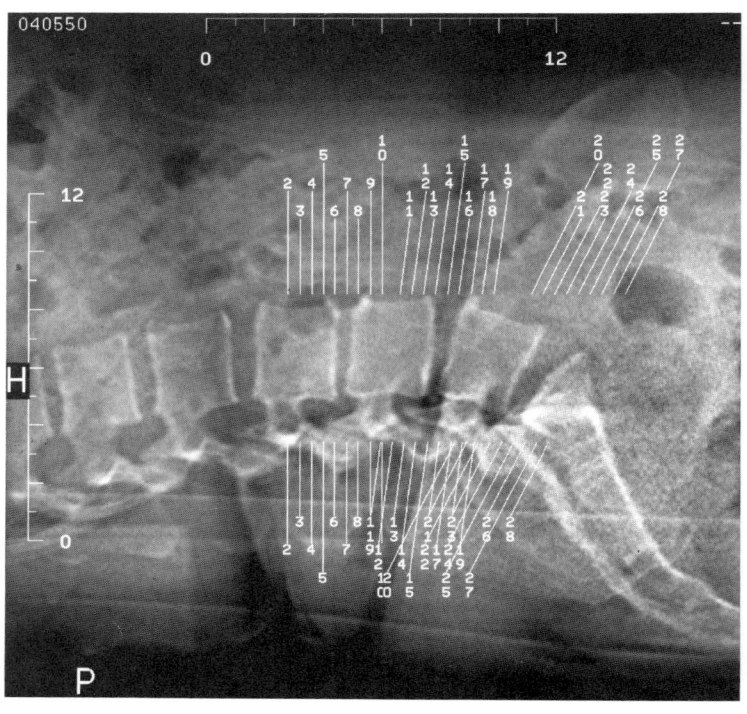

Patientenvorbereitung
- LWS und BWS in 2 Ebenen
- Neurologische Untersuchung
- Aufklärungsgespräch, Einverständnis (bei Myelo-CT)

Lagerung
- Rückenlage
- Arme hinter dem Kopf oder auf der Brust verschränkt
- Ausgleich der Lendenlordose bei lumbalem CT (Knierolle, Keilkissen unter dem Becken)

Einstellung
- Schichtanfang: nach klinischen Angaben
- Schichtende: nach klinischen Angaben
- Atemlage: flache Atmung

Geräteeinstellung
- Digitales Übersichtsbild: seitlich
- Neigung der Abtasteinheit: parallel zur Bandscheibe bzw. Wirbelkörperdeckplatte
- Schichtdicke: 2–4 mm
- Schichtabstand: 4 mm

Bei Spiral-CT (zur Wirbelkörperdarstellung):
- Schichtdicke 3 mm (bis 5 mm)
- Rekonstruktionsindex 2 mm (bis 3 mm)
- Pitchfaktor 1,5(–2)

Dokumentation
- Weichteilfenster: Lage (WL) 30–40 HE, Breite (WW) 200–300 HE
- Evtl. Knochenfenster: Lage 300–500 HE, Breite ca. 1000–1800 HE

Variante: Myelo-CT
Material (steril)
- Spinalnadel (atraumatisch)
- 10-ml-Spritze mit 10 ml Kontrastmittel (nichtionisch, z. B. Solutrast 200 M)
- Lochtuch, Handschuhe, Tupfer
- Hautdesinfektionsspray (z. B. Cutasept)
- Kontrastmittel (zum Nachspritzen)
- Steriles Röhrchen (zur Liquoruntersuchung)
- Schaumstoffkeil

Lagerung
- Patient in Seitenlage, Knie stark angezogen
- Hals gebeugt (Kinn an die Brust angezogen)

Punktion
- Punktion des Spinalkanals meist in Höhe L3/4 (bzw. L4/5)
- Abnahme des Liquors zur zytologischen Untersuchung
- Injektion des KM (Injektionsgeschwindigkeit 10 ml/60 s)
- Nach Injektionsende Nadel entfernen, Patient 1mal um eigene Achse drehen lassen

Kontrastmittel
- Intrathekal (10 ml nichtionisch, z. B. Solutrast 200 M)
- I.v., z. B. bei Frage nach Tumor (100 ml nichtionisches KM, ca. 300er, als Bolus)

Dokumentation
- Fensterlage: 40–60 HE (bei starker KM-Konzentration höher)
- Fensterbreite: 400–500 HE (bei starker KM-Konzentration bis 2000 HE)

Nachsorge
- 24 Stunden Bettruhe
- Kopfteil stark erhöht (Körperlage sonst egal) für ca. 8 Std.
- Vermehrte Flüssigkeitszufuhr (ca. 2–3 l)

Tipps & Tricks
- Digitales Übersichtsbild nach jedem Höhenwechsel mit abfotografieren, um Schichthöhe besser nachvollziehen zu können.
- Entsprechende Wirbelkörperhöhen jeweils beschriften (L4, L5 bzw. im Zwischenwirbelraum L4/L5).
- Übersichtsbild mit allen durchgeführten Scans am Ende dokumentieren.
- Kopfschmerzen (durch Liquorunterdruck meist erst am Folgetag): Flachlagerung

Magnetresonanztomographie

Kranielles MRT

Patientenvorbereitung

- Patienten vor Untersuchung auf Toilette schicken
- Aufklärungsgespräch führen, Patienten Ohrenschutz (z. B. Ohropax) anbieten
- Metallteile entfernen lassen (Gebiss, Hörgeräte, Haarklammern, Piercing, Ohrringe usw.)
- Evtl. Verweilkanüle legen lassen (z. B. Fragestellung Tumor, MS)

Lagerung

- Rückenlage
- Kopf in der Kopfspule fixieren
- Beine unterpolstern

Sequenzen

- Scout: sagittal und transversal (am besten 3 Ebenen)

1. *Sequenz transversal:* Einzeichnen auf Mittelsagittalen, Linie durch vorderes und hinteres Ende des Balkens (parallel zu einer Linie durch die Comissura anterior und posterior); so viele Schichten, dass Gehirn vom Scheitel bis zum Kleinhirn komplett abgebildet ist
- T2 (Beispiel: tse TR: 3500–4500, TE: 100–120)
- Schichtdicke: 5–6 mm
- Schichtabstand: 1.2
- Matrix: 512
- Sättiger: parallel zu Schichten, Block unterhalb der untersten Schicht (50–80 mm)

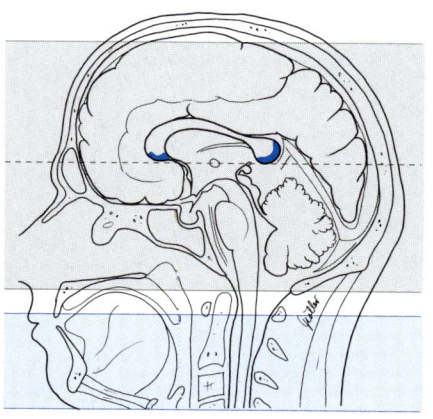

Neurokranium transversal,
1. u. 2. Sequenz

2. *Sequenz transversal:* Orientierung, Schichtdicke und Schichtlage wie Sequenz 1
   – T1 (Beispiel: SE, TR: 450–600, TE: 12–25 oder FFE: TR: so kurz wie möglich, TE: 12, Kippwinkel: 30°)
   – Schichtdicke : 6 mm
   – Schichtabstand: 1.2
   – Sättiger: parallel zu Schichten, Block unterhalb der untersten Schicht (50–80 mm)
   Oder: 1. + 2. Sequenz als Doppelecho (T2/Protonen; BeispieL TR 3000–4500, TE: 100/15)

3. *Sequenz koronar:* (= senkrecht zu 1)
   – Flair (Beispiel: *1,5 TESLA*: TR: 9000,TE:120, TI:2300; *1,0* oder *0,5 TESLA*: TR: 5000, TE: 100, TI: 1900)
   – Schichtdicke: 6 mm
   – Schichtabstand: 1.2
   – Sättiger: senkrecht zu Schichten (transversal über den Hals)

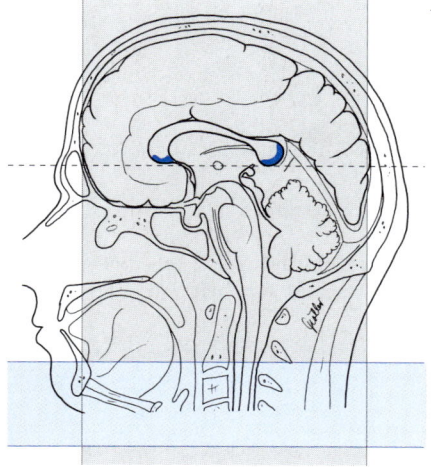

Neurokranium koronar, 3. Sequenz

4. *Sequenz sagittal:*
– T2 (Beispiel: tse TR: 3500–4500, TE: 100–120 oder FFE: TR: 900, TE: 27, Kippwinkel: 15°)
– Schichtdicke: 5–6 mm
– Schichtabstand: 1.2
– Sättiger: senkrecht zu Schichten (transversal über den Hals)

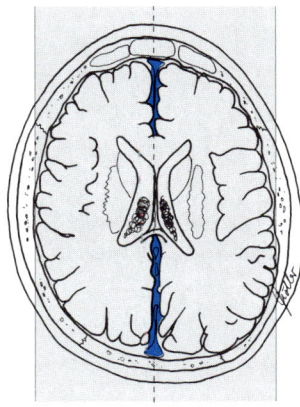

Neurokranium sagittal,
4. Sequenz

Tipps & Tricks
– Symmetrische Lage: Nasenwurzel beachten.
– Knie unterpolstern.
– Bei Patienten mit vermehrtem Rundrücken Becken unterpolstern; bei HWS-Beschwerden evtl. Kopf anheben und unterpolstern.

Blutungsausschluss

1.–4. Sequenz: s. oben

5. *Sequenz koronar* (= senkrecht zu 1) oder *transversal* (Orientierung wie Sequenz 1)
– T2 Gradientenecho (Beispiel: 1,5 TESLA: Flash: TR: 800, TE: 15/35, Kippwinkel: 20° ; 0,5 TESLA: FFE: TR: 900, TE: 27, Kippwinkel: 15°)
– Schichtdicke: 5–6 mm
– Schichtabstand: 1.3
– Sättiger: senkrecht zu Schichten (transversal über den Hals)

Neurokranium nach OP (Tumor)

Patientenvorbereitung
– Verweilkanüle mit Verlängerungsschlauch legen lassen

1. *Sequenz transversal* T2 (s. oben Basissequenz 1)

2. *Sequenz transversal* T1 (s. oben Basissequenz 2)

3. *Sequenz transversal* T1: exakt wie 2. Sequenz aber nach KM (z. B. Gd-DTPA)

4. *Sequenz koronar* T1, sonst wie 2. Sequenz, aber nach KM

5. *Sequenz sagittal* T1, sonst wie 2. Sequenz, aber nach KM

Innenohr (z. B. Akustikusneurinom)

Patientenvorbereitung
– Verweilkanüle mit Verlängerungsschlauch legen lassen

1. *Sequenz koronare* Flair
– s. oben wie Basissequenz 3

2. *Sequenz transversal*
– T2 (Beispiel: tse TR: 3500–4500, TE: 100–120)
– Schichtdicke : 3 mm
– Schichtabstand: 1.2 (bzw. 1 mm)
– Sättiger: parallel zu Schichten, Block unterhalb der untersten Schicht (50–80 mm)

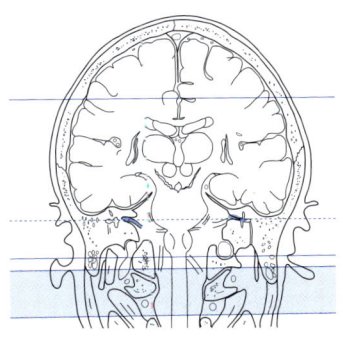

Innenohr transversal, 2. Sequenz

3. *Sequenz transversal* (Einzeichnen auf koronarer Schicht)
– T1 (Beispiel: SE, TR: 450-600, TE: 12–25 oder FFE: TR: so kurz wie
  möglich, TE: 12, Kippwinkel: 30°)
– Schichtdicke: 0,8–1,5 mm
– Schichtabstand: 1.0
– Sättiger: parallel zu Schichten, Block unterhalb der untersten
  und oberhalb der obersten Schicht

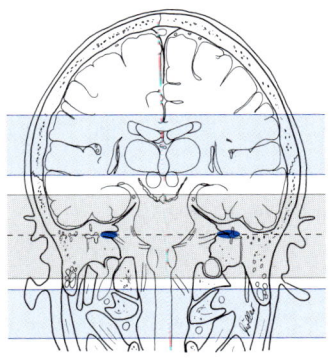

Innenohr transversal, 3 Sequenz

4. *Sequenz transversal:* exakt wie 3. Sequenz aber nach KM
   (z. B. Gd-DTPA)

evtl. 5. *Sequenz transversal*
– 3-D- T2 hochauflösend (Beispiel: CISS TR: 12.25, TE: 5.9, Kippwinkel 90°, Blockdicke 30–35 mm, Partitionen 40–50, FOV 180–200)

Epilepsie (Temporallappenanpassung)
– Scout: s. oben
– 2. Scout: sagittal über Temporallappen

1. *Sequenz transversale* T2 (s. oben wie Basissequenz 1)

2. *Sequenz koronare* Flair (s. oben wie Basissequenz 3)

3. *Sequenz transversal* (Einzeichnen auf Temporallappenscout: parallel zum Verlauf des Temporallappens)
– T2 (Beispiel: tse TR: 3500–4500, TE: 100–120)
– Schichtdicke: 3 mm
– Schichtabstand: 1.0
– Sättiger: parallel zu Schichten, Block unterhalb der untersten Schicht

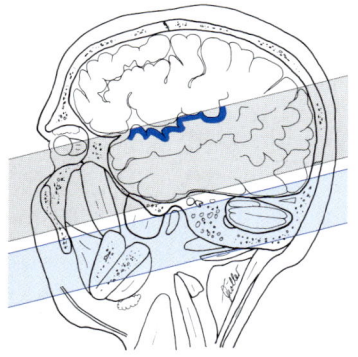

Epilepsie (Temporallappen) transversal,
3. Sequenz

4. *Sequenz koronar* (senkrecht auf den Schichten der 3. Sequenz, nur über Temporallappen insbes. Temporallappenspitze)
– TIR (Turbo-Inversion-Recovery) (Beispiel: *1,5 TESLA* TR: 7000, TE 60, TI: 400; *0,5 TESLA* TR: 2850, TE: 20, TI: 400)
– Schichtdicke: 3 mm
– Schichtabstand: 1.5
– Sättiger: nein

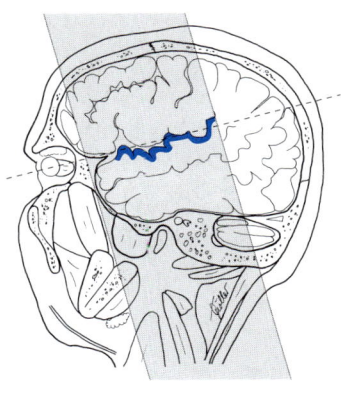

Epilepsie (Temporallappen) koronar,
4. Sequenz

Orbita

Patientenvorbereitung
– Verweilkanüle mit Verlängerungsschlauch legen lassen
– Patient soll während der Untersuchung die Augen schließen

1. *Sequenz transversal* T2 (s. oben wie Basissequenz 1)

2. *Sequenz transversal*
– T1 fettgesättigt (Beispiel: SE TR: 500–600, TE: 12–25; *0,5 TESLA*:
  FFE: TR: so kurz wie möglich, TE: 6–12, Kippwinkel: 30°)
– Schichtdicke : 4–5 mm
– Schichtabstand: 1.2
– Sättiger: parallel zu Schichten, Block unterhalb der untersten
  und oberhalb der obersten Schicht

Orbita transversal, 2. Sequenz

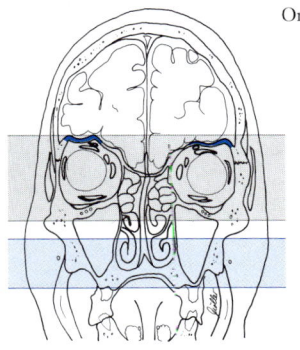

3. *Sequenz koronar*
- T2 fettgesättigt (Beispiel: tse TR: 3500–4500, TE: 100–120)
- Schichtdicke : 4–5 mm
- Schichtabstand: 1.2
- Sättiger: nein

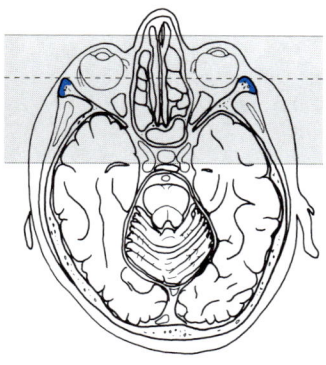

Orbita koronar, 3. Sequenz

4. *Sequenz transversal*: exakt wie 3. Sequenz aber nach KM
   (z. B. Gd-DTPA)

evtl. 5. Sequenz parasagittal (entlang des Sehnerven, einzeichnen auf transversaler Schicht)
- T1 (Beispiel: SE, TR: 450–600, TE: 12–25)
- Schichtdicke : 3 mm
- Schichtabstand: 1.0
- Sättiger: nein

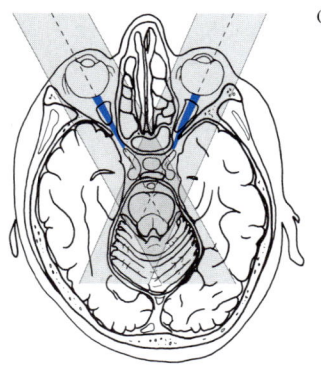

Orbita parasagittal, 5. Sequenz

Sella

Patientenvorbereitung
– Verweilkanüle mit Verlängerungsschlauch legen lassen

1. *Sequenz transversal* T2 (s. oben wie Basissequenz 1)

2. *Sequenz koronare* FLAIR (s. oben wie Basissequenz 3)

3. *Sequenz koronar* (Einzeichnen auf mediosagittalem Scout über Sella)
– T1 (Beispiel: SE, TR: 500–600, TE: 12 [1,5 TESLA], 16 [1,0 TESLA], 25 [0,5 TESLA], Kippwinkel: jeweils 90°)
  oder 3D-FFE:
  TR: so kurz wie möglich, TE: 6,9 (1,0 TESLA), 12–13 (0,5 TESLA), Kippwinkel: jeweils 30°
– Schichtdicke: 2 mm (evtl. 1 mm überlappend)
– Schichtabstand: 1.0
– Sättiger: a) senkrecht zu Schichten (transversal über den Hals), b) parakoronar hinter den Schnitten über den Sinus
– FOV: klein (z. B. 200 mm)

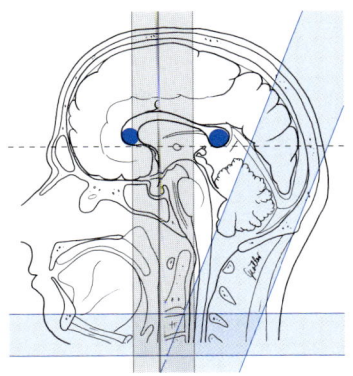
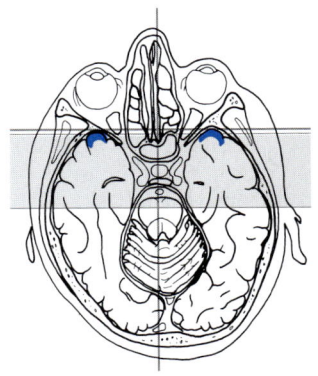

Sella koronar, 3. Sequenz

4. *Sequenz koronar* exakt wie 3. Sequenz aber nach KM (z. B. Gd-DTPA)

5. *Sequenz sagittal* nach KM (z. B. Gd-DTPA), (Einzeichnen auf korona-
   rem Scout über Sella)
- T1 (Beispiel: SE, TR: 500, TE: 12 [1,5 TESLA], 16 [1,0 TESLA], 25
  [0,5 TESLA], Kippwinkel: jeweils 90°)
  oder 3D-FFE:
  TR: so kurz wie möglich, TE: 6,9 (1,0 TESLA), 12–13 (0,5 TESLA),
  Kippwinkel: jeweils 30°
- Schichtdicke: 2 mm (evtl. 1 mm überlappend)
- Schichtabstand: 1.0
- Sättiger: Block koronar über hintere Schädelgrube bzw. Sinus (da
  Phase p.-a.)
- FOV: klein (z. B. 200 mm)

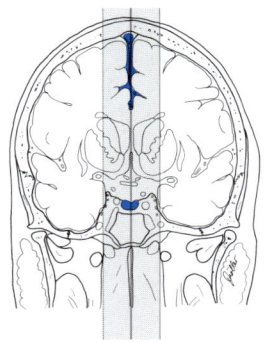
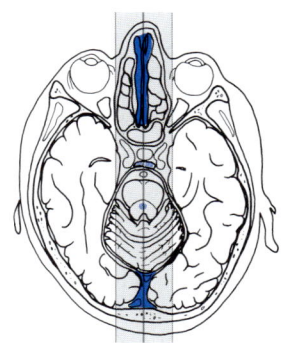

Sella sagittal nach KM, 5. Sequenz

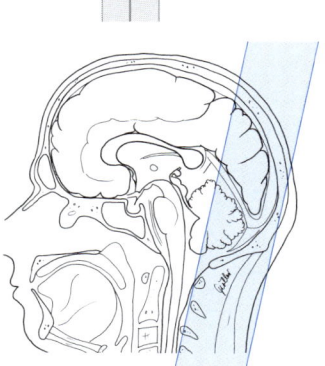

Untersuchungstechnische Variante
- Evtl. die 4. Sequenz „dynamisch", d. h. dabei TR so kurz und Turbo-
  faktor so hoch, dass Sequenz ca. 10–15 s dauert. Etwa 15 Sequenzen
  direkt hintereinander (Beispiel: TR 500, TE 13, Turbofaktor 7)
- Evtl. zwischen 4. und 5. Sequenz noch eine native sagittale
  T1-Sequenz (wie Sequenz 5 aber ohne KM)

Halswirbelsäule-MRT

Patientenvorbereitung

- Patienten vor Untersuchung auf die Toilette schicken
- Aufklärungsgespräch führen, insbesondere auf Vermeidung von Schluckartefakten und Bewegungsartefakten (bequeme Lagerung, Schmerzfreiheit) hinwirken
- Patienten Ohrenschutz (z. B. Ohropax) anbieten
- Metallteile entfernen lassen (Gebiss, Hörgeräte, Haarklammern, Piercing usw.)
- Evtl. Verweilkanüle legen lassen (z. B. Fragestellung Tumor, MS, Spondylodiszitis, Abszess)

Lagerung

- Rückenlage auf HWS-Spule, Beine unterpolstern, Arme entlang des Körpers

Sequenzen

- Scout: sagittal und koronar (am besten 3 Ebenen)

1. *Sequenz sagittal* (Einzeichnen auf koronarem Scout; so viele Schichten, dass Wirbelsäule komplett abgebildet ist)
- T2 (Beispiel: tse TR: 3000–3500, TE: 100–120)
- Schichtdicke : 3–4 mm
- Schichtabstand: 1.0
- Phase: FH mit 100 % Oversampling wegen Einfaltung
- Sättiger: koronar vor (und evtl. hinter) der Wirbelsäule

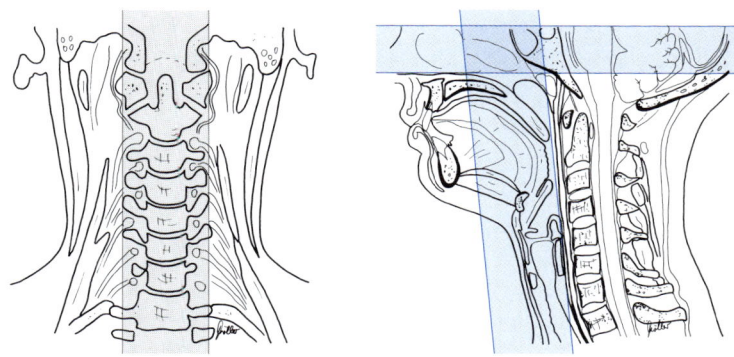

HWS sagittal, 1. Sequenz und 2. Sequenz (mit zusätzlichem transversalen Sättiger)

2. *Sequenz sagittal* (wie Sequenz 1)
-   Protonen (Beispiel: 1,5–0,5 TESLA: tse, Beispiel: TR: 1200–1700, TE:12 -20) oder T1 (Beispiel: tse TR: 500, TE: 15)
-   Phase: pa
-   Schichtdicke und -abstand wie Sequenz 1
-   Sättiger: a) koronar vor (und evtl. hinter) der Wirbelsäule, b) transversal über und evtl. c) transversal unter den sagittalen Schnitten
-   oder 1.+2.Sequenz: sagittal Doppelecho, sonst wie Sequenz 1

3. *Sequenz transversal* parallel zu den entsprechenden Wirbelkörperdeck-flächen (bei normaler HWS reicht meist eine durchgängige Schich-teneinstellung z. B von C4 – Th1)
-   Protonen (Beispiel: tse TR: 1700, TE: 12) oder T2 (Beispiel: Gradientenecho: 1,5 TESLA: TR 850, TE 26, Kippwinkel: 30°; 0,5 TESLA: TR 55, TE 27, Kippwinkel: 6°)
-   Schichtdicke : 3–4 mm
-   Schichtabstand: 1.0
-   Phasenkodierrichtung: pa
-   Sättiger: a) koronar vor der Wirbelsäule, b) transversal (parallel zu Schichten) über dem Schichtblock und c) transversal (parallel zu Schichten) unter dem Schichtblock
    oder: Motion-Artefact-Suppression, dann nur coronaren Sättiger

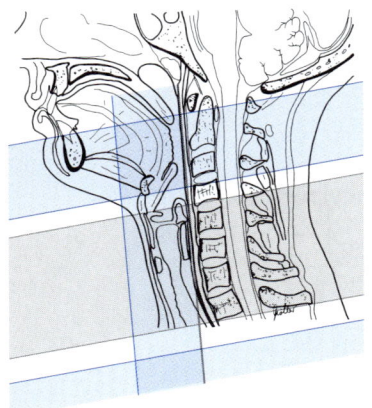

HWS transversal parallel zu den entsprechenden Wirbelkörperdeckflächen, 3. Sequenz

4. *Sequenz koronar*
-   T2 (tse mit höherem Turbofaktor z. B. 15, Beispiel: TR: 3000–4000, TE: 100–140)
-   Schichtdicke: 6 mm
-   Schichtabstand: 1.0
-   Sättiger: nein

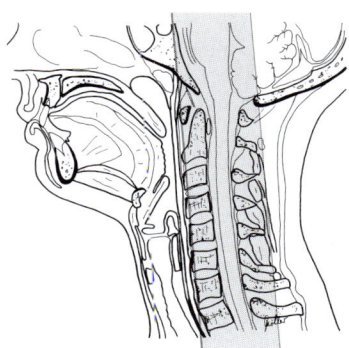

HWS koronar, 4. Sequenz

Tipps & Tricks

Bei Patienten mit vermehrtem Rundrücken Becken unterpolstern; bei HWS-Beschwerden evtl. Kopf anheben und unterpolstern.

Vor der 1. Sequenz noch einmal schlucken und räuspern lassen.

Bei starker Skoliose darauf achten, dass genug Schnitte auch die seitlichen Bereiche erfassen.

Einstellhilfen (HWS): Zentrierung auf Mitte Hals (bei kurzem Hals tiefer).

Tumorverdacht, Verdacht auf Spondylodiszitis, Abszess

Patientenvorbereitung

– Verweilkanüle mit Verlängerungsschlauch legen lassen

1. *Sequenz sagittal*, T2 (s. oben Basissequenz 1)

2. *Sequenz sagittal* (wie Sequenz 1)
– T1 (Beispiel: SE, TR 450–600, TE: 12–25)
– Phase: AP
– Schichtdicke, -abstand und Sättiger wie Sequenz 2

3. *Sequenz transversal* (durch den fraglichen Bereich)
– T1 (Beispiel: tse TR: 450–600, TE: 10–25)
– Schichtdicke : 4 mm
– Schichtabstand: 1.0

– drei Sättiger: a) senkrecht (koronar) zu Schichten, Block sättigt Bereich vor der Wirbelsäule ab, b) transversal (parallel zu Schichten) über und c) unter dem Schichtblock

4. *Sequenz transversal* T1 wie Sequenz 3, aber nach KM

5. *Sequenz sagittal* T1 wie Sequenz 2, aber nach KM (z. B. Gd-DTPA)

Verdacht auf E.D. oder Syringomyelie
Patientenvorbereitung
– Verweilkanüle mit Verlängerungsschlauch legen lassen

1. *Sequenz sagittal* T2 (s. oben Basissequenz 1)

2. *Sequenz transversal* (durch den fraglichen Bereich)
– T2 (Beispiel: Gradientenecho: *1,5 TESLA*: TR 850, TE 26, Kippwinkel: 30°; *0,5 TESLA*: TR 55, TE 27, Kippwinkel: 6° oder T2 TSE TR 3000, TE 130, Kippwinkel: 90°)
– Schichtdicke, -abstand und Sättiger wie Sequenz 3

3. *Sequenz sagittal* (wie Basissequenz 1)
– T1 (tse, Beispiel: TR 500–650, TE 12–25, Kippwinkel: 90° oder 150°)
– Schichtdicke, -abstand und Sättiger wie Sequenz 2 oben

4. *Sequenz sagittal* (wie Basissequenz 1), aber nach KM (z. B. Gd-DTPA)

Trauma, Frakturverdacht
Patientenvorbereitung
– Evtl. Verweilkanüle mit Verlängerungsschlauch legen lassen

1. *Sequenz sagittal*
– TIRM (Turbo-Inversion-Recovery) bzw. SPIR (Beispiel: TR:6500, TE: 30–60, Tl: 140, Kippwinkel: 180°) oder fettgesättigte T2 (Beispiel: tse TR: 3500–4500, TE: 100–120)
– Schichtdicke : 4 mm
– Schichtabstand: 1.0–1,25
– Phase: ap
– Sättiger: a) senkrecht zu Schichten, Block sättigt Bereich vor der Wirbelsäule ab, b) transversal über den Schichten (vermindert Liquorpulsation)

2. *Sequenz sagittal*
– T1 (Beispiel: SE, TR: 450–600, TE 12–25)
– Schichtdicke, -abstand und Sättiger wie Basissequenz 1 (siehe oben)

3. *Sequenz transversal* (durch den fraglichen Bereich)
- T2 (Beispiel: Gradientenecho: *1,5 TESLA*: TR 850, TE 26, Kippwinkel: 30°; *0,5 TESLA*: TR 55, TE 27, Kippwinkel: 6°)
- Schichtdicke : 4 mm
- Schichtabstand: 1.0
- Sättiger: senkrecht (koronar) zu Schichten, Block sättigt Bereich vor der Wirbelsäule ab; transversal über (evtl. auch unter) den Schichten

4. *Sequenz koronar*
wie Basissequenz 4 (siehe oben)

evtl. 5. Sequenz transversal (durch den fraglichen Bereich wie Sequenz 3)
- T1 (Beispiel: tse TR: 500–700, TE: 10–25)

6. *Sequenz sagittal* T1 (wie Sequenz 2), aber nach KM

Lendenwirbelsäule-MRT (Brustwirbelsäule-MRT)

Patientenvorbereitung

- Patienten vor Untersuchung auf die Toilette schicken
- Aufklärungsgespräch führen, insbesondere auf Vermeidung von Bewegungsartefakten (bequeme Lagerung, Schmerzfreiheit) hinwirken
- Patienten Ohrenschutz (z. B. Ohropax) anbieten
- Metallteile entfernen lassen (Gebiss, Hörgeräte, Haarklammern, Piercing usw.)
- Evtl. Verweilkanüle legen lassen (z. B. Fragestellung Tumor, MS, Spondylodiszitis, Abszess)

Lagerung

- Rückenlage, Wirbelsäulenspule, Beine unterpolstern, evtl. fixieren, Arme bei adipösen Patienten über den Kopf nehmen lassen, sonst seitlich entlang des Körpers

Sequenzen

- Scout: sagittal und koronar (am besten 3 Ebenen)

1. *Sequenz sagittal* (Einzeichnen auf koronarem Scout, so viele Schichten, dass Wirbelsäule komplett abgebildet ist)
- T2 (Beispiel: tse TR: 3000–3500, TE: 100–120)
- Schichtdicke: 4 mm
- Schichtabstand: 1.0
- Phase: FH, dann aber 100 % Oversampling oder pa (BWS)
- Sättiger: a) koronar, Block sättigt Bereich vor der Wirbelsäule (Aorta, Darm, Atemartefakte) ab, evtl. b) koronar, Absättigung des dorsalen Fettgewebes

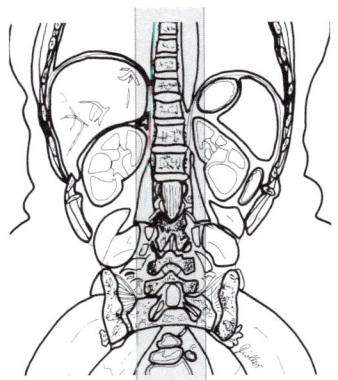 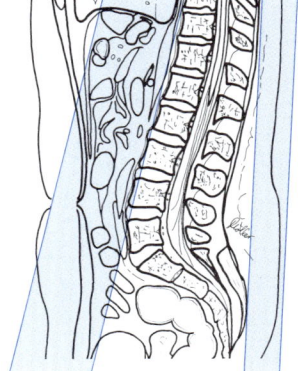

LWS sagittal, 1. Sequenz

2. *Sequenz sagittal* (wie Sequenz 1)
- Protonen (Beispiel: tse, Beispiel: TR: 1200–1700, TE: 12–20) oder T1 (Beispiel: se TR: 450–600, TE: 12–25)
- Phase: ap
- Schichtdicke, -abstand und Sättiger wie Sequenz 1
oder 1.+2.Sequenz: sagittal Doppelecho, sonst wie Sequenz 1

3. *Sequenz transversal:* parallel zu den entsprechenden Wirbelkörper-deckflächen (meist jedes Segment individuell anpassen, wenn keine Auffälligkeiten: routinemäßig die letzten 3 Segmente erfassen, cave: Überschneidung der Schichten dorsal möglichst außerhalb der Dornfortsätze)
- Protonen (Beispiel: tse TR: 1700, TE: 12) oder T2 (Beispiel: Gradientenecho: *1,5 TESLA*: TR 850, TE 26, Kippwinkel: 30°; *0,5 TESLA*: TR 55, TE 27, Kippwinkel: 6°)
- Schichtdicke: 3–4 mm
- Schichtabstand: 1.0
- Phasenkodierrichtung: pa
- Sättiger: senkrecht (koronar) zu Schichten, Block sättigt Bereich vor der Wirbelsäule ab

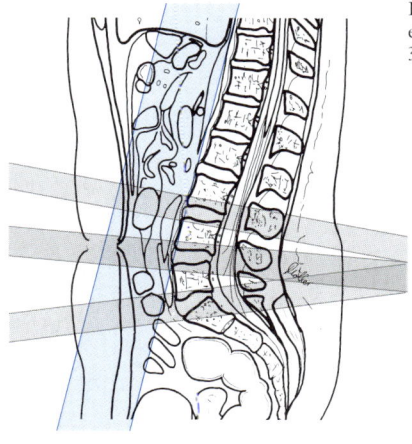

LWS transversal parallel zu den entsprechenden Wirbelkörperdeckflächen, 3. Sequenz

4. *Sequenz koronar*
- T2 (tse mit höherem Turbofaktor, Beispiel: TR: 3000, TE: 140)
- Schichtdicke: 6 mm
- Schichtabstand: 1.0
- Sättiger: nein

Tipps & Tricks
- Bei Patienten mit vermehrtem Rundrücken Rücken unterpolstern; bei zusätzlichen HWS-Beschwerden evtl. Kopf anheben und unterpolstern.
- Bei starker Skoliose darauf achten, dass genug Schnitte auch die seitlichen Bereiche erfassen.
- Einstellhilfen BWS: Zentrierung auf ca. 3 QF unterhalb des Jugulums (bis Mitte Sternum).
- Einstellhilfen LWS: Zentrierung auf Spina iliaca anterior superior bzw. Beckenkamm (großer Patient).

Untersuchung nach Bandscheibenoperation der LWS

Patientenvorbereitung
- Verweilkanüle mit Verlängerungsschlauch legen lassen

1. *Sequenz sagittal* T2 (s. oben Basissequenz 1)

2. *Sequenz sagittal* Protonen (s. oben Basissequenz 2)

3. *Sequenz transversal* (parallel zu den entsprechenden Wirbelkörperdeckflächen)
- T1 (Beispiel: SE, TR: 450–600, TE: 12–25)
- Schichtdicke: 4 mm
- Schichtabstand: 1.0–1.2
- Sättiger: a) senkrecht (koronar) zu Schichten, Block sättigt Bereich vor der Wirbelsäule ab, b) transversal (parallel zu Schichten) über dem Schichtblock und c) transversal (parallel zu Schichten) unter dem Schichtblock

4. *Sequenz transversal*, exakt wie Sequenz 3, aber nach KM (z. B. Gd-DTPA)

Evtl. 5. Sequenz sagittal T1 wie oben, aber nach KM

Tumorverdacht, Verdacht auf Spondylodiszitis, Abszess

Patientenvorbereitung
- Verweilkanüle mit Verlängerungsschlauch legen lassen

1. *Sequenz* T2 sagittal
   s. oben (Basissequenz 1)

2. *Sequenz sagittal* (wie Sequenz 1)
- T1 (Beispiel: se TR: 450–600, TE: 12–25)
- Schichtdicke, -abstand und Sättiger wie Basissequenz 1

3. *Sequenz transversal* (durch den fraglichen Bereich)
- T1 (Beispiel: tse TR: 500, TE: 15)
- Schichtdicke: 4 mm
- Schichtabstand: 1.0
- Sättiger: senkrecht (koronar) zu Schichten, Block sättigt Bereich vor der Wirbelsäule ab

4. *Sequenz transversal* T1 wie Sequenz 3, aber nach KM

5. *Sequenz sagittal* T1 wie Sequenz 2, aber nach KM (z. B. Gd-DTPA)

Trauma, Frakturverdacht

Siehe HWS-MRT

Iliosakralgelenke

1. *Sequenz sagittale* T2 (Beispiel: tse TR: 2500–4000, TE: 100–130)
   – Schichtdicke: 6 mm
   – Schichtabstand: 1.0
   – Sättiger: a) transversal über den Schnitten zur Gefäßabsättigung und
     b) koronar ventral über das subkutane Fettgewebe und den Darm

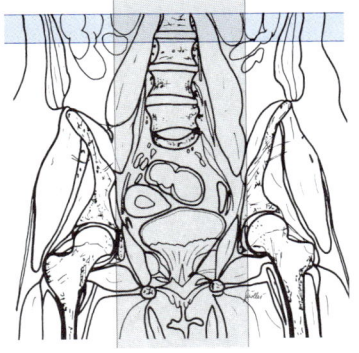

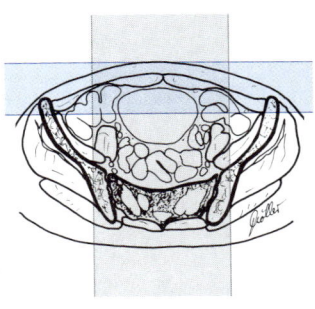

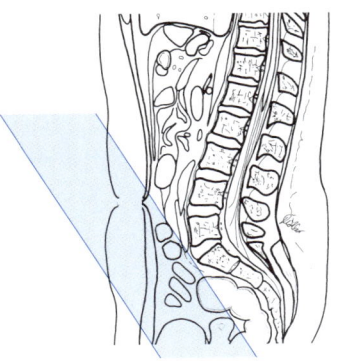

Iliosakralgelenke sagittal, 1. Sequenz

2. *Sequenz parakoronare* T2 parallel zum Os sacrum (Einzeichnen auf me-
   diosagittaler Schicht), fettgesättigt (Beispiel: tse TR: 2500–4000, TE:
   100–120)
   – oder TIRM (Turbo-Inversion-Recovery) bzw. SPIR (Beispiel: *1.5
     TESLA*: TR: 6500, TE: [14] 30–60, Tl: 140, Kippwinkel: 180°, *0.5
     TESLA*: TR: 2500, TE: 60, TI: 100)
   – Schichtdicke: 4–6 mm
   – Schichtabstand: 1–1.2
   – Sättiger: Koronar ventral der Schichten

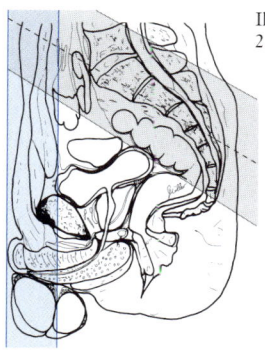

Iliosakralgelenke parakoronar parallel zum Os sacrum, 2. Sequenz

3. *Sequenz parakoronar* (wie Sequenz 2) aber T1 (Beispiel: se TR: 450–600, TE: 12–25)

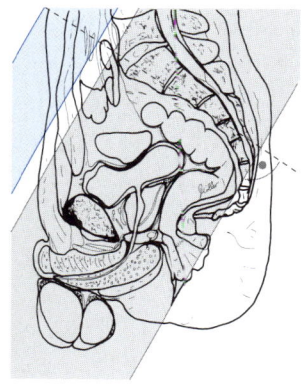

Iliosakralgelenke paratransversal, 3. Sequenz

4. *Sequenz paratransversal* T1 (Beispiel: se TR: 500–700, TE: 12–25)
– Schichtdicke: 4–6 mm
– Schichtabstand: 1.3–1.5
– zwei Sättiger: a) ventral koronar (senkrecht zu Schichten) über Fettgewebe des Bauches und b) transversal über den Schnitten zur Gefäßabsättigung

Thorax-MRT
Patientenvorbereitung
– Patienten vor Untersuchung auf die Toilette schicken
– Aufklärungsgespräch führen
– Bis auf Unterwäsche entkleiden lassen
– Metallteile entfernen lassen (Hörgeräte, Haarklammern, Piercing, Ketten usw.)

Lagerung

– Rückenlage, Body-Array-Spule oder Body-Spule, Beine unterpolstern, evtl. Kopfhörer aufsetzen lassen

Sequenzen
– Scout: *transversal* und *sagittal* (möglichst alle 3 Ebenen)

1. *Sequenz koronar*
– T2 (*1.5 TESLA*: tse, Atemstillstand, Beispiel: TR: 3000–4000, TE: 130–140, Kippwinkel: 180°; *0.5 TESLA*: tse, atemgetriggert, Beispiel: TR: 1666 bzw. 2500 [2–3 Atemzyklen], TE: 100, Kippwinkel: 90°)
– Schichtdicke: 8 mm
– Schichtabstand: 1.0
– Phasenkodierrichtung: FH
– Sättiger: nein

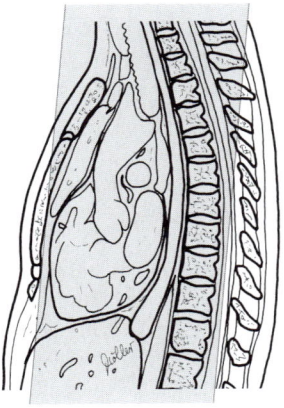 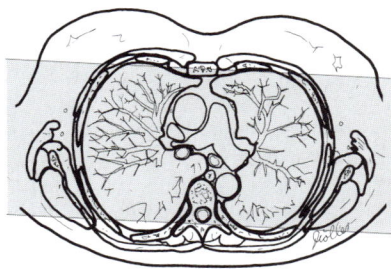

Thorax koronar, 1. Sequenz

2. *Sequenz transversal*
- T2, gesamte Lunge von Spitze bis Lungenrezessus (*1.5 TESLA*: tse, Atemstillstand, Beispiel: TR: 3000–4000, TE: 130–140, Kippwinkel: 180°; *0.5 TESLA*: tse, atemgetriggert, Beispiel: TR: 1666 bzw. 2500 (2–3 Atemzyklen), TE: 100, Kippwinkel: 90°)
- Schichtdicke: 8 mm
- Schichtabstand: 1.0
- Phasenkodierrichtung: ap
- Sättiger: ventral (koronar) zur Absättigung des subkutanen Fettgewebes

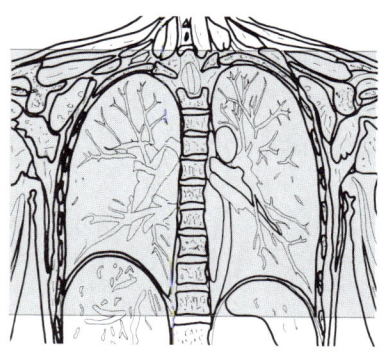 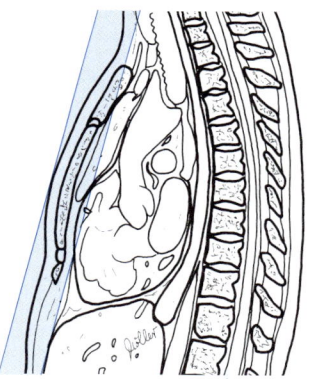

Thorax transversal, 2. Sequenz

3. *Sequenz transversal* T1 sonst wie Sequenz 1
- T1 (Beispiel: *1,5 TESLA*, Atemstillstand: Gradientenecho (flash)TR: 120–140, TE: 4, Kippwinkel: 60°; *0.5 TESLA*: atemkompensiert: TR: 500–600, TE10, Kippwinkel: 90°)

Tipps & Tricks
- Evtl. EKG-Triggerung.
- Bei Atemtriggerung Patienten zu gleichmäßiger Atmung auffordern.
- Bei Frage nach Thoraxwandtumor Patient gegebenenfalls auf die Tumorseite legen lassen (Reduktion von Bewegungsartefakten in diesem Bereich).

Thorax mit Gd-DTPA
Patientenvorbereitung
– Verweilkanüle legen lassen

1. *Sequenz koronar:* T2 wie oben Basissequenz 1

2. *Sequenz transversal:* T2 wie oben Basissequenz 2

3. *Sequenz transversal:* T1 wie oben Basissequenz 3

4. *Sequenz transversal:* T1 wie Sequenz 3 aber nach Gd-DTPA

evtl. 5. Sequenz koronar: T1 (wie oben) nach Gd-DTPA

Oberbauch (Leber)-MRT

Patientenvorbereitung
- Patienten vor Untersuchung auf die Toilette schicken
- Aufklärungsgespräch führen
- Bis auf Unterwäsche entkleiden lassen
- Metallteile entfernen lassen (Hörgeräte, Haarklammern, Piercing usw.)

Lagerung

- Rückenlage, Body-Array-Spule oder Body-Spule, Beine unterpolstern, evtl. Kopfhörer aufsetzen lassen

Sequenzen
- Scout: *koronar* und *sagittal*, wenn möglich 3 Ebenen

1. *Sequenz transversal*
- T2 von Leberkuppe bis Aortenbifurkation (*1.5 TESLA*: tse, Atemstillstand, Beispiel: TR: 3000–4000, TE: 130–140, Kippwinkel: 180°; *0.5 TESLA*: tse, atemgetriggert, Beispiel: TR: 1666 bzw. 2500 [2–3 Atemzyklen], TE: 100, Kippwinkel: 90°)
- Schichtdicke: 8 mm
- Schichtabstand: 1.0
- Phasenkodierrichtung: ap
- Sättiger: transversal (parallel) über den Schnitten zur Gefäßabsättigung und ventral (koronar) zur Absättigung des subkutanen Fettgewebes

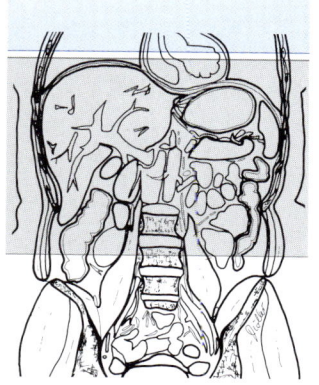
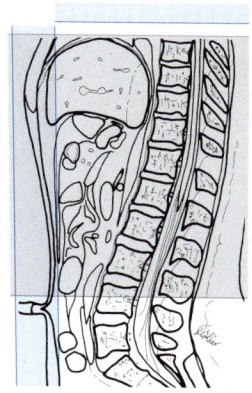

Leber/Oberbauch transversal, 1. Sequenz

2. *Sequenz transversal*
– T1 sonst wie Sequenz 1 (Beispiel: *1,5 TESLA*, Atemstillstand: Gradientenecho [flash] TR: 120–140, TE: 4, Kippwinkel: 60°; oder Atemstillstand SE [1 TESLA]: TR 300, TE 12, 3–4× wiederholen bis Organ
  komplett abgebildet. *0.5 TESLA*: atemkompensiert: TR: 500–600,
  TE10, Kippwinkel: 90°)

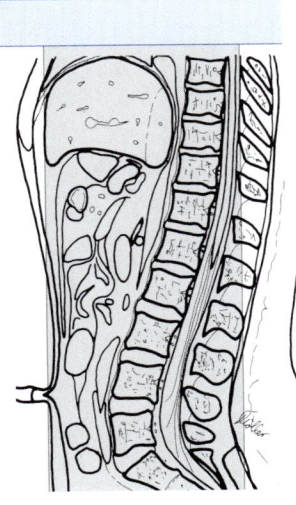
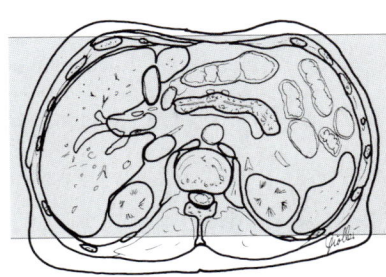

Leber/Oberbauch Koronar, 3. Sequenz

3. *Sequenz koronar*
– T2 (*1.5 TESLA*: tse, Atemstillstand, Beispiel: TR: 3000–4000, TE: 130–
  140, Kippwinkel: 180°; *0.5 TESLA*: tse, atemgetriggert, Beispiel: TR:
  1900–2300, TE: 100, Kippwinkel: 90°)
– Schichtdicke: 8 mm
– Schichtabstand: 1.0
– Phasenkodierrichtung: RL
– Sättiger: transversal über den Schnitten zur Gefäßabsättigung

Tipps & Tricks
– Evtl. Buscopan i. v. zur Minderung der Darmmotilität.
– Kontrastierung des Darms (z. B. Abdoscan).

Leber nach superparamagnetischem Kontrastmittel (Endorem)

1. *Sequenz transversal:* T2 wie Basissequenz 1

2. *Sequenz transversal:* T1 wie Basissequenz 1
Patient aus dem Gerät nehmen. KM (Endorem) per Infusion
i. v. injizieren.
Ca. 1–1$^1/_2$ Std. nach Injektionsbeginn:

3. *Sequenz transversal:* T2 wie oben aber nach Endorem

4. *Sequenz transversal:* T1 wie oben aber nach Endorem

5. *Sequenz koronar:* T2 wie oben aber nach Endorem

Leber mit Gd-DTPA
Patientenvorbereitung
– Verweilkanüle legen lassen

1. *Sequenz transversal:* T2 wie Basissequenz 1

2. *Sequenz transversal:* T1 wie Basissequenz 1

3. *Sequenz transversal:* T1 wie oben aber nach Gd-DTPA

evtl. 3.-8. Sequenz transversal: T1 dynamisch
evtl. 9. Sequenz *transversal:* T1 als Spätaufnahme ca. 5 min p.i.

Gallenwege

Sequenz parakoronar: (dem Verlauf des Choledochus angepasst = ca. 0–30°
zur Horizontalen, auf axialer Aufnahme einzeichnen),

– T2, fettgesättigt (Beispiel: 1.5 TESLA: HASTE TR:11.9, TE: 95,
  Kippwinkel: 150°; 0.5 TESLA: (3D IR TSE, atemgetriggert) TR:
  1666 bzw. 2500, TE: 700, TI: 90, Schichtdicke 4 mm mit 50 % Über-
  lappung = 2 mm, anschließende MIP-Auswertung)
  oder Einschichttechnik:

– T2, fettgesättigt und hohem TE (Beispiel: TR: 2800, TE: 1100, Kippwinkel: 150°, Schichtdicke: 70 mm – keine MIP-Auswertung nötig)

– FOV groß (mind. 35 cm, um Einfaltungen zu vermeiden)

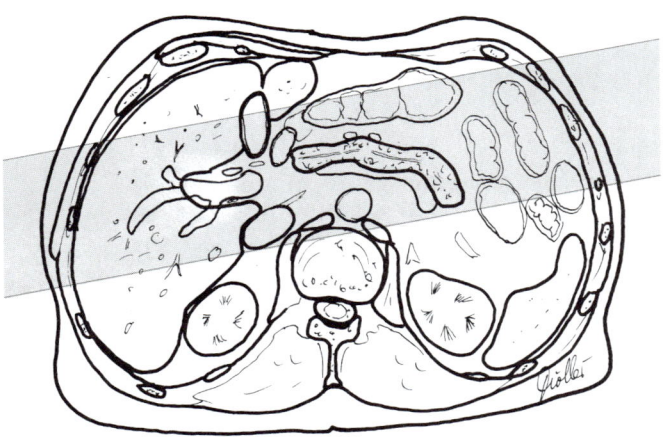

Gallenwege parakoronar

Becken-MRT

Patientenvorbereitung

- Patienten vor Untersuchung auf die Toilette schicken
- Aufklärungsgespräch führen, Patienten Ohrenschutz (z. B. Ohropax) anbieten
- Oberkörper bis auf Unterwäsche entkleiden
- Metallteile entfernen lassen (Hörgeräte, Haarklammern, Piercing usw.)
- Je nach Fragestellung 1.Btl. orales KM (z. B. Abdoscan) 1 Std. vor Untersuchung trinken lassen
- Evtl. Verweilkanüle legen lassen

Lagerung

- Rückenlage, Body-Array-Spule (Wickelspule) oder Body-Spule, Beine unterpolstern

Sequenzen

- Scout: *sagittal* und *koronar* (möglichst 3 Ebenen)

1. *Sequenz transversal:*
- T2, evtl. fettgesättigt (Beispiel: tse TR: 2500–4500, TE: 100–130)
- Schichtdicke: 8 mm
- Schichtabstand: 1–1.3
- Phasenkodierrichtung: ap
- Sättiger: a) transversal (parallel) über den Schnitten zur Gefäßabsättigung und b) ventral koronar (senkrecht zu Schichten) über Fettgewebe des Bauches

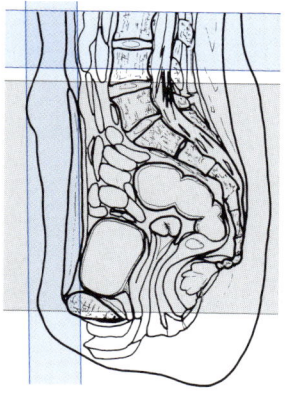 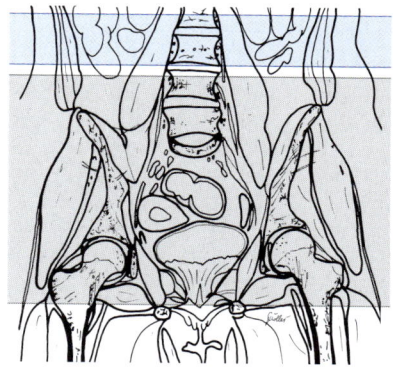

Becken transversal, 1. Sequenz

2. *Sequenz transversal:*
- T1 (Beispiel: se TR: 450–600, TE: 12–25)
- Schichtdicke : 8 mm
- Schichtabstand: 1.3
- Phasenkodierrichtung: ap
- Sättiger: a) ventral koronar (senkrecht zu Schichten) über Fettgewebe des Bauches und b) transversal über den Schnitten zur Gefäßabsättigung

3. *Sequenz koronar:*
- T2 (Beispiel: tse TR: 2500–4500, TE: 100–130)
- Schichtdicke : 5–6 mm
- Schichtabstand: 1.3
- Phasenkodierrichtung: HF
- Sättiger: transversal über den Schnitten zur Gefäßabsättigung

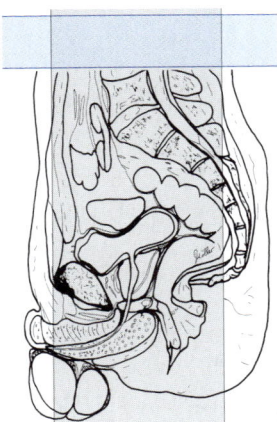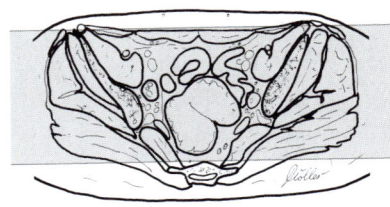

Becken koronar, 3. Sequenz

Evtl. 4. Sequenz transversal: T1 wie Sequenz 2 aber nach KM-Gabe (Gd-DTPA)

Tipps & Tricks
- Evtl. Buscopan i. v. zur Minderung der Darmmotilität.
- Evtl. „Bauchbinde" anlegen um Atemexkursionen einzuschränken.

Uterus, Vagina, Blase

1. *Sequenz transversal:* T2 (s. oben Basissequenz 1)

2. *Sequenz transversal:* T1 (s. oben Basissequenz 2)

3. *Sequenz koronar:* (eventuelle Beckenschieflage mit berücksichtigen)
   - TIRM (Turbo-Inversion-Recovery) oder STIR (Beispiel: *1.5 TESLA:* TR:6500, TE: 14, Tl: 140, Kippwinkel: 90°, *0.5 TESLA*: TR 1800, TE [14] 30–60, TI: 100, Kippwinkel: 90°) oder fettgesättigte T2 (Beispiel: tse TR: 2500–4000, TE: 100–120)
   - Schichtdicke : 4 mm
   - Schichtabstand: 1.0
   - Sättiger: transversal über den Schnitten zur Gefäßabsättigung

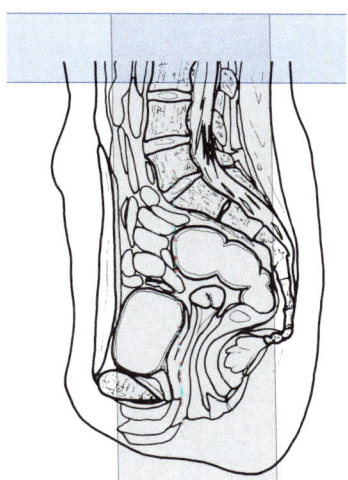
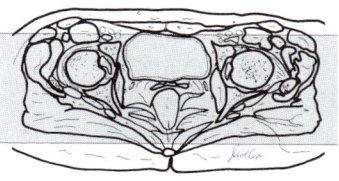

Uterus, Vagina, Blase koronar, 3. Sequenz

4. *Sequenz sagittal:*
   - T2 (Beispiel: tse TR: 2500–3500, TE: 100–130)
   - Schichtdicke: 8 mm
   - Schichtabstand: 1.0

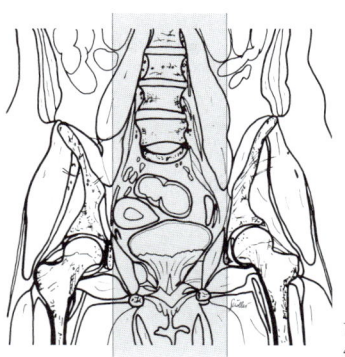

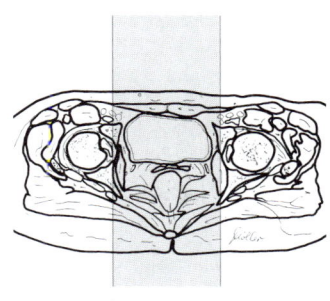

Uterus, Vagina, Blase sagittal,
4. Sequenz

Prostata

Patientenvorbereitung

– Evtl. Endorektalspule

1. _Sequenz transversal:_ über Beckenboden (auf sagittalem Scout einzeichnen)
– T2, 512 (oder 256) Matrix (Beispiel: tse TR: 2500–4000, TE: 100–130)
– Schichtdicke: 3–4 mm
– Schichtabstand: 1.0
– FOV: klein (z. B. 250 mm; bei 516 Matrix 4–6 Mittlungen wegen Signal-Rausch-Verhältnis)
– Phase: AP
– 2 Sättiger: a) transversal (parallel) über den Schnitten zur Gefäßabsättigung und b) ventral koronar (rechtwinklig zu Schichten) über Fettgewebe des Bauches

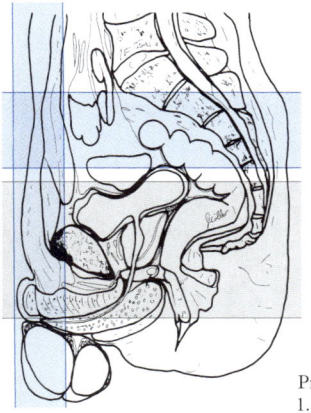

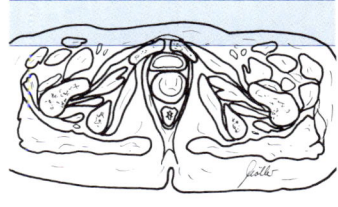

Prostata transversal über Beckenboden,
1. Sequenz

2. *Sequenz koronar:*
- T2, 512 (oder 256) Matrix (Beispiel: tse TR: 2500–4000, TE: 100–130)
- Schichtdicke: 3 mm
- Schichtabstand: 1.0
- FOV: klein (z. B. 250 mm; bei 512 Matrix 4–6 Mittlungen)
- Phase: LR
- Sättiger: transversal (parallel) über den Schnitten zur Gefäßabsättigung

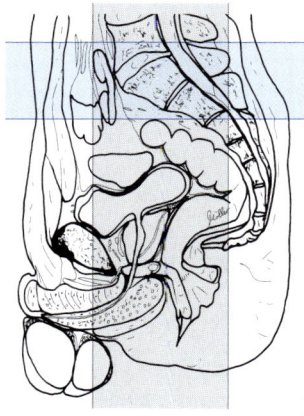
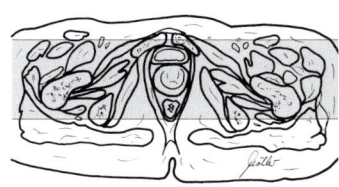

Prostata koronar, 2. Sequenz

3. *Sequenz transversal:*
- T1, 512 Matrix (Beispiel: se TR: 500–700, TE: 12–25)
- Schichtdicke : 3 mm
- Schichtabstand: 1.0
- Phase: ap
- Sättiger: a) ventral koronar (rechtwinklig zu Schichten) über Fettgewebe des Bauches und b) transversal über den Schnitten zur Gefäßabsättigung

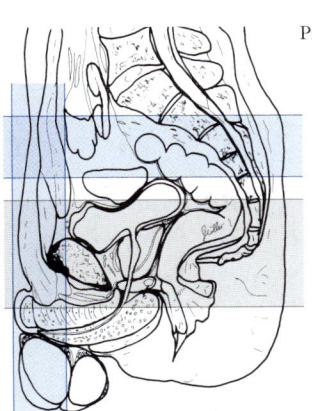

Prostata transversal, 3. Sequenz

4. *Sequenz transversal:*
– T1 wie Sequenz 2 aber nach KM-Gabe (Gd-DTPA)

evtl. 5. Sequenz koronar oder *sagittal* über Prostata:
– T1, 512 Matrix (TR: 500–700, TE: 12–25)
– Schichtdicke : 3 mm
– Schichtabstand: 1.0
– Sättiger: transversal über den Schnitten zur Gefäßabsättigung

Schulter-MRT

Patientenvorbereitung

– Patienten vor Untersuchung auf die Toilette schicken
– Aufklärungsgespräch führen, Patienten Ohrenschutz (z. B. Ohropax) anbieten
– Bis auf Unterwäsche entkleiden lassen
– Metallteile entfernen lassen (Hörgeräte, Haarklammern, Piercing, Halsketten usw.)

Lagerung

– Rückenlage, Schulterspule (ovale Oberflächenspule, Flexible Spule), Arm in Neutralstellung oder Supination, Beine unterpolstern

Sequenzen

– Scout: *axial* und *koronar*

1. *Sequenz transversal:*
– T2 (tse, Beispiel TR: 2500–4500, TE: 100–130 oder Gradientenecho [zur Darstellung des Labrums: Flash, TR: 600- 700, TE:11; Kippwinkel: 60°])
– Schichtdicke: 4 mm
– Schichtabstand: 1.2
– Sättiger: nein

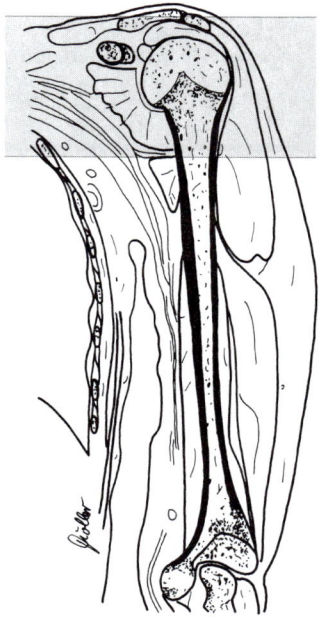

Schulter transversal, 1. Sequenz

2. *Sequenz parakoronar* (parallel zum Verlauf des M. supraspinatus auf der transversalen Schicht)
   - T2 fettgesättigt (Beispiel: tse TR: 2500–4000, TE: 100–120 oder STIR: TR 2200, TE 60, TI 100, Kippwinkel 90°)
   - Schichtdicke: 4 mm
   - Schichtabstand: 1.0
   - Sättiger: parasagittal, schräg zur Schicht über die Lunge

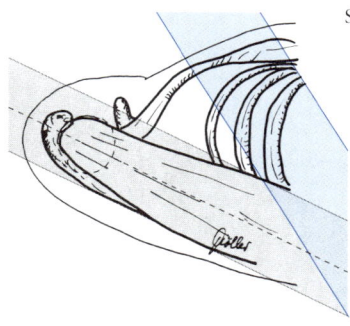

Schulter parakoronar, 2. Sequenz

3. *Sequenz*
   - wie 2. Sequenz aber T1-gewichtet: (Beispiel: *1,5 TESLA*: TR: 500–600, TE: 12, Kippwinkel: 90°, *0,5 TESLA*: TR: 500–600, TE: 10–17, Kippwinkel: 90°)

4. *Sequenz parasagittal* (rechtwinklig zu Sequenz 2 über das Gelenk bzw. parallel zur Gelenkpfanne
   - T1 (Beispiel: TR: 500–600, TE: 10–20)
   - Schichtdicke: 4 mm
   - Schichtabstand: 1.0
   - Sättiger: über Lunge

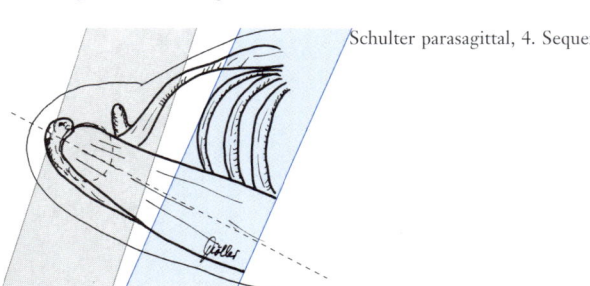

Schulter parasagittal, 4. Sequenz

Tipps & Tricks
- Lagerung: Spule seitlich mit Sandsäcken fixieren. Sandsäcke oder Gurt über Unterarm in Supinationsstellung (wenn schwierig sonst lieber Neutralstellung verwenden).
- Pat. leicht (ca. 45°) auf Gegenseite anheben und entsprechend unterpolstern, um Bildartefakte (Magic Angle Effects) zu vermeiden

Indirekte Arthrographie der Schulter (z. B. zur Labrumdiagnostik)
Patientenvorbereitung
- Patienten $1/2$ Stunde vor Untersuchung 0,2 mmol/ kg Körpergewicht (ca. 10 ml) Gd.-DTPA i. v. injizieren. Schulter bewegen lassen.

1. *Sequenz transversal:*
- T1 fettgesättigt (Beispiel: se TR: 450–700, TE: 12–25)
- Schichtdicke: 4 mm
- Schichtabstand: 1.2
- Sättiger: nein

2. *Sequenz parakoronar:*
- T2 (wie Sequenz 2)

3. *Sequenz parakoronar:*
- T1 fettgesättigt (sonst wie Sequenz 3)

4. *Sequenz parasagittal:*
- T1 fettgesättigt (sonst wie Sequenz 4)

Hüfte-MRT

Patientenvorbereitung

- Patienten vor Untersuchung auf die Toilette schicken
- Aufklärungsgespräch führen, Patienten Ohrenschutz (z. B. Ohropax) anbieten
- Bis auf Unterwäsche entkleiden lassen
- Metallteile entfernen lassen (Hörgeräte, Haarklammern, Piercing usw.)

Lagerung

- Rückenlage, Body-Array-Spule (Body-Spule, Wickelspule), Beine unterpolstern

Sequenzen

- Scout: *transversal* und *koronar*

1. *Sequenz koronar* über Hüftköpfe (eventuelle Beckenschieflage mit berücksichtigen)
- TIRM (Turbo-Inversion-Recovery) bzw. STIR (Beispiel: *1.5 TESLA*: TR:6500, TE: [14], Tl: 140, Kippwinkel: 180°, *0.5 TESLA*: TR 1800, TE 60, TI: 100, Kippwinkel: 90°) oder fettgesättigte (14) 30–60 T2 (Beispiel: tse TR: 2500–4000, TE: 100–120)
- Schichtdicke : 4 mm
- Schichtabstand: 1.0
- Phasenkodiergradient: RL
- Sättiger: transversal über den Schnitten zur Gefäßabsättigung

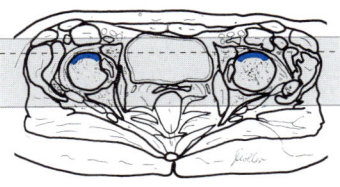

Hüfte Koronar über Hüftköpfe,
1. Sequenz

2. *Sequenz koronar* über Hüftköpfe (eventuelle Beckenschieflage mit berücksichtigen)
   - T1, (Beispiel: se TR: 450–600, TE: 12–25)
   - Schichtdicke : 4–6 mm
   - Schichtabstand: 1.0
   - Phasenkodiergradient: RL
   - Sättiger: transversal über den Schnitten zur Gefäßabsättigung

3. *Sequenz transversal* über Hüftköpfe und Pfanne (nach kaudal bis Ende Trochanter major)
   - T2 (Beispiel: tse TR: 2500–4000, TE: 100–120)
   - Schichtdicke: 8 mm
   - Schichtabstand: 1.0
   - Sättiger: transversal (parallel) über den Schnitten zur Gefäßabsättigung

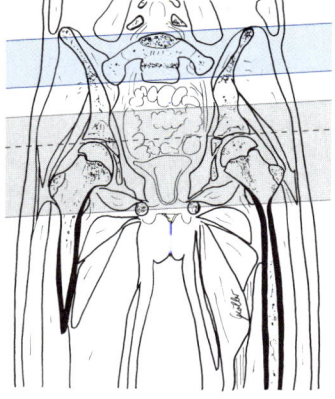

Hüfte transversal über Hüftköpfe und Pfanne, 3. Sequenz

4. *Sequenz sagittal* (über beide Hüftköpfe)
– T1 (Beispiel: TR: 500–600, TE: 10–25)
– Schichtdicke: 6–8 mm
– Schichtabstand: 1.0
– Sättiger: transversal

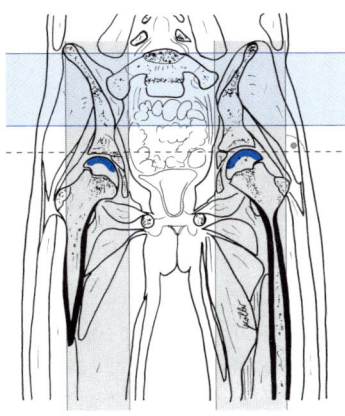
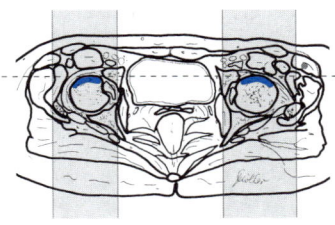

Hüfte sagittal über beide Hüftköpfe,
4. Sequenz

Tipps & Tricks
– Einstellhilfe: Zentrierung auf Spina iliaca anterior inferior.
– Bei Gefäßartefakten der Iliakalgefäße evtl. drehen des Phasenko-
diergradienten in Richtung HF = Head-Feet (mit Oversampling
zur Vermeidung von Einfaltungen).

Knie-MRT

Patientenvorbereitung
- Patienten vor Untersuchung auf die Toilette schicken
- Aufklärungsgespräch führen, Patienten Ohrenschutz (z. B. Ohropax) anbieten
- Bis auf Unterwäsche entkleiden lassen
- Metallteile entfernen lassen (Hörgeräte, Haarklammern, Piercing, Uhr usw.)

Lagerung

- Rückenlage, 10–15° Außenrotation, Knie in der Spule fixieren, anderes Bein bequem unterpolstern
- Gelenkspalt im Spulenzentrum

Sequenzen
- Scout: *sagittal* und *transversal* (am besten 3 Ebenen)

1. *Sequenz koronar:*
- TIRM (Turbo-Inversion-Recovery) bzw. SPIR (Beispiel: *1,5 TESLA*: TR: 6500, TE: [14] 30–60, Tl: 140, Kippwinkel: 180°; *0,5 TESLA*:TR: 2000, TE: 40, TI: 40, Kippwinkel: 90°) oder fettgesättigte T2 (Beispiel: tse TR: 2500–4000, TE: 100–120)
- Schichtdicke : 3 mm
- Schichtabstand: 1.0
- Sättiger: nein

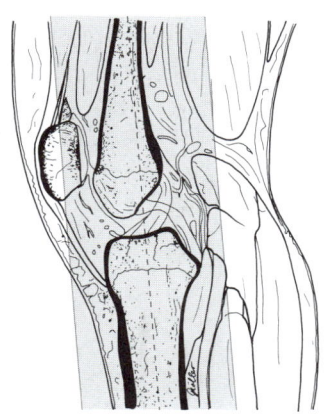

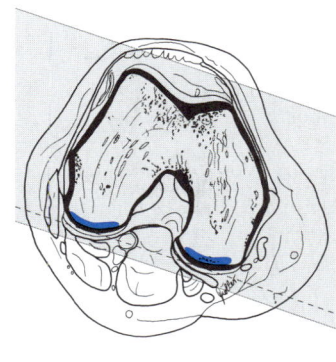

Knie koronar, 1. Sequenz

2. *Sequenz sagittal:* (= senkrecht zu 1)
- 3 – D – Gradientenecho (Beispiel: *1,5 TESLA*: DESS: TR: 25, TE:9, Kippwinkel: 35°; *0,5 TESLA*: FFE, Tr: shortest [z. B. 95], TE:27, Kippwinkel: 25°)
- Blockdicke: 100–120 mm (effektive Dicke ca. 1.5 mm)
- Partitionen: 64
- Sättiger: transversal über den Schichten

oder 2. Sequenz sagittal: (= senkrecht zu 1)
- T2, fettgesättigt (Beispiel: tse TR: 2500–4000, TE: 100–120)
- Schichtdicke: 3 mm
- Schichtabstand: 1.0
- Sättiger: transversal über den Schichten

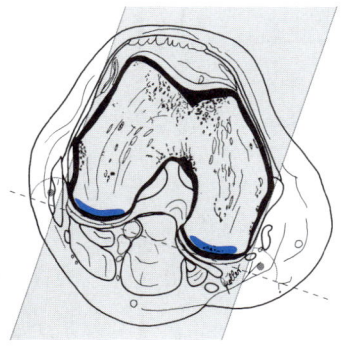

Knie sagittal, 2. Sequenz

3. *Sequenz transversal:*
- T2 (Beispiel tse TR: 2500–4000, TE: 100–120)
- Schichtdicke: 3 mm
- Schichtabstand: 1.0
- Sättiger: transversal über den Schichten (parallel über den Schichten)

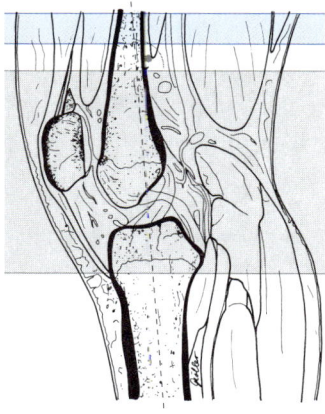

Knie transversal, 3. Sequenz

4. *Sequenz sagittal* oder *koronar:*
- T1 (Beispiel: se TR: 450–600, TE: 12–25 oder STIR: TR: 2200, TE: 32, Kippwinkel: 90°)
- Schichtdicke: 3–6 mm
- Schichtabstand: 1.2
- Sättiger: transversal über den Schichten

Tipps & Tricks
- Knie gut unterpolstern.

Knieuntersuchung mit GD (Fragestellung: z. B. Tumor, Durchblutung einer Osteochondrosis dissecans)

Patientenvorbereitung
- Verweilkanüle mit Verlängerungsschlauch legen lassen

1. *Sequenz koronare* TIRM bzw. SPIR (s. oben Basissequenz 1)

2. *Sequenz sagittale* 3-D-GE (s. oben Basissequenz 2)

3. *Sequenz koronar:*
   - T1 (Beispiel: se TR: 450–700, TE: 12–25)
   - Schichtdicke: 6 mm
   - Schichtabstand: 1.2
   - Sättiger: nein

4. *Sequenz:*
   Wie Sequenz 3 aber nach KM (GD-DTPA, 0,1 ml/ kg KG)

5. *Sequenz transversal:*
   - T1 (Beispiel: se TR: 500–700, TE: 12–25)
   - Schichtdicke: 4–6 mm
   - Schichtabstand: 1.2
   - Sättiger: transversal proximal der Schichten
     (parallel über den Schichten)

Abduktion	Bewegung vom Körper weg
Adduktion	Bewegung zum Körper hin
Anteflektion	Beugung nach vorne
anterior	vorne
anterior-posterior	(a.-p.) von vorne nach hinten
Artikulation	Gelenk
Augen-Ohr-Linie	Bezugslinie zwischen dem lateralen Augenwinkel und der Mitte des Gehörganges
Boxerstellung	s. LAO (2. Schrägdurchmesser)
bregmatikal	zum Scheitel gehörend
cave	Achtung
3D-Messung	Volumenmessung: Aufnahmetechnik; bei der bei jedem Anregungspuls statt einer einzelnen Schicht das gesamte interessierende Volumen angeregt wird.
Deutsche Horizontale	Bezugslinie zwischen unterem Augenrand und oberem äußeren Gehörgang
distal	körperfern, von der Körpermitte weg
dorsal	rückenwärts
dorsoplantar	vom Fußrücken zur Fußsohle
dorsoventral	(d.-v.) von hinten nach vorne
dorsovolar	vom Handrücken zur Handinnenfläche
Empfindlichkeitsklasse	Empfindlichkeit des Film-Folien-Systems (Empfindlichkeitsklasse 100 entspricht dem Dosisbedarf von 10 µGy für die optische Dichte [D = 1] über Schleier und Unterlage)
Exspiration	Ausatmung
Fechterstellung	s. RAO (1. Schrägdurchmesser)
FFA	Fokus-Film-Abstand
FFE (Fast Field Echo)	FISP (Fast Imaging with Steady Precession) = GE (Gradient Echo) = GRASS (Gradient Recalled Acquisition of Steady State) = GRE (Gradient Recalled Echo): Gradientenecho-Messung, bei der Quer- und Längsmagnetisierung zur Bildgebung beitragen. Der Kontrast ist ein Verhältnis von T1 zu T2*
fibular	wadenbeinwärts
FISP:	siehe FFE
FLAIR (Fluid Attenuated Inversion Recovery)	siehe Dark Fluid TIRM
FLASH (Fast Low Angle Shot)	T1-FFE = SPGR (Spoiled GRASS): im Gleichgewichtszustand wird nur die Längsmagnetisierung genutzt, die Quermagnetisierung durch „Spoiler" zerstört. Es kann ein T1- oder T2*-gewichteter Kontrast eingestellt werden
Flusskompensation (Flow compensation)	Methode zur Vermeidung von bewegungsbedingten Signalverlusten und Fehlregistrierungen.
Fokus	Brennfleck
FOV (Field of View)	Bildfeld: dargestellter Bereich einer Schicht.
frontal	stirnwärts
Gd-DTPA	Gadolinium-Diethylentriaminpentaessigsäure-Komplex, ein Gadolinium-Chelat; T1-verkürzendes (positives) Kontrastmittel (z. B. Magnevist)

Gradientenecho (GE)	GRE (Gradient Recalled Echo): siehe FFE
Gradualfolie	Ausgleichsfolie
Gray	Einheit der Energiedosis (früher: rad, 1 rd = 0,01 Gy)
horizontal	waagerecht
humeroulnar	vom Oberarm (schräg) in Richtung Ulna
Inklination	Beugung nach vorne
Inspiration	Einatmung
IR (Inversion Recovery)	Pulsfolge, bei der die Magnetisierung vor den Anregungspulsen für die Signalaufnahme zunächst durch einen 180°-Puls invertiert wird. Die Wartezeit zwischen Inversionspuls und dem 90°-Puls wird Inversionszeit (TI) genannt und bestimmt das Maß der T1-Wichtung. Kann für T1-gewichtete Bilder benutzt werden, wird aber auch zur Fettunterdrückung (mit kurzem TI: STIR) oder zur Wasserunterdrückung (mit langem TI: FLAIR, TIRM) verwendet
kaudal	nach unten
kaudodorsal	von unten (schräg) zum Rücken
kaudokranial	von unten nach oben
kaudomedial	von unten (schräg) zur Mitte
Kippwinkel	Flipwinkel = PA (pulse angle) = Pulswinkel: Anregungswinkel der Magnetisierung; wird bei GE-Sequenzen typischerweise < 90° gewählt; sein Betrag bestimmt das Maß der T1-Wichtung und muss deshalb bei GE-Sequenzen stets angegeben werden. Bei Spin-Echo-Messungen ist der Winkel üblicherweise 90°.
KM	Kontrastmittel
konkav	nach innen gewölbt
konvex	nach außen gewölbt
kranial	nach oben
kraniokaudal	von oben nach unten
kraniolateral	von oben (schräg) nach außen
kranioventral	von oben (schräg) nach vorne
LAO	left anterior oblique (schräg links vorne), 2. Schrägdurchmesser
lateral	seitlich
laterodorsal	von seitlich (schräg) nach hinten
lateroventral	von seitlich (schräg) nach vorne
Lordose	Krümmung der Wirbelsäule nach vorne
Matrix	Bildmatrix: bestimmt die Zahl der Bildpunkte pro Kantenlänge des Bildes z. B. 128, 256 oder 512 Pixel
medial	zur Mitte
mediosagittal	mittig in der Körperlängsachse
MIP (Maximum Intensity Projection)	Rekonstruktionsmethode, bei der die starken Signale herausgefiltert und in einer Ebene projiziert werden
okzipital	hinterhauptwärts
okzipitomental	vorn Hinterhaupt in Richtung Kinn
okzipitonasal	vorn Hinterhaupt in Richtung Nase
okzipitoorbital	vorn Hinterhaupt in Richtung Augenhöhle
Oversampling	fold over suppression = Einfaltunterdrückung: Methode zur Vermeidung von Einfaltartefakten

palmar	handinnflächenwärts
Phasenkodierrichtung (= **Phase**)	Fold Over Direction = Phase Encoding Gradient = Einfaltrichtung = Präparationsrichtung: In Richtung des phasenkodierenden Gradienten treten Einfaltartefakte (Aliasing) und Pulsationsartefakte auf
Philtrum	mediane Rinne der Oberlippe
Pitchfaktor	Verhältnis von Tischvorschub pro Röhrenumdrehung zu Schichtdicke
plantar	fußsohlenwärts
posterior	hinten
posterior-anterior	(p.-a.) von hinten nach vorn
Pronation	Einwärtsdrehen
Protonendichtegewichtet	Pulsfolgen mit kurzem TE und langem TR, sodass die Bilder weder T1- noch T2-gewichtet sind.
proximal	körpernah, zur Körpermitte hin
radial	in Richtung Radius (Speiche)
radioulnar	vom Radius in Richtung Ulna (Elle)
RAO	right anterior oblique (schräg rechts vorne), 1. Schrägdurchmesser
Reklination	Beugung nach hinten
Rekonstruktionsindex	Breite der nachträglich aus dem Datensatz der CT-Spirale errechneten Schnitte
Retroflexion	s. Reklination
Sättigung	Anregung von Spins z. B. mit einer schnellen Folge von Pulsen, sodass die T1-Relaxation unterbunden wird und sie daher dephasiert in der xy-Ebene verbleiben. Gesättigte Spins stehen bei unmittelbar anschließenden Pulsfolgen nicht zur Bildgebung zur Verfügung und tragen nicht zum Bildsignal bei
Schichtabstand	Gap = Schichtlücke zwischen zwei Schichtgrenzen (1.1 = 10 % Gap = bei 8 mm Schichtdicke eine Schichtlücke von 0,8 mm)
Scout	Planscan = Localizer = Survey: Schnelle erste MR-Messung zur Lageorientierung und Planung der diagnostischen Bildgebung.
SE	Spin-Echo-Messung: Bildgebung, bei der die Spins zur Erzeugung eines Echos durch einen 180°-Puls refokussiert werden. Bei der konventionellen Pulsfolge werden pro Anregungspuls ein oder mehrere Echos mit fester Phasenkodierung ausgelesen
Skoliose	Verkrümmung der Wirbelsäule
SPIR (Spectral Presaturation with Inversion Recovery)	frequenzselektive Fettunterdrückung = FS (Fat Saturation, Fettsättigung): Fettunterdrückung, bei der das Fettsignal durch frequenzselektive Sättigungs- oder Inversionspulse so angeregt wird, dass es nicht zur Bildintensität beiträgt
STIR (Short TI Inversion Recovery)	Inversion Recovery-Pulsfolge mit kurzem TI zur Unterdrückung des Fettsignals. Alle Signale mit kurzen T1-Zeiten ähnlich denen von Fett werden unterdrückt, deshalb im Allgemeinen nach KM nicht angezeigt

Streustrahlenraster	Lamellen zur Verminderung der Streustrahlung, die im Objekt entsteht
submental	unter dem Kinn
submentobregmatikal	vom Kinn zum Scheitel
Superpara-magnetisches KM	T2-verkürzendes (negatives) Kontrastmittel. (AMI-25)
T1-FFE	siehe FLASH
T1-gewichtet	T1w: Aufnahme mit kurzer Repetitionszeit TR und kurzer Echozeit TE. Gewebe mit kurzem T1 sind in T1w-Bildem hell, Gewebe mit langen T1 sind in T1w-Bildern dunkel
T2-gewichtet	T2w: ist eine Aufnahme mit langer Repititionszeit und langer Echozeit T. Gewebe mit kurzem T2 sind in T2w-Bildern dunkel, Gewebe mit langen T2 sind in T2w-Bildern hell
TE	Echozeit, Zeit zwischen Anregung und Mitte der Signalauslesung
Tesla	Stärke des Magnetfeldes, gebräuchlichste Geräte meist 0,5 Tesla, 1,0 Tesla und 1,5 Tesla
TI	Inversion time = Inversionszeit: Wartezeit zwischen Inversionspuls und dem 90°-Puls bei Inversion Recovery-Pulsfolgen
TIRM (Dark Fluid)	(Turbo Inversion Recovery Measurement) = (Turbo-) FLAIR (Fluid Attenuated Inversion Recovery): (Turbo-) Inversion Recovery = Messung mit langer Inversionszeit TI zur Unterdrückung des Wassersignals bei T2-gewichteten Messungen
TR	Repetitionszeit, Abstand zwischen zwei aufeinander folgenden Anregungspulsen
TSE (Turbo-Spin-Echo)	FSE (Fast Spin-Echo): schnelle Spin-Echo-Messung, Multiechosequenz innerhalb einer TR-Zeit mit unterschiedlichen Phasenkodierungen pro Echo
Turbofaktor	Anzahl der Multiechos und damit Verkürzung der Messzeit gegenüber herkömmlicher Sequenz
ulnar	in Richtung Ulna (Elle)
ulnoradial	von der Ulna in Richtung Radius (Speiche)
ulnohumeral	von der Ulna (schräg) in Richtung Oberarm
ventral	bauchwärts
ventrodorsal (v.-d.)	vom Bauch in Richtung Rücken
volar	zur Handinnenfläche

Bernau, A.: Orthopädische Röntgendiagnostik – Einstelltechnik. Urban & Schwarzenberg, München 1982

Brusis, T., U. Mödder: HNO-Röntgenaufnahmetechnik. Springer, Berlin 1984

Dietze, R., E. Köcher: Physik und Praxis der Röntgenaufnahmetechnik. Fischer, Jena 1982

Greenspan, A.: Atlas of Orthopedic Radiology. Raven Press, New York 1992

Hip, F.: Röntgendiagnostik. In Witt, A. N. et al.: Orthopädie in Praxis und Klinik, Bd. II. Thieme, Stuttgart 1980

Hogarth, B.: Anatomisches Zeichnen leichtgemacht. Taschen, Berlin 1991

Husmann, K., A. Mehrkens, G. Hancken: Radiologische Einstelltechnik. Blackwell, Berlin 1995

Jungbauer, M.: Röntgen-Einstelltechnik, Bd. I–IV. Roche, Basel 1979

Leitlinien der Bundesärztekammer zu Qualitätssicherung in der Computertomographie. Dtsch. Ärztebl. 89 1992, H. 49

Lichte-Wichmann, M.: Richtig eingestellt? Thieme, Stuttgart 1993

Lutz, K.-Ch.: Einstelltechniken in der Traumatologie. Thieme, Stuttgart 1992

Marcelius, S., F. Seragini, J. Taylor, G.-S. Huang, Y.-H. Park, D. Resnick: Cervical Spine: Comparison of 45° and 55° Anteroposterior Oblique Radiographic Projections. Radiology 188 (1993) 253–256

Meschan, I.: Analyse der Röntgenbilder. Enke, Stuttgart 1981

Meschan, I.: Röntgenanatomie. Enke, Stuttgart 1987

Möller, T. B.: Röntgennormalbefunde. Thieme, Stuttgart 1996

Möller, T. B., K. Ch. Klose: Rezeptbuch der Radiologie. Springer, Berlin 1989

Möller, T. B., E. Reif: Taschenatlas der Röntgenanatomie. Thieme, Stuttgart 1998

Möller, T. B., E. Reif: Taschenatlas der Schnittbildanatomie, Bd. I/II. Thieme, Stuttgart 1999

Oetjen, H.-W.: Qualitätssicherung in der Computertomographie. Radiol.-Assist. 1994, H. 2

Poppe, H.: Technik der Röntgendiagnostik, 3. Aufl. Thieme, Stuttgart 1972

Ring, B.: Felsenbeinaufnahme nach Mayer. Radiol.-Assist. 1991, H. 3

Ring-Baltruweit, B.: Schädel in 2 Ebenen. Radiol.-Assist. 1993, H. 1. 1/93, Schmidt-Römhild, Lübeck

Rubins, D. K.: Anatomie für Künstler. Maier, Ravensburg 1970

Saß; U.: Qualitätskriterien röntgendiagnostischer Untersuchungen. Radiol.-Assist. 1991, H. 3

Tertilt, A.: Schwedenstatus. Radiol.-Assist. 1990, H. 1

Wandt, C.: Ala- und Obturatum-Aufnahme. Radiol.-Assist. 1992, H. 2

Wandt, C.: Axiale oder axilläre Schultergelenk-Aufnahme. Radiol.-Assist. 1993, H. 3

Wilhelm, M.: Vorschriftensammlung zum Vollzug der Röntgenverordnung. WRW-Verlags-GmbH München 1995

Zimmer, E. A., M. Zimmer-Brossy: Lehrbuch der röntgendiagnostischen Einstelltechnik. Springer, Berlin 1982